护理技术规范与临床护理

主编　李海波　蒋娜娜　程　丹　姜洪玲
　　　刘　洁　曾现枝　刘响花　王玉霞

上海科学技术文献出版社
Shanghai Scientific and Technological Literature Press

图书在版编目（CIP）数据

护理技术规范与临床护理 / 李海波等主编 .-- 上海：
上海科学技术文献出版社,2023
ISBN 978-7-5439-8924-5

Ⅰ.①护… Ⅱ.①李… Ⅲ.①护理学－技术规范
Ⅳ.① R47-65

中国国家版本馆CIP数据核字（2023）第165037号

组 稿 编 辑：张　树
责 任 编 辑：王　珺
封 面 设 计：宗　宁

护理技术规范与临床护理

HULI JISHU GUIFAN YU LINCHUANG HULI

主　　编：李海波　蒋娜娜　程　丹　姜洪玲　刘　洁　曾现枝　刘响花　王玉霞
出版发行：上海科学技术文献出版社
地　　址：上海市长乐路746号
邮政编码：200040
经　　销：全国新华书店
印　　刷：山东麦德森文化传媒有限公司
开　　本：787mm×1092mm 1/16
印　　张：19.5
字　　数：499 千字
版　　次：2023年8月第1版　2023年8月第1次印刷
书　　号：ISBN 978-7-5439-8924-5
定　　价：198.00 元

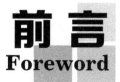

前言
Foreword

  《中华人民共和国国民经济和社会发展第十四个五年规划和 2035 年远景目标纲要》指出：在医疗卫生方面，主要是全面推进健康中国建设。护理学作为一门与临床诊疗学相辅相成的一级学科，在促进患者疾病转归方面占据着重要地位。随着社会的发展，我国将进入中度老龄化阶段，慢性病、老年病逐渐成为管理防控的重点。面对更新换代的现代疾病谱、患者需求复杂化的现状，临床护士越来越需要具备高、精、尖的专业素质。为此，我们组织了一批具有丰富临床经验的护理专家及骨干人员共同编写了《护理技术规范与临床护理》一书，旨在总结临床常见疾病的护理要点，分享近年来护理领域的新进展。

  本书以临床各科室常见疾病的护理为纲，将护理实践与临床疾病相结合。本书在逻辑顺序方面，以临床科室为分类标准，按照先内科后外科，先常见科室后特殊科室的顺序进行介绍。在内容编排方面，本书重点介绍了呼吸内科、心血管内科、内分泌科、心血管外科、普外科等科室常见疾病的护理评估、护理措施等内容。本书内容丰富、结构合理、层次分明，突出强调了不同疾病护理要点的差异，适合临床医院各级护士和护理学院在校学生阅读使用。

  由于编写经验和组织能力欠缺，加之时间有限，书中存在的不足与谬误之处，欢迎广大读者批评指正。在临床护理过程中，建议读者在参考本书时根据临床实际情况判断与处理。

《护理技术规范与临床护理》编委会

2023 年 6 月

目 录
Contents

第一章

临床常用护理技术

第一节 营养支持技术

一、肠内营养

(一)目的

(1)全面、均衡、符合生理的营养供给,以降低高分解代谢,提高机体免疫力。

(2)维持胃肠道功能,保护肝脏功能。

(3)提供经济、安全的营养治疗。

(二)操作前准备

1.告知患者和家属

操作目的、方法、注意事项、配合方法。

2.评估患者

病情、意识状态、合作程度、营养状态、管饲通路情况、输注方式。

3.操作护士

着装整洁、修剪指甲、洗手、戴口罩。

4.物品准备

肠内营养液、营养泵、肠内营养袋、加温器、20 mL注射器、温水。必要时备插线板。

5.环境

整洁、安静。

(三)操作过程

(1)携用物至患者床旁,核对腕带及床头卡。

(2)协助患者取半卧位。

(3)固定营养泵,安装管路,检查并确认喂养管位置,抽吸并评估胃内残留量。

(4)温水冲洗胃肠营养管并与管路连接。

(5)根据医嘱调节输注速度。

(6)加温器连于喂养管上(一般温度调节在37～40 ℃)。

（7）核对。

（8）输注完毕,温水冲洗喂养管。

（9）包裹、固定胃肠营养管。

（10）协助患者取适宜卧位,整理床单位。

（11）整理用物,按医疗垃圾分类处理用物。

（12）擦拭治疗车。

（13）洗手、记录、确认医嘱。

（四）注意事项

（1）营养液现用现配,24 小时内用完。

（2）长期留置胃肠营养管者,每天用油膏涂擦鼻腔黏膜,每天进行口腔护理。

（3）输注前后或经胃肠营养管注入药物后均用温水冲洗胃肠营养管。

（4）定期（或按照说明书）更换胃肠营养管,对胃造口、空肠造口者,保持造口周围皮肤干燥、清洁。

（5）避免空气入胃,引起胀气。

（6）加温器放到合适的位置,以免烫伤患者。

（7）抬高床头,避免患者平卧引起误吸。

（8）观察并记录输注量以及输注中、输注后的反应。

（9）特殊用药前后用约 30 mL 温水冲洗胃肠营养管,药片或药丸经研碎、溶解后注入胃肠营养管。

（10）注意放置恰当的管路标识。

（五）评价标准

（1）患者和家属能够知晓护士告知的事项,对服务满意。

（2）操作规范、安全,动作娴熟。

二、肠外营养

（一）目的

通过静脉途径输注各种营养素,补充和维持患者的营养。

（二）操作前准备

1.告知患者和家属

操作目的、方法、注意事项、配合方法。

2.评估患者

（1）病情、意识状态、合作程度、营养状态。

（2）输液通路情况、穿刺点及其周围皮肤状况。

3.操作护士

着装整洁、修剪指甲、洗手、戴口罩。

4.物品准备

治疗车、穿刺盘、营养液、20 mL 注射器、输液泵、营养袋、加温器、温水。必要时备插线板。

5.环境

整洁、安静。

(三)操作过程

(1)携用物至患者床旁,核对腕带及床头卡。

(2)协助患者取舒适卧位。

(3)固定输液泵,连接电源。

(4)营养袋挂于仪器架上,排气。

(5)打开输液泵门,固定输液管,关闭输液泵门。

(6)开机,设置输液速度及预输液量。

(7)将感应器固定在墨菲氏滴管上端。

(8)消毒皮肤,再次排气。

(9)穿刺,启动输液泵,妥善固定管路。

(10)整理床单位,协助患者取舒适卧位。

(11)整理用物,按医疗垃圾分类处理用物。

(12)擦拭治疗车。

(13)洗手、记录、确认医嘱。

(四)注意事项

(1)营养液宜现配现用,若营养液配制后暂时不输注,冰箱冷藏,输注前室温下复温后再输,保存时间不超过24小时。

(2)等渗或稍高渗溶液可经周围静脉输入,高渗溶液应从中心静脉输入,明确标识。

(3)如果选择中心静脉导管输注,注意管路维护。

(4)不宜从营养液输入的管路输血、采血。

(五)评价标准

(1)患者和家属能够知晓护士告知的事项,对服务满意。

(2)遵循查对制度,符合无菌技术、安全给药原则。

(3)操作过程规范,动作娴熟。

(王玉霞)

第二节 铺 床 技 术

一、备用床

(一)目的

保持病室整洁,准备接收新患者。

(二)操作前准备

1.操作护士

着装整洁,修剪指甲,洗手,戴口罩。

2.物品准备

床、床垫、床褥、棉被或毛毯、枕芯、床罩、床单、被套、枕套。

3.环境

整洁、安静。

(三)操作过程

(1)移开床旁桌椅于适宜位置。

(3)用物按使用顺序放于床旁椅上。

(3)检查床垫。

(4)将床褥齐床头平放于床垫上,并铺平。

(5)铺床单或床罩。

(6)将棉被或毛毯套入被套内。

(7)两侧内折后与床内沿平齐。

(8)尾端塞于床垫下。

(9)套枕套,将枕头平放于床头正中。

(10)移回床旁桌、椅。

(11)处理用物,洗手。

(四)注意事项

(1)注意省时、节力,防止职业损伤。

(2)铺床时,病室内无患者进食或治疗。

(五)评价标准

(1)用物准备齐全。

(2)床单位整洁、美观。

二、麻醉床

(一)目的

便于接收和护理麻醉手术后的患者;使患者安全、舒适、预防并发症。

(二)操作前准备

1.评估患者

诊断、病情、手术和麻醉方式。

2.操作护士

着装整洁、修剪指甲、洗手、戴口罩。

3.物品准备

(1)床上用物:床垫、床褥、棉被或毛毯、枕芯、床罩、一次性中单、被套、枕套。

(2)麻醉护理盘:治疗巾、开口器、舌钳、通气导管、牙垫、弯盘、吸氧管、吸痰管、棉签、压舌板、镊子、纱布。

(3)其他:心电监护仪、听诊器、血压计、吸氧装置、吸痰装置、生理盐水、手电筒、胶布、护理记录单、笔、输液架。

4.环境

安静、整洁。

(三)操作过程

(1)移开床旁桌椅于适宜位置。

(2)用物按使用顺序放于床旁椅上。

(3)从床头至床尾铺平床褥后,铺上床罩、根据患者手术麻醉情况和手术部位铺中单。

(4)将棉被或毛毯套入被套内。

(5)盖被尾端向上反折,齐床尾。

(6)将背门一侧盖被塞于床垫下,对齐床沿。

(7)将近门一侧盖被边缘向上反折,对齐床沿。

(8)套枕套后,将枕头横立于床头正中。

(9)移回床旁桌、椅。

(10)处理用物。

(11)洗手。

(四)注意事项

(1)注意省时、节力,防止职业损伤。

(2)枕头平整、充实。

(3)病室及床单位整洁、美观。

(五)评价标准

(1)用物准备齐全。

(2)操作过程规范,符合省时、省力原则。

(3)床单位整洁、美观、符合术后护理要求。

三、卧床患者更换床单

(一)目的

为卧床患者更换床单,保持清洁,增进舒适。

(二)操作前准备

1.告知患者

更换床单的目的及过程,教会患者配合方法。

2.评估患者

(1)病情、意识、身体移动能力及合作程度。

(2)有无肢体活动障碍、偏瘫和骨折。

(3)有无引流管、输液管及伤口,有无尿便失禁。

(4)年龄、性别、体重、心理状态与需求。

3.操作护士

着装整洁、仪表端庄、洗手、戴口罩。

4.物品准备

护理车、清洁的大单、一次性中单、被套、枕套、床刷及半湿状布套、污衣袋等。

5.环境

安静、整洁。

(三)操作过程

(1)根据需要移开床旁桌椅。

(2)松开固定在床单上的各种引流管,防止引流管脱落。

（3）移枕头,协助患者移向对侧。

（4）松开近侧各层床单,将其上卷于中线处塞于患者身下。

（5）扫床。

（6）按序依次铺近侧各层床单。

（7）移枕头,协助患者移至近侧。

（8）同法,铺另一侧。

（9）整理盖被,更换枕套。

（10）固定引流管。

（11）协助患者取舒适卧位,必要时上床挡。

（12）整理用物,洗手。

（四）注意事项

（1）保证患者安全,体位舒适。

（2）注意节力。

（3）注意观察病情变化。

（五）评价标准

（1）用物准备齐全。

（2）操作过程规范,符合省时、省力原则。

（3）床单位整洁、美观、患者安全舒适。

（姜洪玲）

第三节　休息与睡眠护理

休息与睡眠是人类最基本的生理需要。良好的休息和睡眠如同充分的营养和适度的运动一样,对保持和促进健康起着重要作用。作为护士,必须了解睡眠的分期、影响睡眠的因素及患者的睡眠习惯,切实解决患者的睡眠问题,帮助患者达到可能的最佳睡眠状态。

一、休息

休息是指在一段时间内,通过相对地减少机体活动,使身心放松,处于一种没有紧张和焦虑的松弛状态。休息包括身体和心理两方面的放松,通过休息,可以减轻疲劳和缓解精神紧张。

（一）休息的意义和方式

1.休息的意义

对健康人来说,充足的休息是维持机体身心健康的必要条件;对患者来说,充足的休息是促进疾病康复的重要措施。休息对维护健康具有重要的意义,具体表现为:①休息可以减轻或消除疲劳,缓解精神紧张和压力。②休息可以维持机体生理调节的规律性。③休息可以促进机体正常的生长发育。④休息可以减少能量的消耗。⑤休息可以促进蛋白质的合成及组织修复。

2.休息的方式

休息的方式是因人而异的,取决于个体的年龄、健康状况、工作性质和生活方式等因素。对不同的人而言,休息有着不同的含义。例如,对从事脑力劳动的人而言,他的休息方式可以是散步、打球、游泳等;而对于从事这些活动的运动员来讲,他的休息反而是读书、看报、听音乐。无论采取何种方式,只要达到缓解疲劳、减轻压力、促进身心舒适和精力恢复的目的,就是有效的休息。在休息的各种形式中,睡眠是最常见也是最重要的一种。

(二)休息的条件

要想得到充足的休息,应满足以下 3 个条件,即充足的睡眠、生理上的舒适和心理上的放松。

1.充足的睡眠

休息的最基本的先决条件是充足的睡眠。充足的睡眠可以促进个体精力和体力的恢复。虽然每个人所需要的睡眠时间有较大的区别,但都有最低限度的睡眠时数,满足了一定的睡眠时数,才能得到充足的休息。护理人员要尽量使患者有足够的睡眠时间和建立良好的睡眠习惯。

2.生理上的舒适

生理上的舒适也就是身体放松,是保证有效休息的前提。因此,在休息之前必须将患者身体上的不适降至最低程度。护理人员应为患者提供各种舒适服务,包括祛除或控制疼痛、提供舒适的体位或姿势、协助患者搞好个人卫生、保持适宜的温湿度、调节睡眠时所需要的光线等。

3.心理上的放松

要得到良好的休息,必须有效地控制和减少紧张和焦虑,心理上才能得到放松。患者由于生病、住院时个体无法满足社会上、职业上或个人角色在义务上的需要,加之住院时对医院环境及医务人员感到陌生,对自身疾病的担忧等,患者常常会出现紧张和焦虑。因此,护理人员应耐心与患者沟通,恰当地运用其知识和技能,提供及时、准确的服务,尽量满足患者的各种需要,才能帮助患者减少紧张和焦虑。

二、睡眠

睡眠是各种休息中最自然、最重要的方式。人的一生中有 1/3 的时间要用在睡眠上。任何人都需要睡眠,通过睡眠可以使人的精力和体力得到恢复,可以保持良好的觉醒状态,这样人才能精力充沛地从事劳动或其他活动。睡眠对于维持人的健康,尤其是促进疾病的康复,具有重要的意义。

(一)睡眠的定义

现代医学界普遍认为睡眠是一种主动过程,是一种知觉的特殊状态。睡眠时,人脑并没有停止工作,只是换了模式,虽然对周围环境的反应能力降低,但并未完全消失。通过睡眠,人的精力和体力得到恢复,睡眠后可保持良好的觉醒状态。

由此,可将睡眠定义为周期性发生的持续一定时间的知觉的特殊状态,具有不同的时相,睡眠时可相对地不作出反应。

(二)睡眠原理

睡眠是与较长时间的觉醒交替循环的生理过程。目前认为,睡眠由睡眠中枢控制。睡眠中枢位于脑干尾端,它向上传导冲动,作用于大脑皮质(也称上行抑制系统),与控制觉醒状态的脑干网状结构上行激动系统的作用相拮抗,引起睡眠和脑电波同步化,从而调节睡眠与觉醒的相互转化。

（三）睡眠分期

通过脑电图（EEG）测量大脑皮质的电活动，眼电图（EOG）测量眼睛的运动，肌电图（EMG）测量肌肉的状况，发现睡眠的不同阶段脑、眼睛、肌肉的活动处于不同的水平。正常的睡眠周期可分为两个相互交替的不同时相状态，即慢波睡眠和快波睡眠。成人进入睡眠后，首先是慢波睡眠，持续 80～120 分钟后转入快波睡眠，维持 20～30 分钟后，又转入慢波睡眠。整个睡眠过程中有四或五次交替，越近睡眠的后期，快波睡眠持续时间越长。两种睡眠时相状态均可直接转为觉醒状态，但在觉醒状态下，一般只能进入慢波睡眠，而不能进入快波睡眠。

1.慢波睡眠

脑电波呈现同步化慢波时相，伴有慢眼球运动，肌肉松弛但仍有一定张力，亦称正相睡眠或非快速眼球运动睡眠（non-rapid eye movement sleep，NREM sleep）。在这段睡眠期间，大脑的活动下降到最低，使得人体能够得到完全的舒缓。此阶段又可分为 4 期。

（1）第 Ⅰ 期：为入睡期，是所有睡眠时相中睡得最浅的一期，常被认为是清醒与睡眠的过渡阶段，仅维持几分钟，很容易被唤醒。此期眼球有着缓慢的运动，生理活动开始减少，同时生命体征和新陈代谢逐渐减缓，在此阶段的人们仍然认为自己是清醒的。

（2）第 Ⅱ 期：为浅睡期。此阶段的人们已经进入无意识阶段，不过仍可听到声音，仍然容易被唤醒。此期持续 10～20 分钟，眼球不再运动，机体功能继续变慢，肌肉逐渐放松，脑电图偶尔会产生较快的宽大的梭状波。

（3）第 Ⅲ 期：为中度睡眠期，持续 15～30 分钟。此期肌肉完全放松，心搏缓慢，血压下降，但仍保持正常，难以唤醒并且身体很少移动，脑电图显示梭状波与 δ 波（大而低频的慢波）交替出现。

（4）第 Ⅳ 期：为深度睡眠期，持续 15～30 分钟。全身松弛，无任何活动，极难唤醒，生命体征比觉醒时明显下降，体内生长激素大量分泌，人体组织愈合加快，遗尿和梦游可能发生，脑电波为慢而高的 δ 波。

2.快波睡眠

快波睡眠亦称异相睡眠或快速眼球运动睡眠（rapid eye movement sleep，REM sleep）。此期的睡眠特点是眼球转动很快，脑电波活跃，与觉醒时很难区分。其表现与慢波睡眠相比，是各种感觉功能进一步减退，唤醒阈值提高，极难唤醒，同时骨骼肌张力消失，肌肉几乎完全松弛。此外，这一阶段还会有间断的阵发性表现，如眼球快速运动、部分躯体抽动，同时有心排血量增加、血压上升、心率加快、呼吸加快而不规则等交感神经兴奋的表现。多数在醒来后能够回忆的生动、逼真的梦境都是在此期发生的。

睡眠中的一些时相对人体具有特殊的意义，如在 NREM 第 Ⅳ 期的睡眠中，机体会释放大量的生长激素来修复和更新上皮细胞和某些特殊细胞，如脑细胞，故慢波睡眠有利于促进生长和体力的恢复。而 REM 睡眠则对于学习记忆和精力恢复似乎很重要。因为在快波睡眠中，脑耗氧量增加，脑血流量增多，且脑内蛋白质合成加快，有利于建立新的突触联系，可加快幼儿神经系统成熟。同时快波睡眠对保持精神和情绪上的平衡最为重要。因为这一时期的梦境都是生动的、充满感情色彩的，此梦境可减轻、缓解精神压力，使人将忧虑的事情从记忆中消除。非快速眼球运动睡眠与快速眼球运动睡眠的比较见表 1-1。

表 1-1　非快速眼球运动睡眠与快速眼球运动睡眠的比较

项目	非快速眼球运动睡眠	快速眼球运动睡眠
脑电图	(1)第Ⅰ期:低电压 α 节律 8～12 次/秒 (2)第Ⅱ期:宽大的梭状波 14～16 次/秒 (3)第Ⅲ期:梭状波与 δ 波交替 (4)第Ⅳ期:慢而高的 δ 波 1～2 次/秒	去同步化快波
眼球运动	慢的眼球转动或没有	阵发性的眼球快速运动
生理变化	(1)呼吸、心率减慢且规则 (2)血压、体温下降 (3)肌肉渐松弛 (4)感觉功能减退	(1)感觉功能进一步减退 (2)肌张力进一步减弱 (3)有间断的阵发性表现:心排血量增加, 血压升高,呼吸加快且不规则,心率加快
合成代谢	人体组织愈合加快	脑内蛋白质合成加快
生长激素	分泌增加	分泌减少
其他	第Ⅳ期发生夜尿和梦游	做梦且为充满感情色彩、稀奇古怪的梦
恢复	有利于个体体力的恢复	有利于个体精力的恢复

(四)睡眠周期

对大多数成人而言,睡眠是每 24 小时循环一次的周期性程序。一旦入睡,成人平均每晚经历 4～6 个完整的睡眠周期,每个睡眠周期由不同的睡眠时相构成,分别是 NREM 睡眠的 4 个时相和 REM 睡眠,持续 60～120 分钟,平均为 90 分钟。睡眠周期各时相按一定的顺序重复出现。这一模式总是从 NREM 第 1 期开始,依次经过第Ⅱ期、第Ⅲ期、第Ⅳ期之后,返回 NREM 的第Ⅲ期然后到第Ⅱ期,再进入 REM 期,当 REM 期完成后,再回到 NREM 的第Ⅱ期(图 1-1),如此周而复始。在睡眠时相周期的任一阶段醒而复睡时,都需要从头开始依次经过各期。

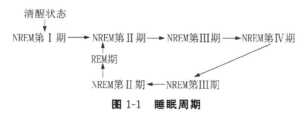

图 1-1　睡眠周期

在睡眠周期中,每一时相所占的时间比例随睡眠的进行而有所改变。一般刚入睡时,个体进入睡眠周期约 90 分钟后才进入 REM 睡眠,随睡眠周期的进展,NREM 第Ⅲ、Ⅳ时相缩短,REM 阶段时间延长。在最后一个睡眠周期中,REM 睡眠可达到 60 分钟。因此,大部分 NREM 睡眠发生在上半夜,REM 睡眠则多在下半夜。

(五)影响睡眠的因素

1.生理因素

(1)年龄:通常人睡眠的需要量与其年龄成反比,但有个体差异。新生儿期每天睡眠时间最长,需要 16～20 小时,而成人只需要 7～8 小时。

(2)疲劳:适度的疲劳,有助于入睡,但过度的精力耗竭反而会使入睡发生困难。

(3)昼夜节律:"睡眠-觉醒"周期具有生物钟式的节律性,如果长时间频繁地夜间工作或航空时差,就会造成该节律失调,从而影响入睡及睡眠质量。

(4)内分泌变化:妇女月经前期和月经期常出现嗜睡现象,绝经期妇女常失眠,与内分泌变化有关。

(5)寝前习惯:睡前的一些行为习惯,如看报纸杂志、听音乐、喝牛奶、洗热水澡或泡脚等,当这些习惯突然改变或被阻碍进行时,可能使睡眠发生障碍。

(6)食物因素:含有较多 L-色氨酸的食物,如肉类、乳制品和豆类都能促进入睡,缩短入睡时间,是天然的催眠剂;少量饮酒能促进放松和睡眠,但大量饮酒会干扰睡眠,使睡眠变浅;含有咖啡因的浓茶、咖啡及可乐饮用后使人兴奋,即使入睡也容易中途醒来,且总睡眠时间缩短。

2.病理因素

(1)疾病影响:几乎所有疾病都会影响睡眠。如各种原因引起的疼痛未能及时缓解时严重影响睡眠,精神分裂症、强迫性神经症等患者常处于过度觉醒状态。生病的人需要更多时间的睡眠来促进机体康复,却往往因为多种症状困扰或特殊的治疗限制而无法获得正常的睡眠。

(2)身体不适:身体的舒适是获得休息与安睡的先决条件,饥饿、腹胀、呼吸困难、憋闷、身体不洁、皮肤瘙痒、体位不适等都是常见的影响睡眠的原因。

3.环境因素

睡眠环境影响睡眠状况,适宜的温湿度、安静、整洁、舒适、空气清新的环境常可增进睡眠,反之则会对睡眠产生干扰。

4.心理因素

焦虑不安、强烈的情绪反应(如恐惧、悲哀、激动、喜悦)、家庭或人际关系紧张等常常影响患者的睡眠。

5.其他

食物摄入多少、体育锻炼情况、某些药物等也会影响睡眠形态。

(六)促进睡眠的护理措施

1.增进舒适

人们在感觉舒适和放松时才能入睡。为了使患者放松,对于一些遭受病痛折磨的患者采用有效镇痛的方法;做好就寝前的晚间护理,如协助患者洗漱、排便;帮助患者处于正确的睡眠姿势,妥善安置身体各部位的导管、引流管,以及牵引、固定等特殊治疗措施。

2.环境控制

人们睡眠时需要的环境条件包括适宜的室温和通风、最低限度的声音、舒适的床和适当的照明。一般冬季室温 18 ~22 ℃、夏季 25 ℃左右,湿度以 50%～60%为宜;根据患者需要,睡前开窗通风,清除病房内异味,使空气清新;保持病区尽可能地安静,尽量减少晚间交谈;提供清洁、干燥的卧具和舒适的枕头、被服;夜间调节住院单元的灯光。

3.重视心理护理

多与患者沟通交流,找出影响患者休息与睡眠的心理社会因素,通过鼓励倾诉、正确指导,消除患者紧张和焦虑情绪,恢复平静、稳定的状态,提高休息和睡眠质量。

4.建立休息和睡眠周期

针对患者的不同情况,帮助患者建立适宜的休息和睡眠周期。患者入院后,原有的休息和睡眠规律被打乱,护士应在患者醒时进行评估、治疗和常规护理工作,避免因一些非必需任务而唤醒患者,同时鼓励患者合理安排日间活动,适当锻炼。

5.尊重患者的睡眠习惯

病情允许的情况下,护理人员应尽可能根据患者就寝前的一些个人习惯,选择如提供温热饮料,允许短时间的阅读、听音乐,协助沐浴或泡脚等方式促进睡眠。

6.健康教育

使患者了解睡眠对健康与康复的重要作用,心、身放松的重要意义和一些促进睡眠的常用技巧。与患者一起讨论有关休息和睡眠的知识,分析困扰患者睡眠的因素,针对具体情况给予相应指导,帮助患者建立有规律的生活方式,养成良好的睡眠习惯。

(姜洪玲)

第四节 生命体征观察与护理

生命体征是体温、脉搏、呼吸及血压的总称,是机体生命活动的客观反映,是评价生命活动状态的重要依据,也是护士评估患者身心状态的基本资料。

在正常情况下,生命体征在一定范围内相对稳定,相互之间保持内在联系;当机体患病时,生命体征可发生不同程度的变化。护士通过对生命体征的观察,可以了解机体重要脏器的功能状态,了解疾病的发生、发展、转归,并为疾病预防、诊断、治疗和护理提供依据;同时,可以发现患者现存的或潜在的健康问题,以正确制订护理计划。因此,生命体征的测量及护理是临床护理工作的重要内容之一,也是护士应掌握的基本技能。

一、体温

体温由三大营养物质氧化分解而产生。50%以上迅速转化为热能,50%贮存于 ATP 内,供机体利用,最终仍转化为热能散发到体外。正常人体的温度是由大脑皮质和丘脑下部体温调节中枢所调节(下丘脑前区为散热中枢,下丘脑后区为产热中枢),并通过神经、体液因素调节产热和散热过程,保持产热与散热的动态平衡,所以正常人有相对恒定的体温。

(一)正常体温及生理性变化

1.正常体温

通常说的体温是指机体内部的温度,即胸腔、腹腔、中枢神经的温度,又称体核温度,较高且稳定。皮肤温度称体壳温度。临床上通常用口温、肛温、腋温来代替体温。在这 3 个部位测得的温度接近身体内部的温度,且测量较为方便。3 个部位测得的温度略有不同,口腔温度居中,直肠温度较高,腋下温度较低。同时在 3 个部位进行测量,其温度差一般不超过 1 ℃。这是由于血液在不断地流动,将热量很快地由温度较高处带往温度较低处,因而机体各部的温度一般差异不大。

体温的正常值不是一个具体的点,而是一个范围。机体各部位由于代谢率的不同,温度略有差异,常以口腔、直肠、腋下的平均温度为标准,个体体温可以较正常的平均温度增减 0.3～0.6 ℃,健康成人的平均温度波动范围见表 1-2。

表 1-2　健康成人不同部位温度的波动范围

部位	波动范围
口腔	36.2～37.0 ℃
直肠	36.5～37.5 ℃
腋窝	36.0～36.7 ℃

2.生理性变化

人的体温在一些因素的影响下,会出现生理性的变化,但这种体温的变化,往往是在正常范围内或是一闪而过的。

(1)时间:人的体温 24 小时内的变动在 0.5～1.5 ℃,一般清晨 2～6 时体温最低,下午 2～8 时体温最高。这种昼夜的节律波动,可能与人体活动代谢的相应周期性变化有关。如长期从事夜间工作的人员,可出现夜间体温上升、日间体温下降的现象。

(2)年龄:新生儿因体温调节中枢尚未发育完全,调节体温的能力差,体温易受环境温度影响而变化;儿童由于代谢率高,体温可略高于成人;老年人代谢率较低,血液循环变慢,加上活动量减少,因此体温偏低。

(3)性别:一般来说,女性比男性有较厚的皮下脂肪层,维持体热能力强,故女性体温较男性高约0.3 ℃。并且女性的基础体温随月经周期出现规律变化,即月经来潮后逐渐下降,至排卵后,体温又逐渐上升。这种体温的规律性变化与血中孕激素及其代谢产物的变化相吻合。

(4)环境温度:在寒冷或炎热的环境下,机体的散热受到明显的抑制或加强,体温可暂时性的降低或升高。另外,气流、个体暴露的范围大小亦影响个体的体温。

(5)活动:任何需要耗力的活动,都使肌肉代谢增强,产热增加,可以使体温暂时性上升 1～2 ℃。

(6)饮食:进食的冷热可以暂时性地影响口腔温度,进食后,由于食物的特殊动力作用,可以使体温暂时性地升高 0.3 ℃左右。

另外,强烈的情绪反应、冷热的应用以及个体的体温调节机制都对体温有影响,在测量体温的过程中要加以注意并能够作出解释。

3.产热与散热

(1)产热过程:机体产热过程是细胞新陈代谢的过程。人体通过化学方式产热,即食物氧化、骨骼肌运动、交感神经兴奋、甲状腺素分泌增多,以及体温升高均可提高新陈代谢率,而增加产热量。

(2)散热过程:机体通过物理方式进行散热。机体大部分的热量通过皮肤的辐射、传导、对流、蒸发来散热;一小部分的热量通过呼吸、尿、粪便而散发于体外。①辐射:热由一个物体表面通过电磁波的形式传至另一个与它不接触物体表面的一种形式。在低温环境中,它是主要的散热方式,安静时的辐射散热所占的百分比较大,可达总热量的 60%。其散热量的多少与所接触物质的导热性能、接触面积和温差大小有关。②传导:机体的热量直接传给同它接触的温度较低的物体的一种散热方法。③对流:传导散热的特殊形式。对流是指通过气体或液体的流动来交换热量的一种散热方法。④蒸发:由液态转变不气态,同时带走大量热量的一种散热方法。当外界温度等于或高于皮肤温度时,蒸发就是人体唯一的散热形式。

(二)异常体温的观察

人体最高的耐受热为 40.6～41.4 ℃,低于 34 ℃或高于 43 ℃,则极少存活。升高超过41 ℃,

可引起永久性的脑损伤;高热持续在 42 ℃以上 24 小时常导致休克及严重并发症。所以对于体温过高或过低者应密切观察病情变化,不能有丝毫的松懈。

1.体温过高

体温过高又称发热,是由于各种原因使下丘脑体温调节中枢的调定点上移,产热增加而散热减少,导致体温升高超过正常范围。

(1)原因:①感染性如病毒、细菌、真菌、螺旋体、立克次体、支原体、寄生虫等感染引起的发热,最多见。②非感染性如无菌性坏死物质的吸收引起的吸收热、变态反应性发热等。

(2)以口腔温度为例,按照发热的高低将发热分为低热(37.5～37.9 ℃)、中等热(38.0～38.9 ℃)、高热(39.0～40.9 ℃)、超高热(41 ℃及以上)。

(3)发热过程:发热的过程常依疾病在体内的发展情况而定,一般分为 3 个阶段。①体温上升期:特点是产热大于散热。主要表现:皮肤苍白、干燥无汗,患者畏寒、疲乏,体温升高,有时伴寒战。方式:骤升和渐升。骤升指体温在数小时内升至高峰,如肺炎球菌导致的肺炎;渐升指体温在数小时内逐渐上升,数天内达高峰,如伤寒。②高热持续期:特点是产热和散热在较高水平上趋于平衡。主要表现:体温居高不下,皮肤潮红,呼吸加深加快,脉搏增快并有头痛、食欲缺乏、恶心、呕吐、口干、尿量减少等症状,甚至惊厥、谵妄。③体温下降期:特点是散热增加,产热趋于正常,体温逐渐恢复至正常水平。主要表现:大量出汗、皮肤潮湿、温度降低。老年人易出现血压下降、脉搏细速、四肢厥冷等循环衰竭的症状。方式:骤降和渐降。骤降指体温在数小时内降至正常,如大叶性肺炎、疟疾;渐降指体温在数天内降至正常,如伤寒、风湿热。

(4)热型:将不同时间测得的体温绘制在体温单上,互相连接就构成体温曲线。各种体温曲线形状称为热型。有些发热性疾病有特殊的热型,通过观察体温曲线可协助诊断。但需注意,药物的应用可使热型变得不典型。常见的热型如下。①稽留热:体温持续在 39～40 ℃,达数天或数周,24 小时波动范围不超过 1 ℃。常见于大叶性肺炎、伤寒等急性感染性疾病的极期。②弛张热:体温多在 39 ℃以上,24 小时体温波动幅度可超过 2 ℃,但最低温度仍高于正常水平。常见于化脓性感染、败血症、浸润性肺结核等疾病。③间歇热:体温骤然升高达高峰后,持续数小时又迅速降至正常,经过一天或数天间歇后,体温又突然升高,如此有规律地反复发作,常见于疟疾。④不规则热:发热不规律,持续时间不定。常见于流行性感冒、肿瘤等疾病引起的发热。

2.体温过低

体温过低是指由于各种原因引起的产热减少或散热增加,导致体温低于正常范围。当体温低于 35 ℃时,称为体温不升。体温过低的原因如下。

(1)体温调节中枢发育未成熟:如早产儿、新生儿。

(2)疾病或创伤:见于失血性休克、极度衰竭等患者。

(3)药物中毒。

(三)体温异常的护理

1.体温过高

降温措施有物理降温、药物降温及针刺降温。

(1)观察病情:加强对生命体征的观察,定时测量体温,一般每天测温 4 次,高热患者应每 4 小时测温 1 次,待体温恢复正常 3 天后,改为每天 1～2 次,同时观察脉搏、呼吸、血压、意识状态的变化;及时了解有关各种检查结果及治疗护理后病情好转还是恶化。

(2)饮食护理:①补充高蛋白、高热量、高维生素、易消化的流质或半流质饮食,如粥、鸡蛋羹、面片汤、青菜、新鲜果汁等。②多饮水,每天补充液量 3 000 mL,必要时给予静脉点滴,以保证入量。

由于高热时,热量消耗增加,全身代谢率加快,蛋白质、维生素的消耗量增加,水分丢失增多,同时消化液分泌减少,胃肠蠕动减弱,所以宜及时补充水分和营养。

(3)使患者舒适:①安置舒适的体位让患者卧床休息,同时调整室温和避免噪声。②口腔护理:每天早、晚刷牙,饭前、饭后漱口,不能自理者,可行特殊口腔护理。由于发热患者唾液分泌减少,口腔黏膜干燥,机体抵抗力下降,极易引起口腔炎、口腔溃疡,因此口腔护理可预防口腔及咽部细菌繁殖。③皮肤护理:发热患者退热期出汗较多,此时应及时擦干汗液并更换衣裤和大单等,以保持皮肤的清洁和干燥,防止皮肤继发性感染。

(4)心理调护:注意患者的心理状态,对体温的变化给予合理的解释,以缓解患者紧张和焦虑的情绪。

2.体温过低

(1)保暖:①给患者加盖衣被、毛毯、电热毯等或放置热水袋,注意小儿、老人、昏迷者,热水袋温度不宜过高,以防烫伤。②暖箱:适用于体重低于 2 500 g,胎龄不足 35 周的早产儿、低体重儿。

(2)给予热饮。

(3)监测生命体征:每小时测体温 1 次,直至恢复正常且保持稳定,同时观察脉搏、呼吸、血压、意识的变化。

(4)设法提高室温:以 22～24 ℃为宜。

(5)积极宣教:教会患者避免导致体温过低的因素。

(四)测量体温的技术

1.体温计的种类及构造

(1)水银体温计:又称玻璃体温计,是最常用的最普通的体温计。它是一种外标刻度为红线的真空玻璃毛细管。其刻度范围为 35～42 ℃,每小格 0.1 ℃,在 37 ℃刻度处以红线标记,以示醒目。体温计一端贮存水银,当水银遇热膨胀后沿毛细管上升;因毛细管下端和水银槽之间有一凹陷,所以水银柱遇冷不致下降,以便检视温度。

根据测量部位的不同可将体温计分为口表、肛表、腋表。口表的水银端呈圆柱形,较细长;肛表的水银端呈梨形,较粗短,适合插入肛门;腋表的水银端呈扁平鸭嘴形。临床上口表可代替腋表使用。

(2)其他:如电子体温计、感温胶片、可弃式化学体温计等。

2.测体温的方法

(1)目的:通过测量体温,了解患者的一般情况及疾病的发生,发展规律,为诊断、预防、治疗提供依据。

(2)用物准备:①测温盘内备体温计(水银柱甩至 35 ℃以下)、秒表、纱布、笔、记录本。②若测肛温,另备润滑油、棉签、手套、卫生纸、屏风。

(3)操作步骤:①洗手、戴口罩,备齐用物,携至床旁。②核对患者并解释目的。③协助患者取舒适卧位。④测体温:根据病情选择合适的测温方法。测腋温:擦干汗液,将体温计放在患者腋窝,紧贴皮肤屈肘臂过胸,夹紧体温计。测量 10 分钟后,取出体温计用纱布擦拭。测口温法:嘱患者张口,将口表汞柱端放于舌下热窝。嘱患者闭嘴用鼻呼吸,勿用牙咬体温计。测量时间

3～5分钟。嘱患者张口,取出口表,用纱布擦拭。测肛温法:协助患者取合适卧位,露出臀部。润滑肛表前端,戴手套用手垫卫生纸分开臀部,轻轻插入肛表3～4 cm。测量时间3～5分钟。用卫生纸擦拭肛表。检视读数,放体温计盒内,记录。⑤整理床单位。⑥洗手,绘制体温于体温单上。⑦消毒用过的体温计。

(4)注意事项:①测温前应注意有无影响体温波动的因素存在,如30分钟内有无进食、剧烈活动、冷热敷、坐浴等。②体温值如与病情不符,应重复测量。③腋下有创伤、手术或消瘦夹不紧体温计者不宜测腋温;腹泻、肛门手术、心肌梗死的患者禁测肛温;精神异常、昏迷、婴幼儿等不能合作者及口鼻疾病或张口呼吸者禁测口温;进热食或面颊部热敷者,应间隔30分钟后再测口温。④对小儿、重症患者测温时,护士应守护在旁。⑤测口温时,如不慎咬破体温计,应立即清除玻璃碎屑,以免损伤口腔黏膜;口服蛋清或牛奶,以保护消化道黏膜并延缓汞的吸收;病情允许者,进粗纤维食物,以加快汞的排出。

3.体温计的消毒与检查

(1)体温计的消毒:为防止测体温引起的交叉感染,保证体温计清洁,用过的体温计应消毒。先将体温计分类浸泡于含氯消毒液内30分钟后取出,再用冷开水冲洗擦干,放入清洁容器中备用。集体测温后的体温计,用后全部浸泡于消毒液中。①5分钟后取出清水冲净,擦干后放入另一消毒液容器中进行第二次浸泡,半小时后取出清水冲净,擦干后放入清洁容器中备用。②消毒液的容器及清洁体温计的容器每周进行2次高压蒸汽灭菌消毒,消毒液每天更换1次,若有污染随时消毒。③传染病患者应设专人体温计,单独消毒。

(2)体温计的检查:在使用新的体温计前,或定期消毒体温计后,应对体温计进行校对,以检查其准确性。将全部体温计的水银柱甩至35 ℃以下,同一时间放入已测好的40 ℃水内,3分钟后取出检视。若体温计之间相差0.2 ℃以上或体温计上有裂痕者,取出不用。

二、脉搏

(一)正常脉搏及生理性变化

1.正常脉搏

随着心脏节律性收缩和舒张,动脉内的压力也发生周期性的波动,这种周期性的压力变化可引起动脉血管发生扩张与回缩的搏动,这种搏动在浅表的动脉可触摸到,临床简称为脉搏。正常人的脉搏节律均匀、规则,间隔时间相等,每搏强弱相同且有一定的弹性,每分钟搏动的次数为60～100次(即脉率)。脉搏通常与心率一致,是心率的指标。

2.生理性变化

脉率受许多生理性因素影响而发生一定范围的波动。

(1)年龄:一般新生儿、幼儿的脉率较成人快。

(2)性别:同龄女性比男性快。

(3)情绪:兴奋、恐惧、发怒时脉率增快,忧郁时则慢。

(4)活动:一般人运动、进食后脉率会加快;休息、禁食则相反。

(5)药物:兴奋剂可使脉搏增快,镇静剂、洋地黄类药物可使脉搏减慢。

(二)异常脉搏的观察

1.脉率异常

(1)速脉:成人脉率在安静状态下大于100次/分,又称为心动过速。见于高热、甲状腺功能亢进(甲亢,由于代谢率增加而使脉率增快)、贫血或失血等患者。正常人可有窦性心动过速,为一过性的生理现象。

(2)缓脉:成人脉率在安静状态下低于60次/分,又称心动过缓。颅内压增高、病窦综合征、二度以上房室传导阻滞,或服用某些药物如地高辛、普尼拉明、利血平、普萘洛尔等可出现缓脉。正常人可有生理性窦性心动过缓,多见于运动员。

2.脉律异常

脉搏的搏动不规则,间隔时间时长时短,称为脉律异常。

(1)间歇脉:在一系列正常均匀的脉搏中出现一次提前而较弱的脉搏,其后有一较正常延长的间歇(即代偿性间歇),亦称期前收缩。见于各种心脏病或洋地黄中毒的患者;正常人在过度疲劳、精神兴奋、体位改变时也偶尔出现间歇脉。

(2)脉搏短绌:同一单位时间内脉率少于心率。细脉是由于心肌收缩力强弱不等,有些心排血量少的搏动可发出心音,但不能引起周围血管搏动,导致脉率少于心率。特点:脉律完全不规则,心率快慢不一、心音强弱不等。多见于心房纤颤者。

3.强弱异常

(1)洪脉:当心排血量增加,血管充盈度和脉压较大时,脉搏强大有力,称为洪脉。见于高热、甲状腺功能亢进、主动脉关闭不全等患者;运动后、情绪激动时也常触到洪脉。

(2)细脉:当心排血量减少,动脉充盈度降低时,脉搏细弱无力,扪之如细丝,称为细脉或丝脉。见于大出血、主动脉瓣狭窄和休克、全身衰竭的患者,是一种危险的脉象。

(3)交替脉:节律正常而强弱交替时出现的脉搏,称为交替脉。交替脉是左心衰竭的重要体征。常见于高血压性心脏病、急性心肌梗死、主动脉关闭不全等患者。

(4)水冲脉:脉搏骤起骤落,有如洪水冲涌,故名水冲脉,主要见于主动脉关闭不全、动脉导管未闭、甲亢、严重贫血患者,检查方法是将患者前臂抬高过头,检查者用手紧握患者手腕掌面,可明显感知。

(5)奇脉:在吸气时脉搏明显减弱或消失为奇脉。其产生主要与吸气时,左心室的搏出量减少有关。常见于心包腔积液、缩窄性心包炎等患者,是心包压塞的重要体征之一。

4.动脉壁异常

由于动脉壁弹性减弱,动脉变得迂曲不光滑,有条索感,如按在琴弦上,多见于动脉硬化的患者。

(三)测量脉搏的技术

1.部位

临床上常在靠近骨骼的动脉测量脉搏。最常用最方便的是桡动脉,患者也乐于接受。其次为颞动脉、颈动脉、肱动脉、腘动脉、足背动脉和股动脉等。如怀疑患者心搏骤停或休克时,应选择大动脉为诊脉点,如颈动脉、股动脉。

2.测脉搏的方法

(1)目的:通过测量脉搏,可间接了解心脏的情况,观察相关疾病发生、发展规律,为诊断、治疗提供依据。

(2)准备:治疗盘内备带秒钟的表、笔、记录本及听诊器。

(3)操作步骤:①洗手、戴口罩,备齐用物,携至床旁。②核对患者,解释目的。③协助患者取坐位或半坐卧位,手臂放在舒适位置,腕部伸展。④以示指、中指、无名指的指端按在桡动脉表面,压力大小以能清楚地触及脉搏为宜,注意脉律,强弱动脉壁的弹性。⑤一般情况下所测得的数值乘以 2,心脏病患者、脉率异常者、危重患者则应以 1 分钟记录。⑥协助患者取舒适体位。⑦将脉搏绘制在体温单上。

（4）注意事项:①诊脉前患者应保持安静,剧烈运动后应休息 20 分钟后再测。②偏瘫患者应选择健侧肢体测量。③脉搏细、弱难以测量时,用听诊器测心率。④脉搏短细的患者,应由 2 名护士同时测量,一人听心率,另一人测脉率,一人发出"开始""停止"的口令,记数 1 分钟,以分数式记录:心率/脉率,若心率每分钟 120 次,脉率 90 次,即应写成 120/90 次/分。

三、呼吸

(一)正常呼吸及生理变化

1.正常呼吸的观察

在安静状态下,正常成人的呼吸频率为 16~20 次/分。正常呼吸表现为节律规则,均匀无声且不费力。

2.生理性变化

（1）年龄:一般年龄越小,呼吸频率越快,小儿比成年人稍快,老年人稍慢。

（2）性别:同龄的女性呼吸频率比男性稍快。

（3）运动:运动后呼吸加深加快,休息和睡眠时减慢。

（4）情绪:强烈的情绪变化会刺激呼吸中枢,导致呼吸加快或屏气。如恐惧、愤怒、紧张等都可引起呼吸加快。

（5）其他:环境温度过高或海拔增加,均会使呼吸加深加快,呼吸的频率和深浅度还可受意识控制。

(二)异常呼吸的评估及护理

1.异常呼吸的评估

（1）频率异常。①呼吸过速或气促:在安静状态下,成人呼吸频率超过 24 次/分。见于高热、疼痛、甲亢、缺氧等患者,因血液中二氧化碳积聚,血氧不足,可刺激呼吸中枢,使呼吸加快。发热时,体温每升高 1 ℃,每分钟呼吸增加 3~4 次。②呼吸过缓:在安静状态下,成人呼吸频率少于 10 次/分。常见于呼吸中枢抑制的疾病,如颅内压增高、麻醉剂及安眠药过量等患者。

（2）节律异常。①潮式呼吸:又称陈-施呼吸,一种周期性的呼吸异常,周期0.5~2 分钟,需观察较长时间才能发现。特点表现为开始时呼吸浅慢,以后逐渐加深加快,又逐渐由深快变为浅慢,然后呼吸暂停 5~30 秒后,再重复上述状态的呼吸,如此周而复始,呼吸运动呈潮水涨落样,故称潮式呼吸(图 1-2)。发生机制:当呼吸中枢兴奋性减弱或高度缺氧时,呼吸减弱至暂停,血中二氧化碳增高到一定程度时,通过颈动脉和主动脉的化学感受器反射性地刺激呼吸中枢,使呼吸恢复。随着呼吸的由弱到强,二氧化碳不断排出,使其分压降低,呼吸中枢又失去有效的刺激,呼吸再次减弱至暂停,从而形成了周期性呼吸。常见于中枢神经系统疾病,如脑炎、颅内压增高、酸中毒、巴比妥中毒等患者。②间断呼吸:又称毕奥呼吸,表现为呼吸和呼吸暂停现象交替出现的呼吸。特点是有规律地呼吸几次后,突然暂停呼吸,间隔时间长短不同,随后又开始呼吸,然后反复交替出现(图 1-3)。其发生机制同潮式呼吸,是呼吸中枢兴奋性显著降低的表现,但比潮式呼吸更为严重,多在呼吸停止前出现,预后不佳。常见于颅内病变、呼吸中枢衰竭等患者。

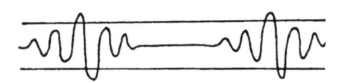

图 1-2　潮式呼吸

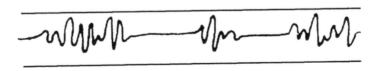

图 1-3　间断呼吸

（3）深浅度异常。①深度呼吸又称库斯莫呼吸，是一种深而规则的大呼吸。见于尿毒症、糖尿病等引起的代谢性酸中毒等患者。②浮浅性呼吸是一种浅表而不规则的呼吸。有时呈叹息样，见于呼吸肌麻痹或濒死的患者。

（4）音响异常。①蝉鸣样呼吸：吸气时有一种高音调的音响，声音似蝉鸣。其发生机制多由于声带附近有阻塞，使空气进入发生困难所致。见于喉头水肿、痉挛、喉头有异物等患者。②鼾声呼吸：呼气时发出粗糙的呼声。其发生机制由于气管或支气管内有较多的分泌物蓄积，多见于深昏迷等患者。

（5）呼吸困难是指呼吸频率、节律和深浅度都有异常。呼吸困难的患者主观上表现空气不足、呼吸费力；客观上表现用力呼吸、张口耸肩、鼻翼翕动、发绀，辅助呼吸肌也参与呼吸运动，在呼吸频率、节律、深浅度上出现异常改变，根据临床表现可分为如下几种。①吸气性呼吸困难是由于上呼吸道部分梗阻，使得气体进入肺部不畅，肺内负压极度增高所致，患者感觉吸气费力，吸气时间显著长于呼气时间，辅助呼吸肌收缩增强，出现明显的三凹征（胸骨上窝、锁骨上窝和肋间隙及腹上角凹陷）。多见于喉头水肿或气管、喉头有异物等患者。②呼气性呼吸困难是由于下呼吸道部分梗阻，使得气体呼出肺部不畅所致，患者呼气费力，呼气时间显著长于吸气时间，多见于支气管哮喘和阻塞性肺气肿患者。③混合性呼吸困难：呼气和吸气均感费力，呼吸的频率加快而表浅。多见于重症肺炎、大片肺不张或肺纤维化的患者。

（6）形态异常。①胸式呼吸渐弱，腹式呼吸增强：正常女性以胸式呼吸为主。当胸部或肺有疾病或手术时均使胸式呼吸渐弱，腹式呼吸增强。②腹式呼吸渐弱，胸式呼吸增强：正常男性及儿童以腹式呼吸为主。当有腹部疾病时，如腹膜炎、腹部巨大肿瘤、大量腹水等，使膈肌下降，腹式呼吸渐弱，胸式呼吸增强。

2.异常呼吸的护理

（1）观察：密切观察呼吸状态及相关症状、体征的变化。

（2）吸氧：酌情给予氧气吸入，必要时可用呼吸机辅助呼吸。

（3）心理护理：根据患者的反应，有针对性地对患者做好患者的心理护理，合理解释及安慰患者，以消除患者的紧张、恐惧心理，有安全感，主动配合治疗和护理。

（4）卧床休息：调节室内温度和湿度，保持空气清新，禁止吸烟；根据病情安置舒适体位，以保证患者的休息，减少耗氧量。

(5)保持呼吸道通畅：及时清除呼吸道分泌物，必要时给予吸痰。

(6)给药治疗：根据医嘱给药治疗，注意观察疗效及不良反应。

(7)健康教育：讲解有效咳嗽和正确呼吸方法，指导患者戒烟。

(三)呼吸测量技术

1.目的

(1)测量患者每分钟的呼吸次数。

(2)协助临床诊断，为预防、治疗、护理提供依据。

(3)观察呼吸的变化，了解患者疾病的发生、发展规律。

2.评估

(1)患者的病情、治疗情况及合作程度。

(2)患者在30分钟内有无活动、情绪激动等影响呼吸的因素存在。

3.操作前准备

(1)用物准备：有秒针的表、记录本和笔。

(2)患者准备：情绪稳定，保持自然的呼吸状态。

(3)护士准备：着装整洁，修剪指甲，洗手，戴口罩。

(4)环境准备：安静、整洁、光线充足。

4.操作步骤

见表1-3。

表 1-3　呼吸测量技术操作步骤

流程	步骤	要点说明
1.核对	携用物到床旁，核对床号、姓名	＊确定患者
2.取体位	测量脉搏后，护士仍保持诊脉手势	＊分散患者的注意力
3.测量呼吸	(1)观察患者胸部或腹部的起伏(一起一伏为一次呼吸)，一般情况测30秒，将所测数值乘以2即为呼吸频率，如患者呼吸不规则或婴儿应测1分钟 (2)如患者呼吸微弱不易观察时，可用少许棉花放于患者鼻孔前，观察棉花纤维被吹动的次数，计数1分钟	＊男性多为腹式呼吸，女性多为胸式呼吸，同时应观察呼吸的节律、深浅度、音响及呼吸困难的症状
4.记录	记录呼吸值：次/分，洗手	

5.注意事项

测量患者呼吸时，患者应处于自然呼吸的状态，以保证测量数值的准确性。

四、血压

血压是指血液在血管内流动时对血管壁的侧压力。一般指动脉血压，如无特别注明均指肱动脉的血压。当心脏收缩时，主动脉压急剧升高，至收缩中期达最高值，此时的动脉血压称收缩压。当心室舒张时，主动脉压下降，至心舒末期达动脉血压的最低值，此时的动脉血压称舒张压。

(一)正常血压及生理性变化

1.正常血压

在安静状态下,正常成人的血压范围为:(12.0～18.5)/(8.0～11.9)kPa,脉压为 4.0～5.3 kPa。

血压的计量单位,过去多用 mmHg(毫米汞柱),后改用国际统一单位 kPa(千帕斯卡)。

目前仍用 mmHg(毫米汞柱)。两者换算公式:1 kPa≈7.5 mmHg、1 mmHg≈0.133 kPa。

2.生理性变化

在各种生理情况下,动脉血压可发生各种变化,影响血压的生理因素有以下几种。

(1)年龄:随着年龄的增长血压逐渐增高,以收缩压增高较显著。儿童血压的计算公式为:

$$收缩压＝80＋年龄×2$$
$$舒张压＝收缩压×2/3$$

(2)性别:青春期前的男女血压差别不显著。成年男子的血压比女性高 0.7 kPa(5 mmHg);绝经期后的女性血压又逐渐升高,与男性差不多。

(3)昼夜和睡眠:血压在上午 8～10 小时达全天最高峰,之后逐渐降低;午饭后又逐渐升高,下午 4～6 小时出现全天次高值,然后又逐渐降低;至入睡后 2 小时,血压降至全天最低值;早晨醒来又迅速升高。睡眠欠佳时,血压稍增高。

(4)环境:寒冷时血管收缩,血压升高;气温高时血管扩张,血压下降。

(5)部位:一般右上肢血压常高于左上肢,下肢血压高于上肢。

(6)情绪:紧张、恐惧、兴奋及疼痛均可引起血压增高。

(7)体重:血压正常的人发生高血压的危险性与体重增加呈正比。

(8)其他:吸烟、劳累、饮酒、药物等都对血压有一定的影响。

(二)异常血压的观察

1.高血压

在未服抗高血压药的情况下,成人收缩压≥1.9 kPa(14 mmHg)和/或舒张压≥12.0 kPa(90 mmHg)者,称为高血压。95%的患者为病因不明的原发性高血压,多见于动脉硬化、肾炎、颅内压增高等,最易受损的部位是心、脑、肾、视网膜。

2.低血压

一般认为血压低于正常范围且有明显的血容量不足表现如脉搏细速、心悸、头晕等,即可诊断为低血压。常见于休克、大出血等。

3.脉压异常

脉压增大多见于主动脉瓣关闭不全、主动脉硬化等;脉压减小多见于心包积液、缩窄性心包炎等。

(三)血压的测量

1.血压计的种类和构造

(1)水银血压计:分为立式和台式,其基本结构都包括输气球、调节空气的阀门、袖带、能充水银的玻璃管、水银槽几部分。袖带的长度和宽度应符合标准:宽度比被测肢体的直径宽 20%,长度应能包绕整个肢体。充水银的玻璃管上标有刻度,范围为 0～40.0 kPa(0～300 mmHg),每小格表示 0.3 kPa(2 mmHg);玻璃管上端和大气相通,下端和水银槽相通。当输气球送入空气后,水银由玻璃管底部上升,水银柱顶端的中央凸起可指出压力的刻度。水银血压计测得的数值相当准确。

（2）弹簧表式血压计：由一袖带与有刻度 2.7～4.0 kPa(20～30 mmHg)的圆盘表相连而成，表上的指针指示压力。此种血压计携带方便，但欠准确。

（3）电子血压计：袖带内有一换能器，可将信号经数字处理，在显示屏上直接显示收缩压、舒张压和脉搏的数值。此种血压计操作方便，清晰直观，不需听诊器，使用方便、简单，但欠准确。

2.测血压的方法

（1）目的：通过测量血压，了解循环系统的功能状况，为诊断、治疗提供依据。

（2）准备：听诊器、血压计、记录纸、笔。

（3）操作步骤：①测量前，让患者休息片刻，以消除活动或紧张因素对血压的影响；检查血压计，如袖带的宽窄是否适合患者、玻璃管有无裂缝、橡胶管和输气球是否漏气等。②向患者解释，以取得合作。患者取坐位或仰卧，被侧肢体的肘臂伸直、掌心向上，肱动脉与心脏在同一水平。坐位时，肱动脉平第 4 软骨；卧位时，肱动脉平腋中线。如手臂低于心脏水平，血压会偏高；手臂高于心脏水平，血压会偏低。③放平血压计于上臂旁，打开水银槽开关，将袖带平整地缠于上臂中部，袖带的松紧以能放入一指为宜，袖带下缘距肘窝 2～3 cm。如测下肢血压，袖带下缘距腘窝 3～5 cm，将听诊器胸件置于腘动脉搏动处，记录时注明下肢血压。④戴上听诊器，关闭输气球气门，触及肱动脉搏动。易地听诊器胸件放在肱动脉搏动最明显的地方，但勿塞入袖带内，以一手稍加固定。⑤挤压输气球囊打气至肱动脉搏动音消失，水银柱又升高 2.7～4.0 kPa(20～30 mmHg)后，以每秒 0.5 kPa(4 mmHg)左右的速度放气，使水银柱缓慢下降，视线与水银柱所指刻度平行。⑥在听诊器中听到第一声动脉音时，水银柱所指刻度即为收缩压；当搏动音突然变弱或消失时，水银柱所指的刻度即为舒张压。当变音与消失音之间有差异时，或危重者应记录两个读数。⑦测量后，驱尽袖带内的空气，解开袖带。安置患者于舒适卧位。⑧将血压计右倾45°，关闭气门，气球放在固定的位置，以免压碎玻璃管；关闭血压计盒盖。⑨用分数式，即收缩压/舒张压 mmHg 记录测得的血压值，如 14.7/9.3 kPa(110/70 mmHg)。

（4）注意事项：①测血压前，要求安静休息 20～30 分钟，如运动、情绪激动、吸烟、进食等可导致血压偏高。②血压计要定期检查和校正，以保证其准确性，切勿倒置或震动。③打气不可过猛、过高，如水银柱里出现气泡，应调节或检修，不可带着气泡测量。④降至"0"，稍等片刻再行第二次测量。⑤对偏瘫、一侧肢体外伤或手术后患者，应在健侧手臂上测量。⑥排除影响血压值的外界因素，如袖带太窄、袖带过松、放气速度太慢测得的血压值偏高，反之则血压值偏低。⑦长期测血压应做到四定，即定部位、定体位、定血压计、定时间。

（李海波）

第二章

中医辨证施护

第一节　八纲辨证施护

　　八纲，即表、里、寒、热、虚、实、阴、阳 8 个辨证的纲领。八纲辨证是用通过四诊所取得的资料，根据病位的深浅，病邪的性质及盛衰，人体正气的强弱等多方面的情况，加以综合分析，归纳为八类不同的证候。八纲辨证是中医学最基本的辨证分类方法，是概括性的辨证纲领，适应于临床各科的辨证。在八纲中，阴阳可以概括其他六纲，即表、热、实证为阳证，里、寒、虚证为阴证，所以阴阳又是八纲中的总纲。

　　八纲辨证是从 8 个方面对疾病本质做出纲领性的辨别。但是，这不意味着八纲辨证只是把各种证候简单、截然地划分为 8 个区域。八纲之间不是彼此孤立，绝对对立，静止不变的，而是相互间可有兼夹、错杂，可有中间状态，并随病变发展而不断变化。临床辨证时，要注意八纲基本证候的识别，把握八纲证候之间的相互关系，只有将八纲联系起来对病情作综合性的分析考察，才能对证候有比较全面、正确的认识，以便为治疗和护理指出方向。

一、表里辨证与护理

（一）表证
　　表证是六淫、疠气、虫毒等邪气经皮毛、口鼻侵入机体，正气（卫气）抗邪所表现的轻浅证候的概括，主要见于外感疾病初期阶段，具有起病急，病情较轻，病程较短，有感受外邪因素等特点。

　　1.临床表现

　　恶寒（或恶风），发热，头身疼痛，脉浮，苔薄白。常兼见鼻塞流涕、打喷嚏、咽痛、咳嗽等症状。

　　2.护治原则

　　辛散解表。

　　3.护理措施

　　（1）病情观察：注意观察寒热、汗、舌苔、脉象的变化，以区别表寒、表热、表虚、实证。表寒证，无汗，恶寒重，发热轻，苔薄白，脉浮紧；表热证，恶寒轻，发热重，或汗，苔薄黄，脉浮数；表虚证，恶寒或恶风，有汗或微汗，苔薄白质淡，脉浮细无力。

　　（2）生活起居护理：保持环境安静，病室内空气新鲜，温湿度适宜。忌寒凉闭汗或汗当风，以免邪遏于里不得外达。注意随病情以及气候的变化增减衣被,汗湿衣服及时更换。患者一般应注意休息,症状较重者应卧床。愈后应注意经常锻炼身体,以增强体质,提高抗病能力。

(3)饮食调护:宜食清淡、细软、易消化食物,忌肥甘油腻、生冷之品,以免恋邪伤正。表寒证,可用姜、葱、蒜、胡椒等作为调味品,以辅助药力散寒祛邪;表热证患者可适量饮用清凉饮料或食用水果。要注意避免患者吃得过饱。

(4)用药护理:解表发汗药多属于辛散之品,不宜久煎,药宜加水浸透后武火急煎5～10分钟即可。药宜温服,服药后应静卧覆被并饮适量热粥(汤)以发汗。服药后应观察汗出情况,以微汗为宜,不可过汗以免伤及正气。如汗出热退,表解身凉,不必再进解表药;汗出不彻,寒热不退,为表证未解,应继服解表药;如汗出过多,应停服解表药。年老体弱者发汗过多易出现虚脱。"疮家""淋家""衄家""出血家"禁或慎发汗,阳虚或虚者禁单纯发汗。

(5)对症处理:头痛者可针刺合谷、太阳、风池穴;或耳穴压脑、额、枕、神门,每次取2～3穴。无汗、发热者,在服药同时可配合针刺曲池、大椎、合谷等穴;表寒证,可推拿背部膀胱经;咽痛、口干者可用芦根30～60 g煎汤代茶或冰硼散吹咽喉部。

(二)里证

里证是泛指病变部位在内,脏腑、气血、骨髓等受病所反映的证候。

凡不是表证(及半表里证)的特定证候,一般都可属于里证的范围。里证多见于外感病中、后期阶段或内伤疾病之中。里证的成因,大致有3种情况:一是外邪袭表,表证不解,病邪传里,形成里证;二是外邪直接入里,侵犯脏腑等部位,即所谓"直中"为病;三是情志内伤,饮食劳倦等因素,直接损伤脏腑,或脏腑气机失调,气血津液等受病而出现的种种证候。

1.临床表现

由于里证的范围极为广泛,涉及寒热虚实及脏腑、气血等,为此所表的证候也不同。如壮热,烦躁神昏,口渴,腹痛,便秘或呕吐,小便短赤,苔黄或白厚腻,脉沉等。不同的里证,可表现为不同的证候,凡非表证均是里证。其基本特点是无新起恶寒发热并见,以脏腑症状为主要表现,起病可急可缓,一般病情较重,病程较长。

2.护治原则

以"和里"概括。可根据寒、热、虚、实等具体病证的不同,分别选方用药。

3.护理措施

(1)病情观察:根据里证中的一些常见证候给予相应的观察。如实热证患者应注意观察发热、神志、汗出和脉象变化等。

(2)生活起居护理:病室应安静整洁,保持室内空气流通。随病情的不同以及气候的变化增减衣被。注意休息,病情严重者应卧床。注意皮肤及口腔的卫生。根据每个患者的病情轻重,体质强弱,鼓励其做适当的活动,以利病情恢复。

(3)情志护理:充分了解患者的性格、病情、环境、经济条件、家庭情况等各方面的情况,有的放矢,用不同的方法进行精神护理。

(4)饮食调护:根据不同的病证给予不同的饮食护理。里寒者,饮食宜温热,忌食生冷;邪热内盛者,应适量饮用绿茶、西瓜汁、绿豆汤等,以清热生津止渴;阴液亏虚者,可多食滋阴养血等食品。

(5)对症处理:腹部冷痛,可艾灸神阙、气海、关元及足三里。大便秘结,可用番泻叶泡水代茶饮。高热者,可针刺曲池、大椎或三棱针放血,或刮痧,以清内热。

二、寒热辨证与护理

寒热是辨别疾病性质的纲领。

(一)寒证

寒证是指感受寒邪,或阴盛阳虚所表现的证候。

1.临床表现

恶寒、畏冷、肢凉冷痛、喜暖,口淡不渴,倦卧,痰、涎、涕清稀,小便清长,大便稀溏,面色白,舌淡苔白而润,脉迟或紧等。

2.护治原则

温以祛寒。

3.护理措施

(1)病情观察:注意观察患者面色、寒热喜恶,肢体温凉,口渴与否等情况。注意舌象、脉象以及涎、涕、痰、尿、便等排泄物的观察。

(2)生活起居护理:患者居处宜向阳、通风、洁静、室温应适度偏高。平时要注意防寒保暖,忌冷,根据具体病情适当加盖衣被。

(3)情志护理:对病程长、病情较重的患者,要注意安定患者的情绪,使其保持良好的精神状态,以保持气机调畅。

(4)饮食护理:寒证患者宜温热性饮食,忌生冷;卒中寒邪所患的表寒证或里寒证,可用姜糖水趁热服下,或在食用的菜蔬中多加些姜、葱、胡椒粉等辛散之品,以助驱邪外出;虚寒证患者,可食用温补类药膳,以助阳散寒。

(5)用药护理:寒证多用辛温燥热药,应中病即止,以免辛热之品过用伤阴。药宜温服。

(6)对症处理:可配合针灸、热敷、推拿等方法以助驱除寒邪,如风寒痹证患者,除应注意局部保暖外,还可用针灸、拔火罐等方法解除关节疼痛。

(二)热证

热证是指感受热邪,或阳盛阴虚,人体功能活动亢进所表现的证候。

1.临床表现

发热,喜凉,恶寒喜冷,口渴欲饮,面红目赤,烦躁不宁,痰、涕黄稠,小便短黄,大便干结,舌红苔黄干燥少津,脉数等。

2.护治原则

清热泻火。

3.护理措施

(1)病情观察:观察发热,汗出、神志、食欲、二便、斑疹、出血、舌苔、脉象等。另外,观察是否有真寒假热、真热假寒的出现。

(2)生活起居护理:发热患者应卧床休息,保持病室空气新鲜,凉爽通风,温度适宜,清洁卫生。患者衣被应勤更换。里证热重者,可予冷敷。对感受时邪疫疠的患者,要采取隔离措施,防止相互染易。高热神志不清者,要注意预防压疮及意外事故的发生。

(3)情志护理:热证患者情绪易于激动,应注意安定其情绪,以利康复。

(4)饮食护理:饮食宜新鲜清凉,忌食辛辣、滋腻动风之品。烦热口渴者,可多饮清泻饮料,或多食西瓜、梨及蔬菜等。应鼓励患者多饮水。

(5)用药护理：清热解毒之剂宜凉服或微温服。其煎煮之法,视药物不同而有别,如辛凉之品煎煮时间要求稍短。一般药物每天1剂,分上下午各一次服。也可根据病情需要加服1剂,每天4次分服,服药相隔时间约3小时。

(6)对症处理：高热患者,除用冷敷外,还可用冷盐水灌肠或针刺大椎、合谷、曲池以清热;热扰心神者,可用紫雪丹或安宫牛黄丸等以清热开窍;热毒内盛,腑气不通者,可服用生大黄浸液以通便泻火;咽喉肿痛、口舌糜烂者可用锡类散、冰硼散等吹喉及口;若温热之邪内迫营血,出现耗血动血之鼻衄、齿衄、呕血、便血等,可用云南白药、三七粉、白西粉等对症处理。

三、虚实辨证与护理

虚实是辨别邪正盛衰的两个纲领。虚实主要反映病变过程中人体正气的强弱和致病邪气的盛衰。

(一)虚证

虚证是对人体正气虚弱为主所产生的各种虚弱证候的概括。虚证反映人体正气虚弱、不足而邪气并不明显的一类证候。阳虚、阴虚、气虚、血虚、津液亏虚精髓亏虚等,都属于虚证的范畴。

1.临床表现

由于虚证有气、血、阴、阳虚证等多种证候的不同,临床表现为面色苍白或萎黄,精神萎靡,身疲乏力,心悸气短,形寒肢冷或五心烦热,自汗盗汗,大便溏泄或滑脱,小便频数或失禁,舌质淡嫩,少苔或无苔,脉盛无力等。

2.护治原则

补虚扶正(温阳益气,养血滋阴)。

3.护理措施

(1)病情观察：观察患者的神、色、形态、汗出、疼痛性质、二便、舌象及脉象的变化以区分表虚、里虚、虚寒、虚热等。如精神不振,面色淡白,少气乏力,畏寒肢冷,腹痛喜按,大便溏薄,小便清长,舌质淡嫩,脉微或沉迟无力为虚寒证;心烦不眠,口燥咽干,潮热盗汗,大便干结,舌红,脉细数为虚热证。

(2)生活起居护理：虚证患者居处宜安静,空气新鲜,光照充足,温湿度适宜。平时应注意气候变化,防止感冒。要适应四时变化,生活有规律,做到起居有常,注意"春夏养阳""秋冬养阴"。病重者应静卧休养,避免过度疲劳。对大小便失禁患者要及时更换床单衣裤,以免损伤皮肤发生压疮。指导患者结合自身情况,选择锻炼方式,以增强体质。

(3)情志护理：虚证患者体弱,病程长,鼓励他们乐观、开朗,保持心情舒畅,避免恼怒、抑郁、思虑等精神刺激。

(4)饮食调护：应根据气、血、阴、阳亏损的不同,分别给予相应的饮食调护,以加强营养。阳虚、气虚、血虚患者,宜食温补之类的膳食,忌寒性食物及瓜果生冷;阴虚或血燥的患者,宜用清补之类的饮食,忌辛辣、油炸、煎炒等温燥动火伤阴之品。

(5)用药护理：虚证患者,服药时间长,有厌药心理,故中药当浓煎,可少量多次服。服药应在餐前或餐后1~2小时温服,以免影响食欲。

(6)对症处理：虚寒腹痛可予热水袋热敷,或艾灸关元、气海、足三里等穴,或拔火罐止痛;若脾虚所致之腹胀可用小茴香温熨腹部或灸中脘、足三里、天枢等穴位以温阳行气;虚证发热不宜冷敷。

（二）实证

实证是对人体感受外邪,或病机以阳、热、滞、闭等为主,或体内病理产物蓄积所形成的各种临床证候的概括。寒邪、风邪、暑邪、湿邪、热邪、燥邪、疫毒为病,痰、饮、水气、食积、虫积、气滞、血瘀等病理改变,一般都属于实证的范畴。临床上一般是新病、暴病多实证,病情激烈者和体质壮实者多实证。

1.临床表现

由于病因和病邪停积部位的差异,实证各自有着不同的证候表现。其代表症状主要为发热,腹胀痛拒按,胸闷烦躁,呼吸气粗,痰涎壅盛,大便秘结,小便不利,神昏谵语,脉实有力,舌苔厚腻等。

2.护治原则

泻实祛邪。

3.护理措施

（1）病情观察:注意观察患者神色、寒热、疼痛的性质,二便、汗出、脉象等情况。注意辨别虚实的真假,谨防出现危证。

（2）生活起居护理:保持病室空气新鲜,温湿度适宜,清洁安静。患者宜卧床休息,烦躁者要慎防坠床。

（3）情志护理:实证患者一般起病急,病程短,大多数思想顾虑较多,精神紧张。应对患者及其家属耐心、细致地进行解释,解除思想顾虑,增强信心,使其情绪安定,以配合治疗,促进早日恢复健康。

（4）饮食调护:饮食宜清淡、易消化,忌辛辣刺激肥腻之品。腹痛患者,饮食宜有节制。

（5）用药护理:实证多采用泻实祛邪之法,服药后应加强观察。攻下药沉降下行,宜空腹服用,以利药达病所,但应中病即止,以免伤及正气。

（6）对症处理:实寒腹痛可隔姜灸神阙,或针刺足三里、中脘,用泻法。亦可用沉香、延胡索粉各1.5 g吞服,另可用热水袋或炒盐热熨腹部。便秘患者,应注意让其养成定时排便的习惯,可指导其清晨或睡前按顺时针方向做腹部按摩,以促进肠蠕动。患者宜食清凉、润滑、富含纤维素的食物,如苦瓜、黄瓜等,清晨空腹可饮淡盐水或蜜水。

四、阴阳辨证与护理

阴阳是概括病证类别的一对纲领,是八纲的总纲。一般而言,表证、热证、实证可归属为阳证,里证、寒证、虚证可归属为阴证。

（一）阴虚证

阴虚证是指体内津液精血等阴液亏少而无以制阳,滋润濡养等作用减退所表现的虚热证候,属虚证、热证的性质。

1.临床表现

形体消瘦、口燥咽干、潮热、颧红、五心烦热、盗汗、小便短黄、大便干结、舌红少津少苔、脉细数等,且具有病程长,病势缓等虚证的特点。

2.护治原则

养阴清热。

3.护理措施

(1)病情观察:观察患者发热、汗出、饮食、口渴、二便、舌苔和脉象的变化。

(2)生活起居护理:病室内应光线充足,空气流通凉爽,安静整洁。平时要注意生活调摄,忌劳累,息妄想,戒房事。注意口腔清洁,早晚用温盐水或漱洗剂漱口。根据患者的病情轻重、体质强弱和个人爱好,做适当的活动。

(3)情志护理:心烦焦躁者须耐心开导,让患者安定情绪,消除其顾虑,教育患者树立乐观情绪。

(4)饮食调护:饮食宜富有营养,应多食新鲜蔬菜、水果,忌食辛辣、动火伤阴之品,禁烟酒。可食用滋阴清热药膳。

(5)对症处理:盗汗者应避免室温过高,以免引起出汗,出汗后及时更换衣被。亦可用煅牡蛎、煅龙骨研粉,纱布包扎,用以扑身,有止汗之效。注意寒温调节,须防汗后受凉感冒。

(二)阳虚证

阳虚证是指体内阳气亏损,温煦、推动、蒸腾、气化等作用减退所表现的虚寒证候。属虚证、寒证的性质。

1.临床表现

畏寒,四肢不温,口淡不渴或渴喜热饮,自汗,小便清长或尿少水肿,大便溏薄,面色白,舌淡胖,苔白滑,脉沉迟无力。可兼有神疲、乏力、气短等气虚的证候,多见于病久体弱者,病势一般较缓。

2.护治原则

温补阳气。

3.护理措施

(1)病情观察:密切观察患者的寒热、汗出、二便及舌苔、脉象等变化。

(2)生活起居护理:病室宜通风向阳温暖,空气新鲜。做到起居有节,注意休息,避免劳累。

(3)情志护理:积极疏导,帮助患者树立战胜疾病的信心。

(4)饮食调护:宜食温养饮食,如羊肉、狗肉、桂圆等,忌寒凉、生冷之品。有泄泻的患者,应忌油腻、粗硬及其他不易消化的食物。

(5)对症处理:脾阳虚,腹痛泄泻,完谷不化者,可针灸或按摩关元、气海、足三里穴。肾阳虚,五更泄泻者,可予吴茱萸 15 g、五味子 60 g 同炒研末,每晨服 6 g,米汤送下。

(三)亡阴证

亡阴证是指体内阴液大量耗损、严重亏乏欲竭而表现出的危重证候。

1.临床表现

汗热味咸而黏,如珠如油,身灼肢温,虚烦躁扰,恶热,口渴欲饮,皮肤皱瘪,小便极少,面色赤,唇舌干燥,脉细数等。

2.护治原则

救阴敛阳。

3.护理措施

(1)病情观察:密切观察患者的神志、寒热、面色、脉象、汗出、二便等情况。

(2)生活起居护理:按危重病护理,病室保持安静通风,温湿度适宜。取去枕平卧位,不宜搬动。

（3）对症处理：根据患者所出现的情况，作相应的处理。如汗出过多者，应更换汗浸的衣褥，烦躁者应防止坠床。

（四）亡阳证

亡阳证是指体内阳气极度衰微，而表现出阳气欲脱的危重证候。

1.临床表现

冷汗淋漓、汗质稀淡、神情淡漠、肌肤不温，手足厥冷，呼吸气微，面色苍白，舌淡而润，脉微欲绝等。

2.护治原则

回阳救逆。

3.护理措施

（1）病情观察：密切观察患者的神志、面色、寒热、脉象、汗出、二便等情况。

（2）生活起居护理：按危重病护理，注意保温。取去枕平卧位，不宜搬动。

（3）用药护理：独参汤口服或鼻饲。

（4）对症处理：可针灸神阙、关元、百会、气海等穴。

（李海波）

第二节　脏腑辨证施护

一、心病辨证与护理

（一）心病辨证

1.心气虚

（1）临床表现：心悸，胸闷，气短，精神疲倦，活动后加重，面色㿠白，或有自汗，舌淡嫩，脉虚等。

（2）护治原则：补气安神。

2.心阳虚与心阳暴脱

（1）临床表现：心悸、心胸憋闷或痛，自汗，畏冷肢凉，面色淡白，或嘴唇紫暗，舌淡胖，苔白滑，脉弱或结代，或见肢体水肿。甚者突然冷汗淋漓，四肢厥冷，呼吸微弱，面色苍白，脉微欲绝，神志模糊或昏迷，为心阳暴脱的危象。

（2）护治原则：温补心阳、安神定悸，心阳暴脱者回阳救逆固脱。

3.心血虚

（1）临床表现：心悸，头晕，健忘，多梦，面色淡白或萎黄，唇舌色淡，脉细弱。

（2）护治原则：养血安神。

4.心阴虚

（1）临床表现：心悸，心烦，失眠，多梦或见五心烦热，盗汗，午后潮热，两颧发红，舌红少津，脉细而数。

（2）护治原则：滋阴养血安神。

5.心火亢盛

(1)临床表现:发热,心烦,失眠,面赤,口渴,尿黄,便结,舌尖红赤,苔黄,脉数;或见口舌赤烂疼痛;或见吐血衄血;甚或狂躁谵语,神志不清。

(2)护治原则:清心泻火。

6.心脉痹阻

(1)临床表现:心悸怔忡,心胸憋闷或刺痛,痛引肩背内臂,时发时止,舌暗或有紫斑、紫点,脉细涩或结代。甚者暴痛欲绝,口唇青紫,肢厥神昏,脉微欲绝。

(2)护治原则:活血通络化瘀。

7.痰迷心窍

(1)临床表现:神识痴呆,朦胧昏昧或精神抑郁,表情淡漠,喃喃自语,举止失常或突然昏仆,不省人事,喉中痰鸣,舌苔白腻,脉缓而滑。

(2)护治原则:涤痰开窍。

8.痰火扰心

(1)临床表现:发热,口渴,面赤气粗,便秘尿赤;或喉间痰鸣,胸闷,心烦,不寐,甚则狂越妄动,打人毁物,胡言乱语,哭笑无常,舌红苔黄腻,脉滑数。

(2)护治原则:清心豁痰泻火。

(二)心病护理

1.病情观察

(1)注意观察有无心悸和心胸憋闷疼痛,疼痛发作的时间,诱发因素,疼痛的部位,性质,持续的时间以及伴随症状等。尤其要注意观察面色和手足有无青紫现象。

(2)注意对神志、睡眠、二便、汗液、舌苔和脉象的观察。应观察有无烦躁失眠、神志异常、意识错乱、神昏谵语等神志改变。脉象应注意有无结代。

(3)夜间应加强巡视,观察有无失眠、心胸憋闷、胸痛和心阳暴脱等表现。

2.生活起居护理

(1)病室及环境必须保持安静,避免室内外噪声的刺激,尤其要避免突然的高喊尖叫或撞击声。

(2)注意休息,避免劳累。轻者可适当活动,重者则应卧床休息。心阴虚失眠者,尤须注意劳逸结合,避免用脑过度。

(3)注意寒温,随气候变化及时增减衣被,慎防外邪侵袭。心阳虚者应注意保暖,不可贪凉或汗出当风,以免感受外邪。

(4)保持大便通畅,避免便时久蹲努责,病重者应使用便盆在床上大便。大便干燥时应遵医嘱给予缓泻剂或每天晨起、睡前顺时针按摩脐及下腹部10～15分钟。

3.情志护理

心系疾病与情志关系很密切,患者应注意调摄情志。凡事不能用心,宜平淡静志,避免七情过激和外界不良刺激,不宜用脑过度,避免情绪波动。

4.饮食调护

(1)饮食应定时定量,防过饱过饥,夜餐尤应忌过饱。平素应注意调补气血,加强营养。饮食以清淡为主,宜多食蔬菜瓜果等易消化食物,忌辛辣、肥甘、浓茶、咖啡、烟酒等刺激性食品。

(2)心阳气虚者,忌食生冷瓜果以及其他凉性食物,宜安神温补之品。

（3）心阴、心血虚者,忌食辛辣烟酒及其他热性食物,宜滋阴养血之品。痰火内盛者,宜食清淡化痰食物,忌食肥甘油腻生痰助湿之品。

（4）心血瘀阻者,应控制食量,切忌饱餐。宜清淡少油化瘀之品,如瘦肉、鱼类等,勿食动物油脂。

（5）心火炽盛者,宜食清热泻火食物,忌食辛辣煎炸之品。心阳暴脱,痰火扰心而神志不清者应禁食。

5.用药护理

应及时服药。睡眠药在晚上睡前30分钟到1小时服下。汤剂宜浓煎,少量多次分服。

二、肺病辨证与护理

（一）肺病辨证

1.肺气虚

（1）临床表现:咳嗽无力,动则气短,痰液清稀,声音低怯,神疲乏力,或有自汗、畏风,易于感冒,面色淡白,舌质淡嫩,苔白,脉虚或浮而无力。

（2）护治原则:补益肺气。

2.肺阴虚

（1）临床表现:干咳少痰或痰黏难咳,口燥咽干,形体消瘦,五心烦热,颧红、盗汗或痰中带血,甚则咯血,舌红少津,脉细数。

（2）护治原则:滋阴清肺。

3.风寒犯肺

（1）临床表现:咳嗽、痰稀色白、微恶寒、发热、喉痒,鼻塞流清涕、无汗、舌苔薄白、脉浮紧。

（2）护治原则:宣肺解表。

4.风热犯肺

（1）临床表现:咳嗽,痰少色黄黏稠,鼻塞,咽喉疼痛,口微渴,身热恶风,舌尖红,苔薄黄,脉浮数。

（2）护治原则:疏风清肺。

5.燥邪犯肺

（1）临床表现:干咳无痰或痰黏难咳,咳甚则胸痛,甚或咯血,喉痒,口、鼻、唇、咽干燥,便结,常兼头身酸楚,微有恶寒发热,舌淡苔薄白或薄黄,脉浮细。

（2）护治原则:清肺润燥。

6.痰热壅肺

（1）临床表现:咳声洪亮,气喘息粗,吐痰黄稠,壮热口渴,甚则鼻翼翕动,咳吐脓血腥臭痰,大便干结,小便短赤,舌红苔黄,脉滑数。

（2）护治原则:清泻肺热,止咳定喘。

7.寒痰阻肺

（1）临床表现:咳嗽痰多,色白易咳、胸闷或见气喘,喉中有哮鸣声,恶寒,肢冷,舌淡苔白腻或白滑,脉弦或滑。

（2）护治原则:燥湿化痰。

(二)肺病护理

1.病情观察

(1)注意观察咳嗽、气喘发作的时间、性质、程度、诱因、缓解方法等。

(2)注意观察痰的色、质、量及气味。

(3)注意观察咯血的先兆,咯血的色、质、量及患者咯血时的神志、面色、呼吸、脉象、汗出等情况。

2.生活起居护理

(1)慎起居,避风寒。肺主一身之表,性娇嫩而不耐寒热,易受外邪侵袭,对肺病患者应重视气候变化,并随气候变化增减衣被。风寒犯肺者,应多保暖,尤其是胸部保暖,病室温度宜偏高。邪热乘肺者,病室温度宜低。阴虚肺燥者病室内可适量洒水使空气凉润。自汗、盗汗或服发汗药后汗出过多者,宜用干毛巾擦干汗液后避风更衣,以免外邪侵袭。

(2)温湿度适宜,空气新鲜。肺主气,司呼吸,开窍于鼻。病室内应保持空气新鲜和适宜温湿度,避免寒冷空气及异味之气吸入。

(3)平时宜加强身体锻炼,以增强肺卫的御邪能力。

3.饮食调护

(1)宜食清淡、易消化饮食,如新鲜蔬菜、水果、稻米等,忌食辛辣、油腻黏滞、煎炙动火之品,忌烟酒。少量咯血可给予流质饮食,频繁大量咯血应禁食。

(2)痰热者可食白萝卜、梨、甘蔗、西瓜等清热化痰生津之品,忌辛辣滋腻。

(3)痰湿者可食薏苡仁、山药等,忌食油腻、甜黏食物。

(4)寒痰者忌食生冷水果及饮料。

(5)阴虚肺热者可食绿豆、百合、莲子等养阴清热食物,忌辛热、油腻之品。

(6)肺热壅盛,烦热不适时,可予果汁及清凉饮料。

(7)肺气虚者宜常食瘦肉、禽蛋、猪肺等以补肺气,并可常食山药等以健脾益胃,培土生金。

4.情志护理

避免情志刺激,情绪宜保持开朗平和。对病势绵绵,日久难愈,又迫于咳喘、胸闷而痛苦异常者,可采取安慰、诱导、暗示、转移等方法加强情志护理。

5.对症处理

(1)痰多者应积极排痰,可每天以空心拳叩背2～3次,由下而上,由外到内,每次15分钟,以利痰液排出,应慎防痰堵窒息。

(2)大量咯血者应将患者头偏向一侧,以防窒息,患者应卧床休息,保持情绪稳定。有血块在喉部时,应鼓励患者轻轻咳出,不可下咽。

(3)胸痛甚者可给服延胡索粉、郁金粉各 1.5 g,调服;或耳穴压豆,取穴肺、膈、神门敏感点等,按揉3～5分钟,并观察效果及反应。

三、肝病辨证与护理

(一)肝病辨证

1.肝气郁结

(1)临床表现:情志抑郁,易怒,胸闷喜太息,胸胁少腹胀闷窜痛,妇女经前乳房、少腹胀痛,月经不调,或咽部有梗阻感,吐之不出,咽之不下,或见颈部瘿瘤,胁下癥块。舌苔薄白,脉弦。

(2)护治原则:疏肝解郁。

2.肝火上炎

(1)临床表现:头晕胀痛,面红目赤,口苦咽干,急躁易怒,不眠或噩梦纷纭,胸胁灼痛,便秘尿黄,耳鸣如潮,吐血衄血,舌红苔黄,脉弦数。

(2)护治原则:清肝泻火。

3.肝血不足

(1)临床表现:眩晕耳鸣、面白无华、爪甲不荣,视力减退或夜晚视物不清,肢体麻木,关节拘急不利,手足震颤或肌肉眴动,月经量少色淡,甚则闭经。舌淡苔白脉细。

(2)护治原则:养血熄风。

4.肝阳上亢

(1)临床表现:眩晕耳鸣、头目胀痛,面红目赤,急躁易怒,腰膝酸软,失眠多梦,头重脚轻,心悸健忘,舌红少津,脉弦有力或脉细数。

(2)护治原则:平肝潜阳。

5.肝风内动

(1)肝阳化风:①临床表现为眩晕欲仆、头摇、头痛、项强、肢体震颤、手足麻木、步履不正、语言不利、舌红苔白或腻,脉弦有力,严重者卒然昏仆,舌强不语,口眼㖞斜,半身不遂。②护治原则为滋阴潜阳、平肝熄风。

(2)热极生风:①临床表现为高热,神昏,躁扰如狂或手足抽搐,颈项强直,两目上视,甚则角弓反张,牙关紧闭,舌红绛,脉弦数。②护治原则为清热息风。

(3)阴虚动风:①临床表现为手足震颤、蠕动,或肢体抽搐,眩晕耳鸣,口燥咽干,形体消瘦,五心烦热,潮热颧红,舌红少津,脉弦细数。②护治原则为滋阴熄风。

(4)血虚生风:①临床表现为手足震颤,肌肉眴动,关节拘急不利,肢体麻木,眩晕耳鸣,面色无华,爪甲不荣,舌淡苔白,脉细。②护治原则为养血熄风。

6.寒滞肝脉

(1)临床表现:少腹牵引睾丸坠胀冷痛,阴器收引,小腹剧痛或巅顶冷痛,遇寒痛甚,得温痛缓,并见形寒肢冷,呕吐清涎或干呕,舌苔白滑,脉沉紧或弦紧。

(2)护治原则:温经暖肝。

7.肝胆湿热

(1)临床表现:胁肋胀痛、口苦纳呆、呕恶腹胀、寒热往来、黄疸、大便不调、小便短赤或阴囊湿疹、睾丸红肿热痛,妇女带下黄臭,外阴瘙痒,舌红苔黄腻,脉弦数。

(2)护治原则:清泄肝胆湿热。

(二)肝病护理

1.病情观察

观察患者神志、面色、胁痛、黄疸、眩晕、头痛、痉厥等情况。注意患者头痛、眩晕、抽搐的程度,发作和缓解的时间。注意观察有无肢体麻木及活动障碍,有无口角㖞斜、语言謇涩等。如有黄疸,应观察其色泽变化,区别阴黄和阳黄。如黄色晦暗如烟熏属阴黄,黄色鲜明如橘皮属阳黄。

2.生活起居护理

(1)环境安静,光线、温湿度适宜。肝阴虚及肝阳上亢、肝火上炎的患者多喜凉爽,所以病室温度宜低。寒滞肝脉的患者病室温度应适当偏高。

（2）应保证患者的休息和睡眠，可根据病情指导患者做适当活动。

（3）眩晕重者应卧床休息，变换体位时动作宜缓。

（4）患者应节制房事。

3.饮食调护

饮食宜清淡，慎食油腻，忌辛辣刺激及动火食品，忌酒或少饮酒，郁怒之时不宜进食，以免气食交阻。

（1）肝气郁结者宜常食疏肝理气之品，如金橘等。

（2）肝火上炎者，要保护肺阴，以防木火刑金，可多食梨子、百合等养阴之品，或以决明子煎汤代茶饮，以清肝明目。忌食生热动火之品。

（3）肝风内动者宜多饮菊花茶，忌食公鸡、鹅、猪头肉等动风之品。

（4）肝血不足者宜多食补血食物如动物肝脏、红枣及血肉有情之品。

（5）肝胆湿热者宜多食清热利湿之品和清淡素食，以清热利湿通便，忌食甜食、辛辣、肥腻之品。平素须多饮水。

（6）肝肾阴虚者宜多食滋阴食品和新鲜蔬菜水果，忌辛辣、煎炸之品。

肝病患者除以上饮食宜忌外，还应忌食易引起脾胃气滞的食物，如糯米、红薯等。同时应注意养护脾胃，进食具有健脾益气作用的食品。饮食应定时定量，饥饱有度，软烂适中。

4.情志护理

（1）了解患者的心理状态，协同家属给予心理疏导。应劝说患者少生气动怒，保持精神舒畅，心情愉快。注意解除患者的忧虑、恐惧、消极悲观等情绪。

（2）尽量避免外界不良刺激，以免七情过极，加重病情。可运用语言开导，以情制情等精神护理法，使患者心旷神怡，气机疏利。对肝阳上亢患者，更应注意情志调摄，慎防暴怒而诱发中风。

5.对症处理

（1）梅核气者可针灸天突、膻中、期门、足三里、丰隆穴，采用平补平泻法，或以拇指或示指按摩上述穴位，力量适中，每穴3～5分钟。

（2）鼻衄时用冷毛巾敷额头，凉服藕汁或白茅根汤。可用棉球蘸云南白药粉填塞鼻部手指压迫鼻两侧。禁剧烈活动，禁热毛巾湿敷。

（3）神昏、抽搐者立即针刺人中，合谷等穴，取平卧位，去除义齿，头侧向一边，防止痰液阻塞，勿随意搬动。上下牙齿之间放牙垫，防止舌头咬伤。勿强压肢体，以免损伤筋骨，肢体保持功能位置。四肢不温时注意保暖。床边两侧加安全护栏，慎防发生意外。

（4）寒滞肝脉引起少腹胀痛或阴器收缩引痛时可在腹部取神阙穴艾灸或隔姜片艾炷灸3～5壮；也可用热水袋或附子2～3片加盐250～500 g炒热装布袋，热熨小腹0.5～1小时。

（5）外阴湿疹、瘙痒时可选用具有清热解毒、除湿消肿功效的马齿苋60～120 g，加水3 000～6 000 mL，煎煮20～30分钟，过滤后外洗、湿敷，每天2次，每次15～20分钟，但注意水温适当，防止烫伤。无新鲜的马齿苋可用干品代替。

四、脾、胃病辨证与护理

（一）脾病辨证

1.脾阳虚

（1）临床表现：腹胀纳少，大便溏泄或周身水肿或白带量多质稀，温，舌淡胖，苔白滑，脉沉迟无力。

(2)护治原则:温中健脾。

2.脾气虚

(1)临床表现:腹胀纳少,食后尤甚,大便溏薄,并见全身乏力,形体消瘦或见肥胖水肿,面色萎黄,舌淡苔白,脉缓弱。

(2)护治原则:补气健脾。

3.脾气下陷

(1)临床表现:脘腹重坠作胀,食后益甚;或肛门便意频频且坠重不适,甚则脱肛;或久泻不止,或子宫下垂,或尿浊如米泔,伴见气短神疲,声低懒言,食少便溏,面白,舌淡苔白、脉缓弱等。

(2)护治原则:益气举陷,补中健脾。

4.脾不统血

(1)临床表现:便血、尿血、肌衄、鼻衄、齿衄或妇女月经过多,崩漏等,常伴食少便溏,神疲乏力,少气懒言,面色无华,舌淡脉弱等症。

(2)护治原则:健脾摄血。

5.寒湿困脾

(1)临床表现:脘腹痞闷胀痛,食少便溏,泛恶欲吐,口淡不渴,头身困重或见面色萎黄或肌肤面目发黄,而其色泽晦暗如烟熏或肢体水肿。舌苔白腻,脉濡缓。

(2)护治原则:健脾化湿。

6.湿热蕴脾

(1)临床表现:脘腹痞闷、呕恶厌食,尿黄或面目肌肤发黄,黄色鲜明如橘子皮,口干而苦,便溏或肢体困重,皮肤发痒或身热起伏,舌红苔黄腻,脉濡数。

(2)护治原则:清利湿热。

(二)脾病护理

1.病情观察

观察患者饮食、腹胀、腹痛、呕吐、二便、舌苔、脉象等情况,对脾不统血出血者注意出血性质、量色的观察及患者神色、脉象的变化,并注意出血先兆。

2.生活起居护理

应注意起居有节,动静结合,寒温适宜,保持环境舒适,空气新鲜。呕吐者应及时清除呕吐物及排泄物,并开窗通风。中气不足及脾阳虚衰患者应注意休息,避免劳累。脾阳虚患者最好住在朝阳处。寒湿困脾者需注意保暖,室温宜略高而燥,可在脐部用毛巾被裹紧保暖,或加用热敷。

3.饮食调护

应避免不良的饮食习惯,注意营养及饮食宜忌。饮食宜清淡、细软易消化,宜少食多餐,定时定量,不暴饮暴食。

(1)脾胃虚弱者宜食益气健脾的食物,如山药、红枣、蛋类、瘦肉等,忌食油腻、生冷、硬固、壅滞气机之品。

(2)湿热蕴脾者宜选食清热除湿之品,如赤豆、冬瓜、绿豆等,忌食酒、辛辣、海腥、油腻甘肥之品,以免助湿生热。

(3)寒湿困脾者宜选用健脾化湿之品,如山药、扁豆、薏米等。泄泻量多者宜增加饮水量,可饮姜糖水。饮食宜温,可在菜中适当加入些花椒、胡椒、生姜及生大蒜等温热之品,忌食生冷瓜果及油腻之品。

(4)脾血虚者宜选食生血养血之品,如动物肝脏、骨髓、鱼类、红枣、肉类等,忌食烟酒、辛辣、煎炸、厚味之品以免伤阴耗血。

4.情志护理

掌握患者的心理变化,劝慰患者要性格开朗,善于克服情志影响。对"苦思难释"者应注意转移其注意力。郁怒悲伤时暂停进食。

5.用药护理

注意服药方法,按时服药。一般药宜温服,服后安卧。呕吐(吐血)、腹痛甚时暂缓服汤剂,呕吐较轻需服汤剂者可采取浓煎少量多次频服。呕血渐止,可服药者,应注意药物温度不可过热,以免刺激导致出血。

6.对症处理

(1)便血、吐血多时,应卧床休息、禁食,稳定患者情绪,消除其恐惧心理。可给服三七粉或白及粉止血,温开水或藕汁调服。

(2)便溏、泄泻者,应保持肛门及会阴部的清洁,便后用软纸擦拭,用温水洗净。

(3)患者暴泻不止时,应注意观察有无亡阴、亡阳之变,如眼窝凹陷、口干舌燥、皮月干燥、弹性消失,为亡阴表现;若汗多肢冷、脉微弱,为亡阳表现。可给予淡盐水、西洋参汤频服。

(4)脱肛者每次便后用软纸擦肛门,用温水清洗后并轻轻托上,嘱其卧床休息。平素嘱患者做提肛运动,每天2次,每次20下。

(5)指导患者适当锻炼身体,平时可按摩或艾灸足三里、脾俞、胃俞等穴。

(三)胃病辨证

1.胃寒

(1)临床表现:胃脘冷痛,轻则绵绵不止,重则拘急剧痛,遇寒加剧,得温则减,口淡,渴,泛吐清水,呃逆呕吐、舌淡、苔白滑、脉弦或迟。

(2)护治原则:温胃散寒。

2.胃热

(1)临床表现:胃脘灼痛、吞酸嘈杂、渴喜冷饮,消谷善饥或食入即吐、口臭、牙龈痛、腐烂或出血,苔黄舌红少津,脉滑数。

(2)护治原则:清胃泻热。

3.胃虚

(1)临床表现:胃脘隐痛,口干唇燥、饥不欲食或干呕呃逆,大便干燥,便秘,舌红少或光红,脉细数。

(2)护治原则:滋阴益胃。

4.胃实

(1)临床表现:脘腹胀痛,厌食,口气酸臭或呕吐酸腐食臭,大便不爽,苔垢腻、脉滑。

(2)护治原则:消食导滞。

(四)胃病护理

1.病情观察

(1)观察胃痛的性质、时间、程度、部位以及诱发因素。观察进食,呕吐,二便的情况。

(2)对出血者注意出血性质、量、色的观察及患者神色、脉象等变化,并注意出血先兆。

2.饮食调护

保持良好的饮食习惯,进食定时定量,不暴饮暴食。宜清淡易消化素食,少食多餐。根据不同的病证,注意营养及饮食宜忌,辨证施食。胃脘痛时常拒食,不必勉强之,待痛止后再渐进食。

(1)胃寒者饮食宜温,忌食生冷瓜果,可饮生姜红糖茶或姜韭牛奶羹(韭菜、生姜、牛奶),做菜时调料中可适当多加生姜、胡椒等辛温调味品。

(2)胃阴虚及胃热者可适当多吃水果、梨汁、蔗汁等,也可用石斛、麦冬煎汤代茶饮,胃阴虚者可适当进食莲子肉、山药、白扁豆等。

(3)胃实证往往有吞酸现象,应食能中和或抑制胃酸分泌的食品,忌食酸性、甜性和黏性食物。

(4)气滞者忌食南瓜、山芋、土豆等壅阻气机的食物,可用玫瑰花代茶饮;每于饥饿疼痛者,可在饥饿时稍进食物,如糕点、饼干等。

3.用药护理

服用健胃药时,用于开胃宜饭前服,用于消导宜饭后服。止酸药宜饭前服,通便药宜空腹或半空腹服。

4.对症处理

(1)呃逆、嗳气者可针刺合谷、阳陵泉、太冲、内关、留针 15～20 分钟,或给沉香粉 1.5 g 温水冲服。

(2)对于呕吐患者,要注意观察呕吐的时间,次数,呕吐物的色、质、量等。吐后给予温水漱口,保持口腔清洁,及时更换污染的衣被。汤药宜浓煎,少量频服。必要时遵医嘱针刺内关、中脘、合谷、足三里等穴。也可选双侧耳穴的胃穴进行耳穴压豆,一般双手同时按压,按压的时间为3～5分钟,力度适中,以患者出现痛、胀、麻等感觉为宜。耳穴压豆时须注意严格消毒耳郭,慎防软骨炎。

五、肾、膀胱病辨证与护理

(一)肾病辨证

1.肾阳虚

(1)临床表现:面色㿠白或黧黑,形寒肢冷,腰膝以下尤甚,腰膝酸软而痛,男子阳痿、精冷,女子宫寒不孕,小便清长,夜尿多或尿少水肿,腰以下肿甚,按之没指,舌淡胖或舌边有齿痕,苔白滑,脉沉弱。

(2)护治原则:温补肾阳。

2.肾阴虚

(1)临床表现:腰膝酸软而痛,头晕,耳鸣,失眠,健忘,齿松,发脱,口咽干燥,形体消瘦,五心烦热,潮热盗汗,骨蒸发热,颜面午后潮红,男子阳强易举、遗精、早泄,女子经少或经闭、崩漏,小便短黄,舌红少津、少苔,脉细数。

(2)护治原则:滋养肾阴。

3.肾不纳气

(1)临床表现:久喘不止,呼多吸少,气不得续,动则喘息更甚,咳嗽吐痰稀薄,甚或尿随咳出,自汗神疲,声音低怯,耳鸣失聪,腰膝酸软,舌淡胖,苔白滑,脉沉细无力。喘息严重者,可见冷汗淋漓,肢冷面青,脉浮大无根;或见气短息促,颧红心烦,躁扰不宁,咽干口燥,舌红少津,脉细而数。

（2）护治原则：补肾纳气。

4.肾气不固

（1）临床表现：神疲、耳鸣、重听，腰膝酸软，小便频数清长，或尿后余沥不尽，或遗尿，夜尿多，甚至小便失禁，男子滑精，女子带下清稀，或胎动易滑，大便滑泄不止甚至失禁，舌淡脉弱。

（2）护治原则：固摄肾气。

5.肾虚水泛

（1）临床表现：周身水肿，下肢尤甚，按之如泥，腰腹胀满，尿少，咳逆呃气，痰多稀薄，动则喘息，舌苔淡白，脉沉滑。

（2）护治原则：温阳化水。

（二）肾病护理

1.病情观察

注意观察面色、寒热、眩晕、耳鸣耳聋、腰痛、舌苔、脉象、呼吸、二便以及有无水肿等情况。

2.生活起居护理

（1）肾病患者多正气亏虚，易于感受外邪，故病室特别要求注意卫生洁净，冷暖适宜。

（2）肾病患者要注意休息，避免劳累，尤应节制房事，以免进一步损伤真元。

（3）肾阳虚者应注意保暖，病室温度宜略高，随气候变化增减衣服，防止感受外邪。肾阴虚者病室温度宜略低，空气宜湿润。肾不纳气者病室内空气宜新鲜，避免烟雾、灰尘及异味刺激。

（4）水肿者应注意其皮肤护理，水肿者需慎防皮肤破损。长期卧床者，要防止压疮发生，对已发生者要做好相关护理。

3.饮食调护

肾病多虚，患者应做好饮食调护，以血肉有情之品补养为佳。由于"咸入肾"，故宜少食盐。忌发物和酸辣刺激之品。

（1）肾阳虚者宜温补，可食羊肉、核桃等以壮其阳，忌苦寒生冷之品；肾阴虚者可食甲鱼、鸭肉等以补肾填精，忌辛燥之品。阴虚火旺者可多食苦瓜等寒凉性蔬菜及甲鱼、蛋类等滋阴降火之品。

（2）阳虚水泛者可适当进食大蒜、生姜、川椒等以温化通阳，忌过食咸腥、生凉食物。

（3）肾不纳气者可食核桃、芝麻、动物肾脏等以补肾纳气。

4.情志护理

在情感上应关心善待患者，做好心理疏导，以解除忧虑，尤应避免惊恐等精神刺激。

5.用药护理

补肾药宜文火久煎，饭前空腹温服。

6.对症处理

腰痛者可针灸肾俞、命门、腰阳关等穴，或给予局部按摩。

（三）膀胱病辨证——膀胱湿热

（1）临床表现：尿频、尿急、尿道灼痛、尿色黄赤短少，或有发热腰痛，或尿血，或尿中有砂石，舌红苔黄腻，脉数。

（2）护治原则：清热利湿。

(四)膀胱病护理

1.病情观察

注意观察寒热及小便色、质、量的变化。

2.生活起居护理

新病发热者应卧床休息,避免劳累。保持病室空气新鲜、温湿度适宜。注意个人卫生,保持会阴部清洁,每天用温开水清洗外阴,勤更换内衣。

3.饮食调护

多饮水或绿茶,饮食宜清淡富有营养,多吃新鲜蔬菜及水果,忌食辛辣及烟酒。发热者每次饭后用淡盐水或甘草银花水漱口,保持口腔清洁。

4.用药护理

服用清热利尿药时,汤剂水量宜偏大,应频频饮服以增加尿量,加强利尿通淋之功,药宜偏凉服,服后应安卧,以助药效。

(李海波)

第三章

呼吸内科患者的护理

第一节　急性上呼吸道感染

一、疾病概述

急性上呼吸道感染(简称上感)为外鼻孔至环状软骨下缘包括鼻腔、咽或喉部急性炎症的概称。主要病原体是病毒,少数是细菌,免疫功能低下者易感。通常病情较轻、病程短、可自愈,预后良好。但由于发病率高,不仅影响工作和生活,有时还可伴有严重并发症,并具有一定的传染性,应积极防治。

多发于冬春季节,多为散发,且可在气候突变时小规模流行。主要通过患者打喷嚏和含有病毒的飞沫经空气传播,或经污染的手和用具接触传播。可引起上感的病原体大多为自然界中广泛存在的多种类型病毒,同时健康人群亦可携带,且人体对其感染后产生的免疫力较弱、短暂,病毒间也无交叉免疫,故可反复发病。

(一)相关病理生理

组织学上可无明显病理改变,亦可出现上皮细胞的破坏。可有炎症因子参与发病,使上呼吸道黏膜血管充血和分泌物增多,伴单核细胞浸润,浆液性及黏液性炎性渗出。继发细菌感染者可有中性粒细胞浸润及脓性分泌物。

(二)急性上呼吸道感染的病因与诱因

1.基本病因

急性上感有 70%～80% 由病毒引起,包括鼻病毒、冠状病毒、腺病毒、流感和副流感病毒,以及呼吸道合胞病毒、埃可病毒和柯萨奇病毒等。另有 20%～30% 的上感为细菌引起,可单纯发生或继发于病毒感染之后发生,以口腔定植菌溶血性链球菌为多见,其次为流感嗜血杆菌、肺炎链球菌和葡萄球菌等,偶见革兰阴性杆菌。

2.常见诱因

淋雨、受凉、气候突变、过度劳累等可降低呼吸道局部防御功能,致使原存的病毒或细菌迅速繁殖,或者直接接触含有病原体的患者喷嚏、空气、污染的手和用具诱发本病。老幼体弱,免疫功能低下或有慢性呼吸道疾病如鼻窦炎、扁桃体炎者更易发病。

（三）临床表现

临床表现有以下几种类型。

1.普通感冒

普通感冒俗称"伤风"，又称急性鼻炎或上呼吸道卡他，由病毒感染引起。起病较急，主要表现为鼻部症状，如打喷嚏、鼻塞、流清水样鼻涕，也可表现为咳嗽、咽干、咽痒或烧灼感甚至鼻后滴漏感。咽干、咳嗽和鼻后滴漏与病毒诱发的炎症介质导致的上呼吸道传入神经高敏状态有关。2～3天后鼻涕变稠，可伴咽痛、头痛、流泪、味觉迟钝、呼吸不畅、声嘶等，有时由于咽鼓管炎致听力减退。严重者有发热、轻度畏寒和头痛等。体检可见鼻腔黏膜充血、水肿、有分泌物，咽部可为轻度充血。一般经5～7天痊愈，伴并发症者可致病程迁延。

2.急性病毒性咽炎和喉炎

急性病毒性咽炎和喉炎由鼻病毒、腺病毒、流感病毒、副流感病毒以及肠病毒、呼吸道合胞病毒等引起。临床表现为咽痒和灼热感，咽痛不明显，咳嗽少见。急性喉炎多为流感病毒、副流感病毒及腺病毒等引起，临床表现为明显声嘶、讲话困难，可有发热、咽痛或咳嗽，咳嗽时咽喉疼痛加重。体检可见喉部充血、水肿，局部淋巴结轻度肿大和触痛，有时可闻及喉部的喘息声。

3.急性疱疹性咽峡炎

急性疱疹性咽峡炎多由柯萨奇病毒A引起，表现为明显咽痛、发热，病程约为1周。查体可见咽部充血，软腭、腭垂、咽及扁桃体表面有灰白色疱疹及浅表溃疡，周围伴红晕。多发于夏季，多见于儿童，偶见于成人。

4.急性咽结膜炎

急性咽结膜炎主要由腺病毒、柯萨奇病毒等引起。表现为发热、咽痛、畏光、流泪、咽及结膜明显充血。病程4～6天，多发于夏季，由游泳传播，儿童多见。

5.急性咽扁桃体炎

病原体多为溶血性链球菌，其次为流感嗜血杆菌、肺炎链球菌、葡萄球菌等。起病急，咽痛明显，伴发热、畏寒，体温可达39 ℃以上。查体可发现咽部明显充血，扁桃体肿大、充血，表面有黄色脓性分泌物。有时伴有颌下淋巴结肿大、压痛，而肺部查体无异常体征。

（四）辅助检查

1.血液学检查

因多为病毒性感染，白细胞计数常正常或偏低，伴淋巴细胞比例升高。细菌感染者可有白细胞计数与中性粒细胞增多和核左移现象。

2.病原学检查

因病毒类型繁多，且明确类型对治疗无明显帮助，一般无须明确病原学检查。需要时可用免疫荧光法、酶联免疫吸附法、血清学诊断或病毒分离鉴定等方法确定病毒的类型。细菌培养可判断细菌类型并做药物敏感试验以指导临床用药。

（五）主要治疗原则

由于目前尚无特效抗病毒药物，以对症处理为主，同时戒烟、注意休息、多饮水、保持室内空气流通和防治继发细菌感染。对有急性咳嗽、鼻后滴漏和咽干的患者应给予伪麻黄碱治疗以减轻鼻部充血，亦可局部滴鼻应用。必要时适当加用解热镇痛类药物。

（六）药物治疗

1.抗菌药物治疗

目前已明确普通感冒无须使用抗菌药物。除非有白细胞计数升高、咽部脓苔、咯黄痰和流鼻涕等细菌感染证据，可根据当地流行病学史和经验用药，可选口服青霉素、第一代头孢菌素、大环内酯类或喹诺酮类。

2.抗病毒药物治疗

由于目前有滥用造成流感病毒耐药现象，所以如无发热，免疫功能正常，发病超过 2 天一般无须应用。对于免疫缺陷患者，可早期常规使用。利巴韦林和奥司他韦有较广的抗病毒谱，对流感病毒、副流感病毒和呼吸道合胞病毒等有较强的抑制作用，可缩短病程。

二、护理评估

（一）病因评估

主要评估患者健康史和发病史，是否有受凉感冒史。对流行性感冒者，应详细询问患者及家属的流行病史，以有效控制疾病进展。

（二）一般评估

1.生命体征

患者体温可正常或发热；有无呼吸频率加快或节律异常。

2.患者主诉

有无鼻塞、流涕、咽干、咽痒、咽痛、畏寒、发热、咳嗽、咳痰、声嘶、畏光、流泪、眼痛等症状。

3.相关记录

体温，痰液颜色、性状和量等记录结果。

（三）身体评估

1.视诊

咽喉部有无充血；鼻腔黏膜有无充血、水肿及分泌物情况；扁桃体有无充血、肿大（肿大扁桃体的分度），有无黄色脓性分泌物；眼结膜有无充血等情况。

2.触诊

有无颌下、耳后等头颈部部位浅表淋巴结肿大，肿大淋巴结有无触痛。

3.听诊

有无异常呼吸音；双肺有无干、湿啰音。

（四）心理-社会评估

患者在疾病治疗过程中的心理反应与需求，家庭及社会支持情况，引导患者正确配合疾病的治疗与护理。

（五）辅助检查结果评估

1.血常规检查

有无白细胞计数降低或升高、有无淋巴细胞比值升高、有无中性粒细胞增多及核左移等。

2.胸部 X 线检查

有无肺纹理增粗、炎性浸润影等。

3.痰培养

有无细菌生长，药敏试验结果如何。

(六)治疗常用药效果的评估

对于呼吸道病毒感染,尚无特异的治疗药物。一般以对症处理为主,并防治继发细菌感染。

三、护理诊断

(一)舒适受损

鼻塞、流涕、咽痛、头痛与病毒、细菌感染有关。

(二)体温过高

体温过高与病毒、细菌感染有关。

四、护理措施

(一)病情观察

观察生命体征及主要症状,尤其是体温、咽痛、咳嗽等的变化。高热者联合使用物理降温与药物降温,并及时更换汗湿衣物。

(二)环境与休息

保持室内温、湿度适宜和空气流通,症状轻者应适当休息,病情重者或年老者卧床休息为主。

(三)饮食

选择清淡、富含维生素、易消化的食物,并保证足够热量。发热者应适当增加饮水量。

(四)口腔护理

进食后漱口或按时给予口腔护理,防止口腔感染。

(五)防止交叉感染

注意隔离患者,减少探视,以避免交叉感染。指导患者咳嗽时应避免对着他人。患者使用过的餐具、痰盂等用品应按规定及时消毒。

(六)用药护理

遵医嘱用药且注意观察药物的不良反应。为减轻马来酸氯苯那敏或苯海拉明等抗过敏药的头晕、嗜睡等不良反应,宜指导患者在临睡前服用,并告知驾驶员和高空作业者应避免使用。

(七)健康教育

1.疾病预防指导

生活规律、劳逸结合、坚持规律且适当的体育运动,以增强体质,提高抗寒能力和机体的抵抗力。保持室内空气流通,避免受凉、过度疲劳等感染的诱发因素。在高发季节少去人群密集的公共场所。

2.疾病知识指导

指导患者采取适当的措施避免疾病传播,防止交叉感染。患病期间注意休息,多饮水并遵医嘱用药。

3.预防感染的措施

注意保暖,防止受凉,尤其是要避免呼吸道感染。

4.就诊的指标

告诉患者如果出现下列情况应及时到医院就诊。

(1)经药物治疗症状不缓解。

(2)出现耳鸣、耳痛、外耳道流脓等中耳炎症状。

（3）恢复期出现胸闷、心悸、眼睑水肿、腰酸或关节疼痛。

五、护理效果评价

（1）患者自觉症状好转（鼻塞、流涕、咽部不适感、发热、咳嗽咳痰等症状减轻）。

（2）患者体温恢复正常。

（3）身体评估。①视诊：患者咽喉部充血减轻；鼻腔黏膜充血、水肿减轻情况；扁桃体无充血、肿大程度减轻，无脓性分泌物；眼结膜无充血等情况。②听诊：患者无异常呼吸音；双肺无干、湿啰音。

（程　丹）

第二节　急性气管-支气管炎

一、疾病概述

急性气管-支气管炎是由生物、物理、化学刺激或过敏等因素引起的急性气管-支气管黏膜炎症。多为散发，无流行倾向，年老体弱者易感。临床症状主要为咳嗽和咳痰。常发生于寒冷季节或气候突变时，也可由急性上呼吸道感染迁延不愈所致。

（一）相关病理生理

由病原体、吸入冷空气、粉尘、刺激性气体或因吸入致敏原引起气管-支气管急性炎症反应。其共同的病理表现为气管、支气管黏膜充血水肿，淋巴细胞和中性粒细胞浸润；同时可伴纤毛上皮细胞损伤，脱落；黏液腺体肥大增生。合并细菌感染时，分泌物呈脓性。

（二）急性气管-支气管炎的病因与诱因

病原体导致的感染是最主要病因，过度劳累、受凉、年老体弱是常见诱因。

1.病原体

病原体与上呼吸道感染类似。常见病毒为腺病毒、流感病毒（甲、乙）、冠状病毒、鼻病毒、单纯疱疹病毒、呼吸道合胞病毒和副流感病毒。常见细菌为流感嗜血杆菌、肺炎链球菌、卡他莫拉菌等，近年来衣原体和支原体感染明显增加，在病毒感染的基础上继发细菌感染亦较多见。

2.物理、化学因素

冷空气、粉尘、刺激性气体或烟雾（如二氧化硫、二氧化氮、氨气、氯气等）的吸入，均可刺激气管-支气管黏膜引起急性损伤和炎症反应。

3.变态反应

常见的吸入致敏原包括花粉、有机粉尘、真菌孢子、动物毛皮排泄物；或对细菌蛋白质的过敏，钩虫、蛔虫的幼虫在肺内的移行均可引起气管-支气管急性炎症反应。

（三）临床表现

临床主要表现为咳嗽咳痰。一般起病较急，通常全身症状较轻，可有发热。初为干咳或少量黏液痰，随后痰量增多，咳嗽加剧，偶伴血痰。咳嗽、咳痰可延续 2～3 周，如迁延不愈，可演变成慢性支气管炎。伴支气管痉挛时，可出现程度不等的胸闷气促。

(四)辅助检查

1.血液检查

病毒感染时,血常规检查白细胞计数多正常;细菌感染较重时,白细胞计数和中性粒细胞计数增高。血沉检查可有血沉快。

2.胸部 X 线检查

多无异常,或仅有肺纹理的增粗。

3.痰培养

细菌或支原体衣原体感染时,可明确病原体;药物敏感试验可指导临床用药。

(五)治疗要点

1.对症治疗

咳嗽无痰或少痰,可用右美沙芬、喷托维林(咳必清)镇咳。咳嗽有痰而不易咳出,可选用盐酸氨溴索、溴己新(必嗽平),桃金娘油提取物化痰,也可雾化帮助祛痰。较为常用的为兼顾止咳和化痰的棕色合剂,也可选用中成药止咳祛痰。发生支气管痉挛时,可用平喘药如茶碱类、β_2受体激动剂等。发热可用解热镇痛药对症处理。

2.抗菌药物治疗

有细菌感染证据时应及时使用。可以首选新大环内酯类、青霉素类,亦可选用头孢菌素类或喹诺酮类等药物。多数患者口服抗菌药物即可,症状较重者可经肌内注射或静脉滴注给药,少数患者需要根据病原体培养结果指导用药。

3.一般治疗

多休息,多饮水,避免劳累。

二、护理评估

(一)病因评估

主要评估患者健康史和发病史,近期是否有受凉、劳累,是否有粉尘过敏史,是否有吸入冷空气或刺激性气体史。

(二)一般评估

1.生命体征

患者体温可正常或发热;有无呼吸频率加快或节律异常。

2.患者主诉

有无发热、咳嗽、咳痰、喘息等症状。

3.相关记录

体温,痰液颜色、性状和量等情况。

(三)身体评估

听诊有无异常呼吸音;有无双肺呼吸音变粗,两肺可否闻及散在的干、湿啰音,湿啰音部位是否固定,咳嗽后湿啰音是否减少或消失。有无闻及哮鸣音。

(四)心理-社会评估

患者在疾病治疗过程中的心理反应与需求,家庭及社会支持情况,引导患者正确配合疾病的治疗与护理。

(五)辅助检查结果评估

1.血液检查

有无白细胞计数和中性粒细胞百分比升高,有无血沉加快。

2.胸部 X 线检查

有无肺纹理增粗。

3.痰培养

有无致病菌生长,药敏试验结果如何。

(六)治疗常用药效果的评估

1.应用抗生素的评估要点

(1)记录每次给药的时间与次数,评估有无按时,按量给药,是否足疗程。

(2)评估用药后患者发热、咳嗽、咳痰等症状有否缓解。

(3)评估用药后患者是否出现皮疹、呼吸困难等变态反应。

(4)评估用药后患者有无较明显的恶心、呕吐、腹泻等不良反应。

2.应用止咳祛痰剂效果的评估

(1)记录每次给药的时间与药量。

(2)评估用祛痰剂后患者痰液是否变稀,是否较易咳出。

(3)评估用止咳药后,患者咳嗽频繁是否减轻,夜间睡眠是否改善。

3.应用平喘药后效果的评估

(1)记录每次给药的时间与量。

(2)评估用药后,患者呼吸困难是否减轻,听诊哮鸣音有否消失。

(3)如应用氨茶碱时间较长,需评估有无茶碱中毒表现。

三、护理诊断

(一)清理呼吸道无效

清理呼吸道无效与呼吸道感染、痰液黏稠有关。

(二)气体交换受损

气体交换受损与过敏、炎症引起支气管痉挛有关。

四、护理措施

(一)病情观察

观察生命体征及主要症状,尤其咳嗽,痰液的颜色、性质、量等的变化;有无呼吸困难与喘息等表现;监测体温情况。

(二)休息与保暖

急性期应减少活动,增加休息时间,室内空气新鲜,保持适宜的温度和湿度。

(三)保证充足的水分及营养

鼓励患者多饮水,必要时由静脉补充。给予易消化营养丰富的饮食,发热期间进食流质或半流质食物为宜。

(四)保持口腔清洁

由于患者发热、咳嗽、痰多且黏稠,咳嗽剧烈时可引起呕吐,故要保持口腔卫生,以增加舒适感,增进食欲,促进毒素的排泄。

（五）发热护理

热度不高不需特殊处理,高热时要采取物理降温或药物降温措施。

（六）保持呼吸道通畅

观察呼吸道分泌物的性质及能否有效地咳出痰液,指导并鼓励患者有效咳嗽;若为细菌感染所致,按医嘱使用敏感的抗生素。若痰液黏稠,可采用超声雾化吸入或蒸气吸入稀释分泌物;对于咳嗽无力的患者,宜经常更换体位,叩背,使呼吸道分泌物易于排出,促进炎症消散。

（七）给氧与解痉平喘

有咳喘症状者可给予氧气吸入或按医嘱采用雾化吸入平喘解痉剂,严重者可口服。

（八）健康教育

1.疾病预防指导

预防急性上呼吸道感染的诱发因素。增强体质,可选择合适的体育活动,如健康操、太极拳、跑步等,可进行耐寒训练,如冷水洗脸、冬泳等。

2.疾病知识指导

患病期间增加休息时间,避免劳累;饮食宜清淡、富含营养;按医嘱用药。

3.就诊指标

如 2 周后症状仍持续应及时就诊。

五、护理效果评价

（1）患者自觉症状好转（咳嗽咳痰、喘息、发热等症状减轻）。

（2）患者体温恢复正常。

（3）患者听诊时双肺有无闻及干、湿啰音。

（程　丹）

第三节　支气管扩张

一、疾病概述

支气管扩张是由于急、慢性呼吸道感染和支气管阻塞后,反复发生支气管炎症,致使支气管组织结构病理性破坏,引起的支气管异常和持久性扩张。临床上以慢性咳嗽、大量脓痰和/或反复咯血为特征,患者多有童年麻疹、百日咳或支气管肺炎等病史。

（一）相关病理生理

支气管扩张的主要病因是支气管-肺组织感染和支气管阻塞,两者相互影响,促使支气管扩张的发生和发展。支气管扩张发生于有软骨的支气管近端分支,主要分为柱状、囊状和不规则扩张 3 种类型,腔内含有多量分泌物并容易积存。呼吸道相关疾病损伤气道清除机制和防御功能,使其清除分泌物的能力下降,易发生感染和炎症;细菌反复感染使气道内因充满包含炎性介质和病原菌的黏稠液体而逐渐扩大、形成瘢痕和扭曲;炎症可导致支气管壁血管增生,并伴有支气管动脉和肺动脉终末支的扩张和吻合,形成小血管瘤而易导致咯血。病变支气管反复炎症,使周围结缔组织和肺组织纤维化,最终引起肺的通气和换气功能障碍。继发于支气管肺组织感染病变的支气管扩张多见于下肺,尤以左下肺多见。继发于肺结核则多见于上肺叶。

(二)病因与诱因

1.支气管-肺组织感染

支气管扩张与扁桃体炎、鼻窦炎、百日咳、麻疹、支气管肺炎、肺结核等呼吸道感染密切相关,引起感染的常见病原体为铜绿假单胞菌、流感嗜血杆菌、卡他莫拉菌、肺炎克雷伯杆菌、金黄色葡萄球菌、非结核分枝杆菌、腺病毒和流感病毒等。婴幼儿期支气管-肺组织感染是支气管扩张最常见的病因。

2.支气管阻塞

异物、肿瘤、外源性压迫等可使支气管阻塞导致肺不张,胸腔负压直接牵拉支气管管壁导致支气管扩张。

3.支气管先天性发育缺损与遗传因素

支气管先天性发育缺损与遗传因素也可形成支气管扩张,可能与软骨发育不全或弹性纤维不足导致局部管壁薄弱或弹性较差有关。部分遗传性 α-抗胰蛋白酶缺乏者也可伴有支气管扩张。

4.其他全身性疾病

支气管扩张可能与机体免疫功能失调有关,目前已发现类风湿关节炎、溃疡性结肠炎、克罗恩病、系统性红斑狼疮等疾病同时伴有支气管扩张。

(三)临床表现

1.症状

(1)慢性咳嗽、大量脓痰:咳嗽多为阵发性,与体位改变有关,晨起及晚上临睡时咳嗽和咳痰尤多。严重程度可用痰量估计,轻度每天少于 10 mL,中度每天 10~150 mL,重度每天多于 150 mL。感染急性发作时,黄绿色脓痰量每天可达数百毫升,将痰液放置后可出现分层的特征,即上层为泡沫,下悬脓性成分;中层为混浊黏液;下层为坏死组织沉淀物。合并厌氧菌感染时,痰和呼气具有臭味。

(2)咯血:反复咯血为本病的特点,可为痰中带血或大量咯血。少量咯血每天少于 100 mL,中量咯血每天 100~500 mL,大量咯血每天多于 500 mL 或一次咯血量多于 300 mL。咯血量有时与病情严重程度、病变范围不一致。部分病变发生在上叶的"干性支气管扩张"患者以反复咯血为唯一症状。

(3)反复肺部感染:由于扩张的支气管清除分泌物的功能丧失,引流差,易反复发生感染,其特点是同一肺段反复发生肺炎并迁延不愈。

(4)慢性感染中毒症状:可出现发热、乏力、食欲减退、消瘦、贫血等,儿童可影响发育。

2.体征

早期或病变轻者无异常肺部体征,病变严重或继发感染时,可在病变部位尤其下肺部闻及固定而持久的局限性粗湿啰音,有时可闻及哮鸣音,部分患者伴有杵状指(趾)。

(四)辅助检查

1.影像学检查

(1)胸部 X 线检查:囊状支气管扩张的气道表现为显著的囊腔,腔内可存在气液平面,纵切面可显示"双轨征",横切面显示"环形阴影",并可见气道壁增厚。

（2）胸部CT检查：可在横断面上清楚地显示扩张的支气管。高分辨CT进一步提高了诊断敏感性，成为支气管扩张症的主要诊断方法。

2.纤维支气管镜检查

纤维支气管镜检查有助于发现患者的出血部位或阻塞原因。还可局部灌洗，取灌洗液做细菌学和细胞学检查。

（五）治疗原则

保持引流通畅，处理咯血，控制感染，必要时手术治疗。

1.保持引流通畅、改善气流受限

清除气道分泌物保持气道通畅能减少继发感染和减轻全身中毒症状，如应用祛痰药物（盐酸氨溴索、溴己新、α-糜蛋白酶）等稀释痰液，痰液黏稠时可加用雾化吸入。应用振动、叩背、体位引流等方法促进气道分泌物的清除。应用支气管舒张剂可改善气流受限，伴有气道高反应及可逆性气流受限的患者疗效明显。如体位引流排痰效果不理想，可用纤维支气管镜吸痰法以保持呼吸道通畅。

2.控制感染

急性感染期的主要治疗措施。应根据症状、体征、痰液性状，必要时根据痰培养及药物敏感试验选择有效的抗生素。常用阿莫西林、头孢类抗生素、氨基糖苷类等药物，重症患者，尤其是铜绿假单胞菌感染者，常需第三代头孢菌素加氨基糖苷类药联合静脉用药。如有厌氧菌混合感染，加用甲硝唑或替硝唑等。

3.外科治疗

保守治疗不能缓解的反复大咯血且病变局限者，可考虑手术治疗。经充分的内科治疗后仍反复发作且病变为局限性支气管扩张，可通过外科手术切除病变组织。

二、护理评估

（一）一般评估

1.患者的主诉

有无胸闷、气促、心悸、疲倦、乏力等症状。

2.生命体征

严密观察呼吸的频率、节律、深浅和音响，患者呼吸可正常或增快，感染严重时或合并咯血可伴随不同程度的呼吸困难和发绀。患者体温正常或偏高，感染严重时可为高热。

3.咳嗽咳痰情况

观察咳嗽咳痰的发作时间、频率、持续时间、伴随的症状和影响因素等，患者反复继发肺部感染，支气管引流不畅，痰不易咳出时可导致咳嗽加剧，大量脓痰咳出后，患者感觉轻松，体温下降，精神改善。重点观察痰液的量、颜色、性质、气味和与体位的关系，痰液静置后的分层现象，记录24小时痰液排出量。注意患者是否出现面色苍白、出冷汗、烦躁不安等出血的症状，观察咯血的颜色、性质及量。

4.其他

血气分析、血氧饱和度、体重、体位等记录结果。

（二）身体评估

1.头颈部

患者的意识状态,面部颜色(贫血),皮肤黏膜有无脱水、是否粗糙干燥;呼吸困难和缺氧的程度(有无气促、口唇有无发绀、血氧饱和度数值等)。

2.胸部

检查胸廓的弹性,有无胸廓的挤压痛,两肺呼吸运动是否一致。病变部位可闻及固定而持久的局限性粗湿啰音或哮鸣音。

3.其他

患者有无杵状指(趾)。

（三）心理-社会评估

询问健康史、发病原因、病程进展时间以及以往所患疾病对支气管扩张的影响,评估患者对支气管扩张的认识;另外,患者常因慢性咳嗽、咳痰或痰量多、有异味等症状产生恐惧或焦虑的心理,并对疾病治疗缺乏治愈的自信。

（四）辅助检查阳性结果评估

血氧饱和度的数值;血气分析结果报告;胸部 CT 检查明确的病变部位。

（五）常用药物治疗效果的评估

抗生素使用后咳嗽咳痰症状有无减轻,原有增高的血白细胞计数有无回降至正常范围,核左移情况有无得到纠正。

三、护理诊断

（一）清理呼吸道无效

清理呼吸道无效与大量脓痰滞留呼吸道有关。

（二）有窒息的危险

有窒息的危险与大咯血有关。

（三）营养失调

低于机体需要量与慢性感染导致机体消耗有关。

（四）焦虑

焦虑与疾病迁延、个体健康受到威胁有关。

（五）活动无耐力

活动无耐力与营养不良、贫血等有关。

四、护理措施

（一）环境

保持室内空气新鲜、无臭味,定期开窗换气使空气流通,维持适宜的温湿度,注意保暖。

（二）休息和活动

休息能减少肺活动度,避免因活动诱发咯血。小量咯血者以静卧休息为主,大量咯血患者应绝对卧床休息,尽量避免搬动。取患侧卧位,可减少患侧胸部的活动度,既防止病灶向健侧扩散,同时有利于健侧肺的通气功能。缓解期患者可适当进行户外活动,但要避免过度劳累。

（三）饮食护理

提供高热量、高蛋白质、富含维生素易消化的饮食，多进食含铁食物有利于纠正贫血，饮食中富含维生素 A、维生素 C、维生素 E 等（如新鲜蔬菜、水果），以提高支气管黏膜的抗病能力。大量咯血者应禁食，小量咯血者宜进少量温、凉流质饮食，避免冰冷食物诱发咳嗽或加重咯血，少食多餐。为痰液稀释利于排痰，鼓励患者多饮水，每天 1 500～2 000 mL。指导患者在咳痰后及进食前后漱口，以祛除口臭，促进食欲。

（四）病情观察

严密观察病情，正确记录每天痰量及痰的性质，留好痰标本。有咯血者备好吸痰和吸氧设备。

（五）用药护理

遵医嘱使用抗生素、祛痰剂和支气管舒张剂，指导患者进行有效咳嗽，辅以叩背及时排出痰液。指导患者掌握药物的疗效、剂量、用法和不良反应。

（六）体位引流的护理

体位引流是利用重力作用促使呼吸道分泌物流入气管、支气管排出体外的方法，其效果与需引流部位所对应的体位有关。体位引流的护理措施如下。

（1）体位引流由康复科医师执行，引流前向患者说明体位引流的目的、操作过程和注意事项，消除顾虑取得合作。

（2）操作前测量生命体征，听诊肺部明确病变部位。引流前 15 分钟遵医嘱给予支气管舒张剂（有条件可使用雾化器或手按定量吸入器）。备好排痰用纸巾或一次性容器。

（3）根据病变部位、病情和患者经验选择合适体位（自觉有利于咳痰的体位）。引流体位的选择取决于分泌物潴留的部位和患者的耐受程度，原则上抬高病灶部位的位置，使引流支气管开口向下，有利于潴留的分泌物随重力作用流入支气管和气管排出。首先引流上叶，然后引流下叶后基底段。如果患者不能耐受，应及时调整姿势。头部外伤、胸部创伤、咯血、严重心血管疾病和病情状况不稳定者，不宜采用头低位进行体位引流。

（4）引流时鼓励患者做腹式深呼吸，辅以胸部叩击或震荡，指导患者进行有效咳嗽等措施，以提高引流效果。

（5）引流时间视病变部位、病情和患者身体状况而定，一般每天 1～3 次，每次 15～20 分钟。在空腹或饭前一个半小时前进行，早晨清醒后立即进行效果最好。咯血时不宜进行体位引流。

（6）引流过程应有护士或家人协助，注意观察患者反应，如出现咯血、面色苍白出冷汗、头晕、发绀、脉搏细弱、呼吸困难等情况，应立即停止引流。

（7）体位引流结束后，协助患者采取舒适体位休息，给予清水或漱口液漱口。记录痰液的性质、量及颜色，复查生命体征和肺部呼吸音及啰音的变化，评价体位引流的效果。

（七）窒息的抢救配合

（1）对大咯血及意识不清的患者，应在病床旁备好急救器械。

（2）一旦患者出现窒息征象，应立即取头低脚高 45°俯卧位，面向一侧，轻叩背部，迅速排出气道和口咽部的血块，或直接刺激咽部以咳出血块。嘱患者不要屏气，以免诱发喉头痉挛。必要时用吸痰管进行负压吸引，以解除呼吸道阻塞。

（3）给予高浓度吸氧，做好气管插管或气管切开的准备与配合工作。

（4）咯血后为患者漱口，擦净血迹，防止因口咽部异物刺激引起剧烈咳嗽而诱发咯血，及时清理患者咯出的血块及污染的衣物、被褥,安慰患者,以助于稳定情绪,增加安全感,避免因精神过度紧张而加重病情。对精神极度紧张、咳嗽剧烈的患者,可按医嘱给予小剂量镇静剂或镇咳剂。

(5)密切观察咯血的量、颜色、性质及出血的速度,观察生命体征及意识状态的变化,有无胸闷、气促、呼吸困难、发绀、面色苍白、出冷汗、烦躁不安等窒息征象;有无阻塞性肺不张、肺部感染及休克等并发症的表现。

(6)用药护理:①垂体后叶素可收缩小动脉,减少肺血流量,从而减轻咯血。但也能引起子宫、肠道平滑肌收缩和冠状动脉收缩,故冠心病、高血压患者及孕妇忌用。静脉点滴时速度勿过快,以免引起恶心、便意、心悸、面色苍白等不良反应。②年老体弱、肺功能不全者在应用镇静剂和镇咳药后,应注意观察呼吸中枢和咳嗽反射受抑制情况,以早期发现因呼吸抑制导致的呼吸衰竭和不能咯出血块而发生窒息。

(八)心理护理

护士应以亲切的态度多与患者交谈,讲明支气管扩张反复发作的原因和治疗进展,帮助患者树立战胜疾病的信心,解除焦虑不安心理。呼吸困难患者应根据其病情采用恰当的沟通方式,及时了解病情,安慰患者。

(九)健康教育

(1)预防感冒等呼吸道感染,吸烟患者戒烟。不要滥用抗生素和止咳药。

(2)疾病知识指导:帮助患者和家属正确认识和对待疾病,了解疾病的发生、发展与治疗、护理过程,与患者及家属共同制订长期防治计划。

(3)保健知识的宣教:学会自我监测病情,一旦发现症状加重,应及时就诊。指导掌握有效咳嗽、胸部叩击、雾化吸入及体位引流的排痰方法,长期坚持,以控制病情的发展。

(4)生活指导:讲明加强营养对机体康复的作用,使患者能主动摄取必需的营养素,以增加机体抗病能力。鼓励患者参加体育锻炼,建立良好的生活习惯,劳逸结合,消除紧张心理,防止病情进一步恶化。

(5)及时到医院就诊的指标:体温过高,痰量明显增加;出现胸闷、气促、呼吸困难、发绀、面色苍白、出冷汗、烦躁不安等症状;咯血。

五、护理效果评价

(1)呼吸道保持通畅,痰易咳出,痰量减少或消失,血氧饱和度、动脉血气分析值在正常范围。

(2)肺部湿啰音或哮鸣音减轻或消失。

(3)患者体重增加,无并发症(咯血等)发生。

(程　丹)

第四节　急性呼吸窘迫综合征

急性呼吸窘迫综合征(acute respiratory distress syndrome,ARDS)是指严重感染、创伤、休克等非心源性疾病过程中,肺毛细血管内皮细胞和肺泡上皮细胞损伤造成弥漫性肺间质及肺泡水肿,导致的急性低氧性呼吸功能不全或衰竭,属于急性肺损伤(acute lung injury,ALI)的严重阶段。以肺容积减少、肺顺应性降低、严重的通气/血流比例失调为病理生理特征。临床上表现为进行性低氧血症和呼吸窘迫,肺部影像学表现为非均一性的渗出性病变。本病起病急、进展快、病死率高。

ALI 和 ARDS 是同一疾病过程中的两个不同阶段,ALI 代表早期和病情相对较轻的阶段,而 ARDS 代表后期病情较为严重的阶段。发生 ARDS 时患者必然经历过 ALI,但并非所有的 ALI 都要发展为 ARDS。引起 ALI 和 ARDS 的原因和危险因素很多,根据肺部直接和间接损伤对危险因素进行分类,可分为肺内因素和肺外因素。肺内因素是指致病因素对肺的直接损伤,包括:①化学性因素,如吸入毒气、烟尘、胃内容物及氧中毒等。②物理性因素,如肺挫伤、放射性损伤等。③生物性因素,如重症肺炎。肺外因素是指致病因素通过神经体液因素间接引起肺损伤,包括严重休克、感染中毒症、严重非胸部创伤、大面积烧伤、大量输血、急性胰腺炎、药物或麻醉品中毒等。ALI 和 ARDS 的发生机制非常复杂,目前尚不完全清楚。多数学者认为,ALI 和 ARDS 是由多种炎性细胞、细胞因子和炎性介质共同参与引起的广泛肺毛细血管急性炎症性损伤过程。

一、临床表现

ARDS 的临床表现可以有很大差别,取决于潜在疾病和受累器官的数目和类型。

(1)发病迅速:ARDS 多发病迅速,通常在发病因素攻击(如严重创伤、休克、败血症、误吸)后 12～48 小时发病,偶尔有长达 5 天者。

(2)呼吸窘迫:ARDS 最常见的症状,主要表现为气急和呼吸频率增快,呼吸频率大多在 25～50 次/分。其严重程度与基础呼吸频率和肺损伤的严重程度有关。

(3)咳嗽、咳痰、烦躁和神志变化:ARDS 可有不同程度的咳嗽、咳痰,可咳出典型的血水样痰,可出现烦躁、神志恍惚。

(4)发绀:未经治疗 ARDS 的常见体征。

(5)ARDS 患者也常出现呼吸类型的改变,主要为呼吸浅快或潮气量的变化。病变越严重,这一改变越明显,甚至伴有吸气时鼻翼翕动及三凹征。在早期自主呼吸能力强时,常表现为深快呼吸,当呼吸肌疲劳后,则表现为浅快呼吸。

(6)早期可无异常体征,或仅有少许湿啰音;后期多有水泡音,也可出现管状呼吸音。

二、诊断

(一)影像学检查

1.胸部 X 线片检查

早期病变以间质性为主,胸部 X 线片常无明显异常或仅见血管纹理增多,边缘模糊,双肺散在分布的小斑片状阴影。随着病情进展,上述的斑片状阴影进一步扩展,融合成大片状,或两肺均匀一致增加的毛玻璃样改变,伴有支气管充气征,心脏边缘不清或消失,称为"白肺"。

2.胸部 CT 检查

与胸部 X 线片相比,胸部 CT 尤其是高分辨 CT(HRCT)可更为清晰地显示出肺部病变分布、范围和形态,为早期诊断提供帮助。由于肺毛细血管膜通透性一致性增高,引起血管内液体渗出,两肺斑片状阴影呈现重力依赖性现象,还可出现变换体位后的重力依赖性变化。在 CT 上表现为病变分布不均匀:①非重力依赖区(仰卧时主要在前胸部)正常或接近正常。②前部和中间区域呈毛玻璃样阴影。③重力依赖区呈现实变影。这些提示肺实质的实变出现在受重力影响最明显的区域。无肺泡毛细血管膜损伤时,两肺斑片状阴影均匀分布,既不出现重力依赖现象,也无变换体位后的重力依赖性变化。这一特点有助于与感染性疾病鉴别。

(二)实验室检查

1.动脉血气分析

$PaO_2 < 8.0$ kPa(60 mmHg),有进行性下降趋势,在早期 $PaCO_2$ 多不升高,甚至可因过度通气而低于正常;早期多为单纯呼吸性碱中毒;随病情进展可合并代谢性酸中毒,晚期可出现呼吸性酸中毒。氧合指数较动脉氧分压更能反映吸氧时呼吸功能的障碍,而且与肺内分流量有良好的相关性,计算简便。氧合指数参照范围为 $53.2 \sim 66.5$ kPa(400~500 mmHg),在 ALI 时 $\leqslant 40.0$ kPa(300 mmHg),ARDS 时 $\leqslant 26.7$ kPa(200 mmHg)。

2.血流动力学监测

通过漂浮导管,可同时测定并计算肺动脉压(PAP)、肺动脉楔压(PAWP)等,不仅对诊断、鉴别诊断有价值,而且对机械通气治疗也为重要的监测指标。肺动脉楔压一般 < 1.6 kPa(12 mmHg),若 > 2.4 kPa(18 mmHg),则支持左侧心力衰竭的诊断。

3.肺功能检查

ARDS 发生后呼吸力学发生明显改变,包括肺顺应性降低和气道阻力增高,肺无效腔/潮气量是不断增加的,肺无效腔/潮气量增加是早期 ARDS 的一种特征。

三、急诊处理

ARDS 是呼吸系统的一个急症,必须在严密监护下进行合理治疗。治疗目标是改善肺的氧合功能,纠正缺氧,维护脏器功能和防治并发症。治疗措施如下。

(一)氧疗

应采取一切有效措施尽快提高 PaO_2,纠正缺氧。可给高浓度吸氧,使 $PaO_2 \geqslant 8.0$ kPa(60 mmHg)或 $SaO_2 \geqslant 90\%$。轻症患者可使用面罩给氧,但多数患者需采用机械通气。

(二)去除病因

病因治疗在 ARDS 的防治中占有重要地位,主要是针对涉及的基础疾病。感染是 ALI 和 ARDS 常见原因也是首位高危因素,而 ALI 和 ARDS 又易并发感染。如果 ARDS 的基础疾病是脓毒症,除了清除感染灶外,还应选择敏感抗生素,同时收集痰液或血液标本分离培养病原菌和进行药敏试验,指导下一步抗生素的选择。一旦建立人工气道并进行机械通气,即应给予广谱抗生素,以预防呼吸道感染。

(三)机械通气

机械通气是最重要的支持手段。如果没有机械通气,许多 ARDS 患者会因呼吸衰竭在数小时至数天内死亡。机械通气的指征目前尚无统一标准,多数学者认为一旦诊断为 ARDS,就应进行机械通气。在 ALI 阶段可试用无创正压通气,使用无创机械通气治疗时应严密监测患者的生命体征及治疗反应。神志不清、休克、气道自洁能力障碍的 ALI 和 ARDS 患者不宜应用无创机械通气。如无创机械通气治疗无效或病情继续加重,应尽快建立人工气道,行有创机械通气。

为了防止肺泡萎陷,保持肺泡开放,改善氧合功能,避免机械通气所致的肺损伤,目前常采用肺保护性通气策略,主要措施包括以下两方面。

1.呼气末正压

适当加用呼气末正压可使呼气末肺泡内压增大,肺泡保持开放状态,从而达到防止肺泡萎陷、减轻肺泡水肿,改善氧合功能和提高肺顺应性的目的。应用呼气末正压应首先保证有效循环血容量足够,以免因胸内正压增加而降低心排血量,而减少实际的组织氧运输;呼气末正压先从低水平 0.3～0.5 kPa(3～5 cmH$_2$O)开始,逐渐增加,直到 PaO$_2$＞8.0 kPa(60 mmHg)、SaO$_2$＞90％时的呼气末正压水平,一般呼气末正压水平为 0.5～1.8 kPa(5～18 cmH$_2$O)。

2.小潮气量通气和允许性高碳酸血症

ARDS 患者采用小潮气量(6～8 mL/kg)通气,使吸气平台压控制在 3.0～3.4 kPa(30～35 cmH$_2$O)以下,可有效防止因肺泡过度充气而引起的肺损伤。为保证小潮气量通气的进行,可允许一定程度的二氧化碳潴留[PaCO$_2$ 一般不宜高于 10.7～13.3 kPa(80～100 mmHg)]和呼吸性酸中毒(pH 7.25～7.30)。

(四)控制液体入量

在维持血压稳定的前提下,适当限制液体入量,配合利尿药,使出入量保持轻度负平衡(每天 500 mL 左右),使肺脏处于相对"干燥"状态,有利于肺水肿的消除。液体管理的目标是在最低 [0.7～1.1 kPa(5～8 mmHg)]的肺动脉楔压下维持足够的心排血量及氧运输量。在早期可给予高渗晶体液,一般不推荐使用胶体液。存在低蛋白血症的 ARDS 患者,可通过补充清蛋白等胶体溶液和应用利尿药,有助于实现液体负平衡,并改善氧合。若限液后血压偏低,可使用多巴胺和多巴酚丁胺等血管活性药物。

(五)加强营养支持

营养支持的目的在于不但纠正现有的患者的营养不良,还应预防患者营养不良的恶化。营养支持可经胃肠道或胃肠外途径实施。如有可能应尽早经胃肠补充部分营养,不但可以减少补液量,而且可获得经胃肠营养的有益效果。

(六)加强护理、防治并发症

有条件时应在 ICU 中动态监测患者的呼吸、心律、血压、尿量及动脉血气分析等,及时纠正酸碱失衡和电解质紊乱。注意预防呼吸机相关性肺炎的发生,尽量缩短病程和机械通气时间,加强物理治疗,包括体位、翻身、叩背、排痰和气道湿化等。积极防治应激性溃疡和多器官功能障碍综合征。

(七)其他治疗

糖皮质激素、肺泡表面活性物质替代治疗、吸入一氧化氮在 ALI 和 ARDS 的治疗中可能有一定价值,但疗效尚不肯定。不推荐常规应用糖皮质激素预防和治疗 ARDS。糖皮质激素既不能预防 ARDS 的发生,对早期 ARDS 也没有治疗作用。ARDS 发病＞14 天应用糖皮质激素会明显增加病死率。感染性休克并发 ARDS 的患者,如合并肾上腺皮质功能不全,可考虑应用替代剂量的糖皮质激素。肺表面活性物质有助于改善氧合,但是还不能将其作为 ARDS 的常规治疗手段。

四、急救护理

在救治 ARDS 过程中,精心护理是抢救成功的重要环节。护士应做到及早发现病情,迅速协助医师采取有力的抢救措施。密切观察患者生命体征,做好各项记录,准确完成各种治疗,备齐抢救器械和药品,防止机械通气和气管切开的并发症。

（一）护理目标

（1）及早发现 ARDS 的迹象，及早有效地协助抢救。维持生命体征稳定，挽救患者生命。

（2）做好人工气道的管理，维持患者最佳气体交换，改善低氧血症，减少机械通气并发症。

（3）采取俯卧位通气护理，缓解肺部压迫，改善心脏的灌注。

（4）积极预防感染等各种并发症，提高救治成功率。

（5）加强基础护理，增加患者舒适感。

（6）减轻患者心理不适，使其合作、平静。

（二）护理措施

1.及早发现病情变化

ARDS 通常在疾病或严重损伤的最初 24～48 小时后发生。首先出现呼吸困难，通常呼吸浅快。吸气时可存在肋间隙和胸骨上窝凹陷。皮肤可出现发绀和斑纹，吸氧不能使之改善。

护士发现上述情况要高度警惕，及时报告医师，进行动脉血气和胸部 X 线等相关检查。一旦诊断考虑 ARDS，立即积极治疗。若没有机械通气的相应措施，应尽早转至有条件的医院。患者转运过程中应有专职医师和护士陪同，并准备必要的抢救设备，氧气必不可少。若有指征行机械通气治疗，可以先行气管插管后转运。

2.密切监护

迅速连接监测仪，密切监护心率、心律、血压等生命体征，尤其是呼吸的频率、节律、深度及血氧饱和度等。观察患者意识、发绀情况、末梢温度等。注意有无呕血、黑便等消化道出血的表现。

3.氧疗和机械通气的护理治疗

ARDS 最紧迫问题在于纠正顽固性低氧，改善呼吸困难，为治疗基础疾病赢得时间。需要对患者实施氧疗甚至机械通气。

（1）严密监测患者呼吸情况及缺氧症状。若单纯面罩吸氧不能维持满意的血氧饱和度，应予辅助通气。首先可尝试采用经面罩持续气道正压吸氧等无创通气，但大多需要机械通气吸入氧气。遵医嘱给予高浓度氧气吸入或使用呼气末正压呼吸（positive end expiratory pressure, PEEP）并根据动脉血气分析值的变化调节氧浓度。

（2）使用 PEEP 时应严密观察，防止患者出现气压伤。PEEP 是在呼气终末时给予气道以一恒定正压使之不能回复到大气压的水平。可以增加肺泡内压和功能残气量改善氧合，防止呼气使肺泡萎陷，增加气体分布和交换，减少肺内分流，从而提高 PaO_2。由于 PEEP 使胸腔内压升高，静脉回流受阻，致心搏减少，血压下降，严重时可引起循环衰竭，另外正压过高，肺泡过度膨胀、破裂有导致气胸的危险。所以在监护过程中，注意 PEEP 观察有无心率增快、突然胸痛、呼吸困难加重等相关症状，发现异常立即调节 PEEP 压力并报告医师处理。

（3）帮助患者采取有利于呼吸的体位，如端坐位或高枕卧位。

（4）人工气道的管理：①妥善固定气管插管，观察气道是否通畅，定时对比听诊双肺呼吸音。经口插管者要固定好牙垫，防止阻塞气道。每班检查并记录导管刻度，观察有无脱出或误入一侧主支气管。套管固定松紧适宜，以能放入一指为准。②气囊充气适量。充气过少易产生漏气，充气过多可压迫气管黏膜导致气管食管瘘，可以采用最小漏气技术，用来减少并发症发生。方法：用 10 mL 注射器将气体缓慢注入，直至在喉及气管部位听不到漏气声，向外抽出气体每次 0.25～0.5 mL，至吸气压力到达峰值时出现少量漏气为止，再注入 0.25～0.5 mL 气体，此时气囊容积为最小封闭容积，气囊压力为最小封闭压力，记录注气量。观察呼吸机上气道峰压是否下降及患者能否发音说话,长期机械通气患者要观察气囊有无破损、漏气现象。③保持气道通畅。严格无菌操作,按需适时吸痰。过多反复抽吸会刺激黏膜,使分泌物增加。先吸气道再吸口、鼻腔,吸痰前给予充分气道湿化、翻身叩背、吸纯氧 3 分钟,吸痰管最大外径不超过气管导管内径的1/2,迅速插吸痰管至气管插管,感到阻力后撤回吸痰管 1~2 cm,打开负压边后退边旋转吸痰管,吸痰时间不应超过 15 秒。吸痰后密切观察痰液的颜色、性状、量及患者心率、心律、血压和血氧饱和度的变化,一旦出现心律失常和呼吸窘迫,立即停止吸痰,给予吸氧。④用加温湿化器对吸入气体进行湿化,根据病情需要加入盐酸氨溴索、异丙托溴铵等,每天 3 次雾化吸入。湿化满意标准为痰液稀薄、无泡沫、不附壁能顺利吸出。⑤呼吸机使用过程中注意电源插头要牢固,不要与其他仪器共用一个插座;机器外部要保持清洁,上端不可放置液体;开机使用期间定时倒掉管道及集水瓶内的积水,集水瓶安装要牢固;定时检查管道是否漏气、有无打折、压缩机工作是否正常。

4.维持有效循环,维持出入液量轻度负平衡

循环支持治疗的目的是恢复和提供充分的全身灌注,保证组织的灌流和氧供,促进受损组织的恢复。在能保持酸碱平衡和肾功能前提下达到最低水平的血管内容量。

(1)护士应迅速帮助完成该治疗目标。选择大血管,建立 2 个以上的静脉通道,正确补液,改善循环血容量不足。

(2)严格记录出入量、每小时尿量。出入量管理的目标是在保证血容量、血压稳定前提下,24 小时出量大于入量 500~1 000 mL,利于肺内水肿液的消退。充分补充血容量后,护士遵医嘱给予利尿剂,消除肺水肿。观察患者对治疗的反应。

5.俯卧位通气护理

由仰卧位改变为俯卧位,可使 75% ARDS 患者的氧合改善。可能与血流重新分布,改善背侧肺泡的通气,使部分萎陷肺泡再膨胀达到"开放肺"的效果有关。随着通气/血流比例的改善进而改善了氧合。但存在血流动力学不稳定、颅内压增高、脊柱外伤、急性出血、骨科手术、近期腹部手术、妊娠等为禁忌实施俯卧位。

(1)患者发病 24~36 小时后取俯卧位,翻身前给予纯氧吸入 3 分钟。预留足够的管路长度,注意防止气管插管过度牵拉致脱出。

(2)为减少特殊体位给患者带来的不适,用软枕垫高头部 15°~30°角,嘱患者双手放在枕上,并在髋、膝、踝部放软枕,每 1~2 小时更换 1 次软枕的位置,每 4 小时更换 1 次体位,同时考虑患者的耐受程度。

(3)注意血压变化,因俯卧位时支撑物放置不当,可使腹压增加,下腔静脉回流受阻而引起低血压,必要时在翻身前提高吸氧浓度。

(4)注意安全、防坠床。

6.预防感染的护理

护理方法:①注意严格无菌操作,每天更换气管插管切口敷料,保持局部清洁干燥,预防或消除继发感染。②加强口腔及皮肤护理,以防护理不当而加重呼吸道感染及发生压疮。③密切观察体温变化,注意呼吸道分泌物的情况。

7.心理护理

减轻恐惧,增加心理舒适度:①评估患者的焦虑程度,指导患者学会自我调整心理状态,调控不良情绪。主动向患者介绍环境,解释治疗原则,解释机械通气、监测及呼吸机的报警系统,尽量

消除患者的紧张感。②耐心向患者解释病情,对患者提出的问题要给予明确、有效和积极的信息,消除心理紧张和顾虑。③护理患者时保持冷静和耐心,表现出自信和镇静。④如果患者由于呼吸困难或人工通气不能讲话,可提供纸笔或以手势与患者交流。⑤加强巡视,了解患者的需要,帮助患者解决问题。⑥帮助并指导患者及家属应用松弛疗法、按摩等。

8.营养护理

ARDS 患者处于高代谢状态,应及时补充热量和高蛋白、高脂肪营养物质。能量的摄取既应满足代谢的需要,又应避免糖类的摄取过多,蛋白摄取量一般为每天 1.2～1.5 g/kg。

尽早采用肠内营养,协助患者取半卧位,充盈气囊,证实胃管在胃内后,用加温器和输液泵匀速泵入营养液。若有肠鸣音消失或胃潴留,暂停鼻饲,给予胃肠减压。一般留置 5～7 天后拔除,更换到对侧鼻孔,以减少鼻窦炎的发生。

(三)健康指导

在疾病的不同阶段,根据患者的文化程度做好有关知识的宣传和教育,让患者了解病情的变化过程。

(1)提供舒适安静的环境以利于患者休息,指导患者正确卧位休息,讲解由仰卧位改变为俯卧位的意义,尽可能减少特殊体位给患者带来的不适。

(2)向患者解释咳嗽、咳痰的重要性,指导患者掌握有效咳痰的方法,鼓励并协助患者咳嗽、排痰。

(3)指导患者自己观察病情变化,如有不适及时通知医护人员。

(4)嘱患者严格按医嘱用药,按时服药,不要随意增减药物剂量及种类。服药过程中,需密切观察患者用药后反应,以指导用药剂量。

(5)出院指导:指导患者出院后仍以休息为主,活动量要循序渐进,注意劳逸结合。此外,患者病后生活方式的改变需要家人的积极配合和支持,应指导患者家属给患者创造一个良好的身心休养环境。出院后 1 个月内来院复查 1～2 次,出现情况随时来院复查。

(程 丹)

第五节 呼 吸 衰 竭

一、疾病概述

呼吸衰竭是指各种原因引起的肺通气和/或换气功能严重障碍,以致在静息状态下亦不能维持足够的气体交换,导致低氧血症伴(或不伴)高碳酸血症,进而引起一系列病理生理改变和相应临床表现的综合征。其临床表现缺乏特异性,明确诊断有赖于动脉血气分析:在海平面、静息状态、呼吸空气条件下,动脉血氧分压(PaO_2)<8.0 kPa(60 mmHg),伴或不伴二氧化碳分压($PaCO_2$)>6.7 kPa(50 mmHg),并排除心内解剖分流和原发于心排血量降低等因素,可诊为呼吸衰竭。

(一)相关病理生理

1.低氧血症和高碳酸血症的发生机制

各种病因通过引起肺泡通气不足、弥散障碍、肺泡通气/血流比例失调、肺内动-静脉解剖分流增加和氧耗量增加五个主要机制,使通气和/或换气过程发生障碍,导致呼吸衰竭。临床上单一机制引起的呼吸衰竭很少见,往往是多种机制并存或随着病情的发展先后参与发挥作用。

2.低氧血症和高碳酸血症对机体的影响

呼吸衰竭时发生的低氧血症和高碳酸血症,能够影响全身各系统器官的代谢、功能甚至使组织结构发生变化。通常先引起各系统器官的功能和代谢发生一系列代偿适应反应,以改善组织的供氧,调节酸碱平衡和适应改变了的内环境。当呼吸衰竭进入严重阶段时,则出现代偿不全,表现为各系统器官严重的功能和代谢紊乱直至衰竭。

(二)呼吸衰竭的病因

完整的呼吸过程由相互衔接并同时进行的外呼吸、气体运输和内呼吸 3 个环节来完成。参与外呼吸即肺通气和肺换气的任何一个环节的严重病变,都可导致呼吸衰竭。

1.气道阻塞性病变

气管-支气管的炎症、痉挛、肿瘤、异物、纤维化瘢痕,如慢性阻塞性肺疾病、重症哮喘等引起气道阻塞和肺通气不足,或伴有通气/血流比例失调,导致缺氧和二氧化碳潴留,发生呼吸衰竭。

2.肺组织病变

各种累及肺泡和/或肺间质的病变,如肺炎、肺气肿、严重肺结核、弥漫性肺纤维化、肺水肿、硅肺等,均致肺泡减少、有效弥散面积减少、肺顺应性减低、通气/血流比例失调,导致缺氧或合并二氧化碳潴留。

3.肺血管疾病

肺栓塞、肺血管炎等可引起通气/血流比例失调,或部分静脉血未经过氧合直接流入肺静脉,导致呼吸衰竭。

4.胸廓与胸膜病变

胸部外伤造成连枷胸、严重的自发性或外伤性气胸、脊柱畸形、大量胸腔积液或伴有胸膜肥厚与粘连、强直性脊柱炎、类风湿性脊柱炎等,均可影响胸廓活动和肺脏扩张,造成通气减少及吸入气体分布不均,导致呼吸衰竭。

5.神经肌肉疾病

脑血管疾病、颅脑外伤、脑炎以及镇静催眠剂中毒,可直接或间接抑制呼吸中枢。脊髓颈段或高位胸段损伤(肿瘤或外伤)、脊髓灰质炎、多发性神经炎、重症肌无力、有机磷中毒、破伤风以及严重的钾代谢紊乱,均可累及呼吸肌,造成呼吸肌无力、疲劳、麻痹,导致呼吸动力下降而引起肺通气不足。

(三)呼吸衰竭的分类

在临床实践中,通常按动脉血气分析、发病急缓及病理生理的改变进行分类,本部分主要介绍按照发病急缓进行的分类。

1.急性呼吸衰竭

由于某些突发的致病因素,如严重肺疾病、创伤、休克、电击、急性气道阻塞等,使肺通气和/或换气功能迅速出现严重障碍,在短时间内引起呼吸衰竭。因机体不能很快代偿,若不及时抢救,会危及患者生命。

2.慢性呼吸衰竭

慢性呼吸衰竭指一些慢性疾病(如慢性阻塞性肺疾病、肺结核、间质性肺疾病、神经肌肉病变等,其中以慢性阻塞性肺疾病最常见)造成呼吸功能的损害逐渐加重,经过较长时间发展为呼吸衰竭。早期虽有低氧血症或伴高碳酸血症,但机体通过代偿适应,生理功能障碍和代谢紊乱较轻,仍保持一定的生活活动能力,动脉血气分析 pH 在正常范围(7.35~7.45)。另一种临床较常见的情况是在慢性呼吸衰竭的基础上,因合并呼吸系统感染、气道痉挛或并发气胸等情况,病情加重,在短时间内出现 PaO_2 显著下降和 $PaCO_2$ 显著升高,称为慢性呼吸衰竭急性加重,其病理生理学改变和临床情况兼有急性呼吸衰竭的特点。

(四)临床表现

1.急性呼吸衰竭

急性呼吸衰竭的临床表现主要是低氧血症所致的呼吸困难和多器官功能障碍。

(1)呼吸困难:呼吸衰竭最早出现的症状。多数患者有明显的呼吸困难,可表现为频率、节律和幅度的改变。较早表现为呼吸频率增快,病情加重时出现呼吸困难,辅助呼吸肌活动加强,如三凹征。中枢性疾病或中枢神经抑制性药物所致的呼吸衰竭,表现为呼吸节律改变,如潮式呼吸、比奥呼吸等。

(2)发绀:缺氧的典型表现。当动脉血氧饱和度低于 90% 时,可在口唇、指甲出现发绀;另应注意,因发绀的程度与还原型血红蛋白含量相关,所以红细胞增多者发绀更明显,贫血者则不明显或不出现;严重休克等原因引起末梢循环障碍的患者,即使动脉血氧分压尚正常,也可出现发绀,称作外周性发绀。而真正由于动脉血氧饱和度降低引起的发绀,称为中央性发绀。发绀还受皮肤色素及心功能的影响。

(3)精神神经症状:急性缺氧可出现精神错乱、躁狂、昏迷、抽搐等症状。如合并急性二氧化碳潴留,可出现嗜睡、淡漠、扑翼样震颤,以至于呼吸骤停。

(4)循环系统:多数患者有心动过速;严重低氧血症、酸中毒可引起心肌损害,亦可引起周围循环衰竭、血压下降、心律失常、心搏停止。

(5)消化和泌尿系统:严重呼吸衰竭对肝、肾功能都有影响,部分病例可出现丙氨酸氨基转移酶与血浆尿素氮升高;个别病例可出现尿蛋白、红细胞和管型。因胃肠道黏膜屏障功能损伤,导致胃肠道黏膜充血水肿、糜烂渗血或应激性溃疡,引起上消化道出血。

2.慢性呼吸衰竭

慢性呼吸衰竭的临床表现与急性呼吸衰竭大致相似。但以下几个方面有所不同。

(1)呼吸困难:慢性阻塞性肺疾病所致的呼吸衰竭,病情较轻时表现为呼吸费力伴呼气延长,严重时发展成浅快呼吸。若并发二氧化碳潴留,$PaCO_2$ 升高过快或显著升高以致发生 CO_2 麻醉时,患者可由呼吸过速转为浅慢呼吸或潮式呼吸。

(2)神经症状:慢性呼吸衰竭伴二氧化碳潴留时,随 $PaCO_2$ 升高可表现为先兴奋后抑制现象。兴奋症状包括失眠、烦躁、躁动、夜间失眠而白天嗜睡(昼夜颠倒现象)。但此时切忌用镇静或催眠药,以免加重二氧化碳潴留,发生肺性脑病。肺性脑病表现为神志淡漠、肌肉震颤或扑翼样震颤、间歇抽搐、昏睡,甚至昏迷等。亦可出现腱反射减弱或消失,锥体束征阳性等。此时应与合并脑部病变做鉴别。

(3)循环系统表现:二氧化碳潴留使外周体表静脉充盈、皮肤充血、温暖多汗、血压升高、心排血量增多而致脉搏洪大;多数患者有心率加快;因脑血管扩张产生搏动性头痛。

（五）辅助检查

1.动脉血气分析

动脉血气分析对于判断呼吸衰竭和酸碱失衡的严重程度及指导治疗具有重要意义。由于血气受年龄、海拔高度、氧疗等多种因素的影响，在具体分析时一定要结合临床情况。

2.肺功能检测

尽管在某些重症患者，肺功能检测受到限制，但通过肺功能的检测能判断通气功能障碍的性质（阻塞性、限制性或混合性）及是否合并有换气功能障碍，并对通气和换气功能障碍的严重程度进行判断。而呼吸肌功能测试能够提示呼吸肌无力的原因和严重程度。

3.影像学检查

影像学检查包括普通胸部 X 线片、胸部 CT 和放射性核素肺通气/灌注扫描、肺血管造影等。

4.纤维支气管镜检查

纤维支气管镜检查对于明确大气道情况和取得病理学证据具有重要意义。

（六）治疗原则

呼吸衰竭总的治疗原则：治疗原发病、保持呼吸道通畅、纠正缺氧和改善通气，恰当的氧疗原则等；加强一般支持治疗和对其他重要脏器功能的监测与支持。

（七）药物治疗

1.支气管扩张剂

缓解支气管痉挛，可选用 β_2 肾上腺素受体激动剂、抗胆碱药、糖皮质激素或茶碱类药物等。在急性呼吸衰竭时，主要经静脉给药。慢性呼吸衰竭患者常用雾化吸入法给药，急性呼吸衰竭患者常需静脉给药。

2.呼吸兴奋剂

（1）主要适用于以中枢抑制为主、通气量不足引起的呼吸衰竭，对以肺换气功能障碍为主所导致的呼吸衰竭患者，不宜使用。常用的药物有尼可刹米和洛贝林，用量过大可引起不良反应。近年来这两种药物在西方国家几乎已被淘汰，取而代之的有多沙普仑，该药对于镇静催眠药过量引起的呼吸抑制和慢性阻塞性肺疾病并发急性呼吸衰竭有显著的呼吸兴奋效果。

（2）呼吸兴奋剂的使用原则：必须保持气道通畅，否则会促发呼吸肌疲劳，并进而加重二氧化碳潴留；脑缺氧、水肿未纠正而出现频繁抽搐者慎用；患者的呼吸肌功能基本正常；不可突然停药。

二、护理评估

（一）一般评估

（1）生命体征（T、P、R、BP、SaO_2）：严密监测患者生命体征变化，有条件须在监护室，或使用监护仪，密切观察与记录患者的生命体征与氧饱和度情况。评估患者有无呼吸频率增快，有无心动过速、血压下降、心律失常等情况。

（2）评估患者意识情况：有无精神错乱、躁狂、昏迷、抽搐等急性缺氧症状。或可出现嗜睡、淡漠、扑翼样震颤等急性二氧化碳潴留症状。

（3）评估患者有无发绀及呼吸困难程度。

（4）评估患者有无出现呕血、黑便等上消化道出血症状。

(二)身体评估

1.视诊

（1）是否为急性面容;有无发绀等缺氧体征;有无皮肤温暖潮红,有无球结膜充血水肿等二氧化碳潴留体征。

（2）呼吸运动有无三凹征,有无呼吸费力伴呼气延长,有无呼吸频率改变、深度、节律异常。如表现为呼吸过速或呼吸浅快;呼吸节律改变,如潮式呼吸、比奥呼吸等。

2.触诊

外周皮肤温湿度情况。外周体表静脉充盈、皮肤充血、温暖多汗是慢性呼吸衰竭二氧化碳潴留的表现。如出现皮肤湿冷,考虑病情严重,进入休克状态。

3.听诊

双肺呼吸音是否减弱或消失,有无闻及干、湿啰音。

(三)心理-社会评估

患者在疾病治疗过程中的心理反应与需求,家庭及社会支持情况,引导患者正确配合疾病的治疗与护理。

(四)辅助检查结果评估

1.动脉血气分析

分析氧分压与二氧化碳分压情况,有无 $PaO_2<8.0$ kPa(60 mmHg)和/或 $PaCO_2>6.7$ kPa(50 mmHg),评估患者呼吸衰竭的类型;综合分析血 pH、HCO_3^-、碱剩余等情况,评估患者有无酸碱失衡及失衡的类型。

2.影像学检查

评估胸部 X 线片、胸部 CT 和放射性核素肺通气/灌注扫描、肺血管造影等结果,协助医师找出呼吸衰竭的病因。

3.其他检查

分析肺功能检查结果,评估患者是否存在通气功能和/或换气功能障碍及其严重程度;评估纤维支气管镜结果,明确大气道情况和取得病理学证据。

(五)呼吸衰竭分型的评估

1.Ⅰ型呼吸衰竭

Ⅰ型呼吸衰竭即缺氧性呼吸衰竭,血气分析特点是 $PaO_2<8.0$ kPa(60 mmHg),$PaCO_2$ 降低或正常。主要见于肺换气障碍(通气/血流比例失调、弥散功能损害和肺动-静脉分流)疾病,如严重肺部感染性疾病、间质性肺疾病、急性肺栓塞等。

2.Ⅱ型呼吸衰竭

Ⅱ型呼吸衰竭即高碳酸性呼吸衰竭,血气分析特点是 $PaO_2<8.0$ kPa(60 mmHg),同时伴有 $PaCO_2>6.7$ kPa(50 mmHg)。多为肺泡通气不足所致,也可同时伴有换气功能障碍,此时低氧血症更为严重,如慢性阻塞性肺疾病。

三、护理诊断

(一)低效性呼吸形态

低效性呼吸形态与肺泡通气不足、通气与血流比例失调、肺泡弥散障碍有关。

(二)清理呼吸道无效

清理呼吸道无效与呼吸道分泌物多而黏稠、咳嗽无力、意识障碍或人工气道有关。

(三)焦虑

焦虑与病情危重、死亡威胁及需求未能满足有关。

(四)潜在并发症

水、电解质紊乱及酸碱失衡,肺性脑病,上消化道出血,周围循环衰竭。

四、护理措施

(一)保持呼吸道通畅

(1)清除呼吸道分泌物及异物,如湿化气道,机械吸痰等方法。

(2)昏迷患者用仰头提颏法打开气道。

(3)缓解支气管痉挛。按医嘱使用支气管扩张剂。

(4)建立人工气道。对于病情严重又不能配合,昏迷、呼吸道大量痰潴留伴有窒息危险或 $PaCO_2$ 进行性增高的患者,若常规治疗无效,应及时建立人工气道。采用简易人工气道,如口咽通气道、鼻咽通气道和喉罩(是气管内导管的临时替代法);严重者采用气管内导管:气管插管和气管切开。

(二)氧疗护理

1.氧疗适应证

呼吸衰竭患者 $PaO_2 < 8.0$ kPa(60 mmHg),是氧疗的绝对适应证,氧疗的目的是使 $PaO_2 > 8.0$ kPa(60 mmHg)。

2.氧疗的方法

临床常用、简便的方法是应用鼻导管或鼻塞法吸氧,还有面罩、气管内和呼吸机给氧法。缺氧伴二氧化碳潴留者,可用鼻导管或鼻塞法给氧;缺 O_2 严重而无二氧化碳潴留者,可用面罩给氧。吸入氧浓度与氧流量的关系:吸入氧浓度(%)=21+氧流量(L/min)×4。

3.氧疗的原则

(1)Ⅰ型呼吸衰竭:多为急性呼吸衰竭,应给予较高浓度(35%<吸氧浓度<50%)或高浓度(>50%)氧气吸入。急性呼吸衰竭通常要求氧疗后 PaO_2 维持在接近正常范围。

(2)Ⅱ型呼吸衰竭:给予低流量(1~2 L/min)、低浓度(<35%)持续吸氧。慢性呼吸衰竭通常要求氧疗后 PaO_2 维持在 8.0 kPa(60 mmHg)或 SaO_2 在 90%以上。

4.氧疗疗效的观察

若呼吸困难缓解、发绀减轻、心率减慢、尿量增多、神志清醒及皮肤转暖,提示氧疗有效。若发绀消失、神志清楚、精神好转、$PaO_2 > 8.0$ kPa(60 mmHg)、$PaCO_2 < 6.7$ kPa(50 mmHg),考虑终止氧疗,停止前必须间断吸氧几天后,方可完全停止氧疗。若意识障碍加深或呼吸过度表浅、缓慢,提示二氧化碳潴留加重,应根据血气分析和患者表现,遵医嘱及时调整吸氧流量和氧浓度。

(三)增加通气量、减少二氧化碳潴留

1.适当使用呼吸兴奋剂

在呼吸道通畅的前提下,遵医嘱使用呼吸兴奋剂,适当提高吸入氧流量及氧浓度,静脉输液时速度不宜过快,若出现恶心、呕吐、烦躁、面色潮红及皮肤瘙痒等现象,提示呼吸兴奋剂过量,需减量或停药。若4~12小时未见效,或出现肌肉抽搐等严重不良反应时,应立即报告医师。对烦

躁不安,夜间失眠患者,禁用麻醉剂,慎用镇静剂,以防止引起呼吸抑制。

2.机械通气的护理

对于经过氧疗、应用呼吸兴奋剂等方法仍不能有效改善缺氧和二氧化碳潴留时,需考虑机械通气。

(1)做好术前准备工作,减轻或消除紧张、恐惧情绪。

(2)按规程连接呼吸机导管。

(3)加强患者监护和呼吸机参数及功能的监测。

(4)注意吸入气体加温和湿化,及时吸痰。

(5)停用呼吸机前后做好撤机护理。

(四)抗感染

遵医嘱选择有效的抗生素控制呼吸道感染,对长期应用抗生素患者注意有无"二重感染"。

(五)病情监测

(1)观察呼吸困难的程度、呼吸频率、节律和深度。

(2)观察有无发绀、球结膜充血、水肿、皮肤温暖多汗及血压升高等缺氧和二氧化碳潴留表现。

(3)监测生命体征及意识状态。

(4)监测并记录出入液量。

(5)监测血气分析和血生化检查。

(6)监测电解质和酸碱平衡状态。

(7)观察呕吐物和粪便性状。

(8)观察有无神志恍惚、烦躁、抽搐等肺性脑病表现,一旦发现,应立即报告医师协助处理。

(六)饮食护理

给予高热量、高蛋白、富含多种维生素、易消化、少刺激性的流质或半流质饮食。对昏迷患者应给予鼻饲或肠外营养。

(七)心理护理

经常巡视、了解和关心患者,特别是对建立人工气道和使用机械通气的患者。采用各项医疗护理措施前,向患者做简要说明,给患者安全感,取得患者信任和合作。指导患者应用放松技术、分散注意力。

(八)健康教育

1.疾病知识指导

向患者及家属介绍疾病发生、发展与治疗、护理过程,与其共同制订长期防治计划。指导患者和家属学会合理家庭氧疗的方法以及注意事项。

2.疾病预防指导

指导患者呼吸功能锻炼和耐寒锻炼,如缩唇呼吸、腹式呼吸及冷水洗脸等;教会患者有效咳嗽、咳痰、体位引流及叩背等方法。若病情变化,应及时就诊。

3.生活指导

劝告吸烟患者戒烟,避免吸入刺激性气体;改进膳食,增进营养,提高机体抵抗力。指导患者制订合理的活动与休息计划,劳逸结合,以维护心、肺功能状态。

4.用药指导

遵医嘱正确用药,了解药物的用法、用量和注意事项及不良反应等。

5.就诊指标

(1)呼吸困难加重。

(2)口唇发绀加重。

(3)咳嗽剧烈、咳痰不畅。

(4)神志淡漠、嗜睡、躁动等意识障碍表现。

五、护理效果评价

(1)患者呼吸困难、发绀减轻。

(2)患者血气分析结果提示 PaO_2 升高、$PaCO_2$ 降低。

(3)患者气道通畅,痰鸣音消失。

(4)患者水、电解质、酸碱失衡情况改善。

(5)患者焦虑减轻或消失。

(6)患者意识状态好转。

（程　丹）

第四章

心血管内科患者的护理

第一节 高 血 压

一、疾病概述

高血压是一种常见病、多发病,是心、脑血管病的重要病因和危险因素。根据病因常分为原发性高血压和继续发性高血压,95%以上的高血压患者属于原发性高血压,通常将原发性高血压简称为高血压。原发性高血压是以血压升高为主要临床表现伴或不伴有多种心血管危险因素的综合征。

(一)相关病理生理

高血压的发病机制目前尚未形成统一认识,但其血流动力学特征主要是总外周血管阻力相对或绝对增高,从这一点考虑,高血压的发病机制主要存在于五个环节,即交感神经系统活性亢进、肾性水、钠潴留、肾素-血管紧张素-醛固酮系统(RAAS)激活、细胞膜离子转运异常以及胰岛素抵抗。相关病理改变主要集中在对心、脑、肾、视网膜的变化。

1.心

左心室肥厚和扩张。

2.脑

脑血管缺血与变性、粥样硬化,形成微动脉瘤或闭塞性病变,从而引发脑出血、脑血栓、腔隙性脑梗死。

3.肾

肾小球纤维化、萎缩、肾动脉硬化,引起肾实质缺血和肾单位不断减少,导致肾衰竭。

4.视网膜

视网膜小动脉痉挛、硬化,甚至可能引起视网膜渗血和出血。

(二)主要病因与诱因

高血压的病因为多因素,主要包括遗传和环境因素两个方面,两者互为结果。

1.遗传因素

高血压具有明显的家庭聚集性,基因对血压的控制是肯定的,这些与高血压产生有关的基因被称为原发性高血压相关基因。在遗传表型上,不仅血压升高发生率体现遗传性,在血压高度、并发症发生以及其他相关因素方面,如肥胖等也具有遗传性。

2.环境因素

(1)饮食:血压水平和高血压的患病率与钠盐平均摄入量显著相关,摄盐越多,血压水平和患病率越高。摄盐过多导致血压升高主要见于对盐敏感的人群。另外,膳食中充足的钾、钙、镁和优质蛋白可防止血压升高,素食为主者血压常低于肉食者。长期饮咖啡、大量饮酒、饮食中缺钙、饱和脂肪酸过多,不饱和脂肪酸与饱和脂肪酸比值降低等均可引起血压升高。

(2)精神心理:社会因素包括职业、经济、劳动种类、文化程度、人际关系等,对血压的影响主要是通过精神和心理因素起作用。因此脑力劳动者高血压发病率高于体力劳动者,从事精神紧张度高的职业和长期生活在噪音环境者高血压也较多。

3.其他因素

肥胖者高血压患病率是体重正常者2～3倍,超重是血压升高的重要独立危险因素。一般采用体质指数(BMI)来衡量肥胖程度,腰围反映向心性肥胖程度,血压与BMI呈显著正相关,腹型肥胖者容易发生高血压。服用避孕药的妇女血压升高发生率及程度与服用药物时间长短有关,但这种高血压一般较轻主,且停药后可逆转。睡眠呼吸暂停低通气综合征的患者50%有高血压,且血压的高度与睡眠呼吸暂停低通气综合征的病程有关。

(三)临床表现

大多数起病缓慢、渐进,缺乏特殊的临床表现。血压随着季节、昼夜、情绪等因素有较大波动。

1.一般表现

(1)症状:头痛是最常见的症状,较常见的还有头晕、头胀、耳鸣眼花、疲劳、注意力不集中、失眠等。这些症状在紧张或劳累后加重,典型的高血压头痛在血压下降后即可消失。

(2)体征:高血压的体征较少,血压升高时可闻及主动脉瓣区第二心音亢进及收缩期杂音。皮肤黏膜、四肢血压、周围血管搏动、血管杂音检查有助于继续性高血压的病因判断。

2.高血压急症和亚急症

高血压急症是指高血压患者在某些诱因作用下,血压急剧升高[一般＞24.0/16.0 kPa(180/120 mmHg)],同时伴有进行性心、脑、肾等重要靶器官功能不全的表现。高血压急症的患者如不能及时降低血压,预后很差,常死于肾衰竭、脑卒中或心力衰竭。高血压亚急症是指血压显著升高但不伴靶器官损害,患者常有血压升高引起的症状。

(四)辅助检查

1.常规检查

尿常规、血糖、血脂、肾功能、血清电解质、心电图和胸部 X 线片等检查,有助于发现相关危险因素和靶器官损害。必要时行超声心动图、眼底检查等。

2.特殊检查

为进一步了解患者血压节律和靶器官损害情况,可有选择地进行一些特殊检查。如 24 小时动态血压监测(ABPM),踝/臂血压比值,心率变异,颈动脉内膜中层厚度(IMT),动脉弹性功能测定,血浆肾素活性(PRA)等。

（五）治疗原则

1.治疗目标

高血压是一种以动脉血压持续升高为特征的进行性"心血管综合征"，常伴有其他危险因素、靶器官损害或临床疾患，需要进行综合干预。常常采用药物治疗与非药物治疗，以及防治各种心血管病危险因素等相结合。因此，高血压的治疗目标是尽可能地降低心血管事件的发生率和病死率。

2.非药物治疗

（1）合理膳食：低盐饮食，限制钠盐摄入；限制乙醇摄入量。

（2）控制体重：体质指数如＞24则需要限制热量摄入和增加体力活动。

（3）适宜运动：增加有氧运动。

（4）其他：定期测量血压，规范治疗，改善治疗依从性，尽可能实现降压达标，坚持长期平稳有效地控制血压。保持健康心态，减少精神压力，戒烟等。

治疗时根据年龄、病程、血压水平、心血管病危险因素、靶器官损害程度、血流动力学状态以及并发症等来选择合适药物。

3.药物治疗

降压药物的选择一般应从一线药物、单一药物开始，疗效不佳时，才联合用药。若非血压较高，或高血压急症，降压时用药以小剂量开始，逐渐加量，使血压逐渐下降，老年患者更需如此。

（1）利尿剂：通过利钠排水、降低细胞外高血容量、减轻外周血管阻力发挥降压作用。作用较平稳、缓慢，持续时间相对较长，作用持久服药2～3周后作用达高峰，能增强其他降压的疗效，适用于轻、中度高血压。有噻嗪类、袢利尿剂和保钾利尿剂三类，以噻嗪类使用最多。

（2）β受体阻滞剂：通过抑制过度激活的交感神经活性、抑制心肌收缩力、减轻心率发挥降压作用。降压作用较迅速、强力，适用于不同严重程度的高血压，尤其是心率较快的中、青年患者或合并心绞痛的患者，对老年高血压疗效相对较差。二度、三度心脏传导阻滞和哮喘患者禁用，慢性阻塞性肺疾病、运动员、周围血管病或糖耐量异常者慎用。有选择性（β_1）、非选择性（β_1和β_2）和兼有α受体阻滞三类，常用的有美托洛尔、阿替洛尔、比索洛尔、普萘洛尔等。

（3）钙通道阻滞剂：通过阻断血管平滑肌细胞上的钙离子通道，扩张血管降低血压。降压效果起效迅速，降压幅度相对较强，剂量和疗效呈正相关，除心力衰竭患者外较少有治疗禁忌证。分为二氢吡啶类和非二氢吡啶类，前者以硝苯地平为代表，后者有维拉帕米和地尔硫草。

（4）血管紧张素转换酶抑制剂：通过抑制血管紧张素转换酶阻断肾素血管紧张素系统，从而达到降压作用。降压起效缓慢，逐渐增强，在3～4周时达最大作用，限制摄入或联合使用利尿剂可使起效迅速和作用增强。常用的有卡托普利、依那普利、贝那普利等。

（5）血管紧张素Ⅱ受体阻滞剂：通过阻断血管紧张素Ⅱ受体发挥降压作用。起效缓慢，但持久而平稳，一般在6～8周达到最大作用，持续时间达24小时以上。常用的药物有氯沙坦、缬沙坦、厄贝沙坦、替米沙坦等。

（6）α受体阻滞剂：不作为一般高血压的首选药，适用于高血压伴前列腺增生患者，也用于难治性高血压的治疗。如哌唑嗪。

二、护理评估

(一)一般评估

1.生命体征

体温、脉搏、呼吸可正常,但血压测量值升高。必要时可测量立、卧位血压和四肢血压,监测24小时血压以判断血压节律变化情况。高血压诊断的主要依据是患者在静息状态下,坐位时上臂肱动脉部位血压的测量值。但必须是在未服用降压药的情况下,非同日3次测量血压,若收缩压≥18.7 kPa(140 mmHg)和/或舒张压≥12.0 kPa(90 mmHg)则诊断为高血压。患者既往有高血压史,目前正在使用降压药,血压虽然<18.7/12.0 kPa(140/90 mmHg),也诊断为高血压。

2.病史和病程

询问患者有无高血压、糖尿病、血脂异常、冠心病、脑卒中或肾脏病的家庭史;患高血压的时间,血压最高水平,是否接受过降压治疗及其疗效与不良反应;有无合并其他相关疾病;是否服用引起血压升高的药物,如口服避孕药、甘珀酸、麻黄碱滴鼻药、可卡因、类固醇等。

3.生活方式

膳食脂肪、盐、酒摄入量,吸烟支数,体力活动量以及体重变化等情况。

4.患者的主诉

约1/5患者无症状,常见的主诉有头痛、头晕、疲劳、心悸、耳鸣等症状,疲劳、激动或紧张、失眠时可加剧,休息后多可缓解。也可出现视力模糊、鼻出血等较重症状,患者主诉症状严重程度与血压水平有一定关联。有脏器受累的患者还会有胸闷、气短、心绞痛、多尿等主诉。

5.相关记录

身高、体重、腰围、臀围、饮食(摄盐量和饮酒量)、活动量、血压等记录结果。评估超重和肥胖最简便和常用的指标是体质指数(BMI)和腰围。BMI反映全身肥胖程度,腰围反映中心型肥胖的程度。BMI的计算公式为:BMI=体重(kg)/身高的平方(m²),成年人正常BMI为18.5～23.9 kg/m²,超重者BMI为24～27.9 kg/m²,肥胖者BMI≥28 kg/m²。成年人正常腰围<90/84 cm(男/女),如腰围≥90/85 cm(男/女),提示需要控制体重。

(二)身体评估

1.头颈部

部分患者有甲亢突眼征,颈部可听诊到血管杂音提示颈部血管狭窄、不完全性阻塞或代偿性血流量增多、加快。

2.胸背部

结合X线结果综合考虑心界有无扩大,心脏听诊可在主动脉瓣区闻及第二心音亢进、收缩期杂音或收缩早期喀喇音。

3.腹部和腰背部

背部两侧肋脊角、上腹部脐两侧、腰部肋脊处有血管杂音,提示存在血管狭窄。肾动脉狭窄的血管杂音常向腹两侧传导,大多具有舒张期成分。

4.四肢和其他

观察有无神经纤维瘤性皮肤斑,皮质醇增多症时可有向心性肥胖、紫纹与多毛的现象,下肢可见凹陷性水肿,观察四肢动脉搏动情况。

（三）心理-社会评估

评估患者家庭情况、工作环境、文化程度及有无精神创伤史;患者在疾病治疗过程中的心理反应与需求,家庭及社会支持情况,引导患者正确配合疾病的治疗与护理。

（四）辅助检查结果评估

1.常规检查

有无血液生化(钾、空腹血糖、总胆固醇、甘油三酯、高密度脂蛋白胆固醇、低密度脂蛋白胆固醇和尿酸、肌酐)、全血细胞计数、血红蛋白和血细胞比容、尿蛋白、尿糖的异常;心电图检查有无异常;24小时动脉血压监测检查24小时血压情况及其节律变化。

2.推荐检查

超声心动图和颈动脉超声、餐后血糖、尿蛋白定量、眼底、胸部X线检查、脉搏波传导速度以及踝臂血压指数等可帮助判断是否存在脏器受累。

3.选择检查项目

对怀疑继续性高血压患者可根据需要选择进行相应的脑功能、心功能和肾功能检查。

（五）血压水平分类和心血管风险分层评估

1.按血压水平分类

据血压升高水平,可将血压分为正常血压、正常高值、高血压(分为1级、2级和3级)和单纯收缩期高血压(表4-1)。

表 4-1　血压水平分类和定义

分类	收缩压/mmHg		舒张压/mmHg
正常血压	<120	和	<90
正常高值	120～139	和/或	89～90
高血压	≥140	和/或	≥90
1级高血压(轻度)	140～159	和/或	90～99
2级高血压(中度)	160～179	和/或	100～109
3级高血压(重度)	≥180	和/或	≥110
单纯收缩期高血压	≥140	和	<90

2.心血管风险分层评估

虽然高血压及血压水平是影响心血管事件发生和预后的独立危险因素,但是并非唯一决定因素。大部分高血压患者还有血压升高以外的心血管危险因素。因此要准确确定降压治疗的时机和方案,实施危险因素的综合管理就应当对患者进行心血管风险的评估并分层。根据中国高血压防治指南的分层方法,根据血压水平、心血管危险因素、靶器官损害、伴临床疾患,高血压患者的心血管风险分为低危、中危、高危和很高危4个层次(表4-2)。

表 4-2　高血压患者心血管风险水平分层

其他危险因素和病史	1级高血压	2级高血压	3级高血压
无	低危	中危	高危
1～2个其他危险因素	中危	中危	很高危
≥3个其他危险因素或靶器官损害	高危	高危	很高危
临床并发症或合并糖尿病	很高危	很高危	很高危

(六)常用药物疗效的评估

1.利尿剂

(1)准确记录患者出入量(尤其是 24 小时尿量):大量利尿可引起血容量过度降低,心排血量下降,血尿素氮增高。患者皮肤弹性减低,出现直立性低血压和少尿。

(2)血生化检查的结果:长期使用噻嗪类利尿剂有可能导致水、电解质紊乱,出现低钠、低氯和低钾血症。

2.β 受体阻滞剂

(1)患者自觉症状:疲乏、肢体冷感、激动不安、胃肠不适等症状。

(2)心动过缓或传导阻滞:因药物可抑制心肌收缩力、减慢心率,引起心动过缓或传导阻滞。

(3)反跳现象:长期服用该药患者突然停药可发生反跳现象,即原有的症状加重或出现新的表现,较常见的有血压反跳性升高,伴头痛、焦虑等,称之为撤药综合征。

(4)液体潴留:可表现为体重增加、凹陷性水肿。

3.钙通道阻滞剂

(1)监测心率和心律的变化:二氢吡啶类钙通道阻滞剂可反射性激活交感神经,导致心率增加,发生心动过速。而非二氢吡啶类钙通道阻滞剂具有抑制心脏收缩功能和传导功能,有导致传导阻滞的不良反应。

(2)其他体征:可引起面部潮红、脚踝部水肿、牙龈增生等。

4.血管紧张素转化酶抑制剂

(1)患者自觉症状:持续性干咳、头晕、皮疹、味觉障碍及血管神经性水肿等情况。

(2)高血钾:长期应用该类药物可能导致血钾升高,应定期监测血钾和血肌酐的水平。

(3)肾功能的损害:定期监测肾功能。

5.血管紧张素 II 受体阻滞剂

(1)患者自觉症状:有无腹泻等症状。

(2)高血钾:长期应用该类药物可能导致血钾升高,应定期监测血钾和血肌酐的水平。

(3)肾功能的损害:定期监测肾功能。

6.α 受体阻滞剂

直立性低血压:服用该类药物的患者可出现直立性晕厥现象,测量坐、立位血压是否差异过大。

三、护理诊断

(一)疼痛
头痛:与血压升高有关。

(二)有受伤的危险
有受伤的危险与头晕、视力模糊、意识改变或发生直立性低血压有关。

(三)营养失调
高于机体需要量与摄入过多,缺少运动有关。

(四)焦虑
焦虑与血压控制不满意、已发生并发症有关。

(五)知识缺乏

缺乏疾病预防、保健知识和高血压用药知识。

(六)潜在并发症

1.高血压急症

高血压急症与血压突然/显著升高并伴有靶器官损害有关。

2.电解质紊乱

电解质紊乱与长期应用降压药有关。

四、护理措施

(一)控制体重

超重和肥胖是导致血压升高的重要原因之一,而以腹部脂肪堆积为典型特征的中心性肥胖还会进一步增加高血压等心血管与代谢性疾病的风险,适当控制体重,减少脂肪含量,可显著降低血压。最有效的减重措施是控制能量摄入和增加运动。减重的速度因人而异,通常以每周减重 0.5~1.0 kg 为宜。

(二)合理饮食

合理饮食是控制体重的重要手段。高血压患者饮食需遵循平衡膳食的原则,控制高热量食物的摄入,如高脂肪食物、含糖饮料和酒类等;适当控制碳水化合物的摄入;减少钠盐的摄入。

钠盐可显著升高血压,增加高血压发病的风险,而钾盐可对抗钠盐升高血压的作用。世界卫生组织推荐每天钠盐摄入量应<5 g。高血压患者应尽可能减少钠盐的摄入,增加食物中钾盐的含量。烹调高血压患者的食物尽可能减少用盐、味精和酱油等调味品,可使用定量的盐勺;少食或不食含钠盐高的各类加工食品,如咸菜、火腿和各类炒货等;增加蔬菜、水果的摄入量;肾功能良好者可使用含钾的烹调用盐。

(三)制订康复运动计划

合理的运动计划不但能控制体重,降低血压,还能改善糖代谢。在运动方面应采用有规律的、中等强度的有氧运动。建议每天体力活动 30 分钟左右,每周至少进行 3 次有氧锻炼,如步行、慢跑、骑车、游泳、跳舞和非比赛性划船等。运动强度指标为运动时最大心率达到(170-年龄),运动的强度、时间和频度以不出现不适反应为度。

典型的运动计划包括 3 个阶段:5~10 分钟的轻度热身活动;20~30 分钟的耐力活动或有氧运动;放松运动 5 分钟,逐渐减少用力,使心脑血管系统的反应和身体产热功能逐渐稳定下来。运动的形式和运动量均应根据个人的兴趣和身体状况而定。

(四)监测血压的变化

血压测量是评估血压水平、诊断高血压和观察降压疗效的主要手段。在临床工作中主要采用诊室血压和动态血压测量,家庭血压测量因为可以测量长期血压变异,避免白大衣效应等作用越来越受到大家的重视。

1.诊室血压监测

由医护人员在诊室按统一规范进行测量,是目前评估血压水平和临床诊断高血压并进行分级的标准方法和主要依据。具体方法和要求如下:①选择符合计量标准的水银柱血压计,或经过验证的电子血压计。②使用大小合适的气囊袖带。③测压前患者至少安静休息 5 分钟,30 分钟内禁止吸烟、饮咖啡、茶,并排空膀胱。④测量时最好裸露上臂,上臂与心脏处于同一水平。怀疑有外周血管病者可测量四肢血压,老年人、糖尿病患者及有直立性低血压情况的应加测立、卧位血压。⑤袖带下缘在肘弯上 2.5 cm,听诊器听件置于肱动脉搏动处。⑥使用水银柱血压计时,应快速充气,当桡动脉搏动消失后将气囊压力再升高 4.0 kPa(30 mmHg),以 0.3~0.8 kPa/s(2~6 mmHg/s)的速度缓慢放气,获得舒张压后快速放气至零。⑦应间隔 1~2 分钟重复测量,取 2 次读数的平均值记录。如果 2 次读数相差 0.7 kPa(5 mmHg)以上,应再次测量,取 3 次读数的平均值。

2.动态血压监测

通过自动的血压测量仪器完成,测量次数较多,无测量者误差,可避免"白大衣效应",并可监测夜间睡眠期间的血压。因此,可评估血压短时变异和昼夜节律。

3.家庭血压监测

家庭血压监测又称自测血压或家庭自测血压,是由患者本人或家庭成员协助完成测量,可避免白大衣效应。家庭血压监测还可用于评估数天、数周甚至数月、数年血压的长期变异或降压治疗效应,而且有助于增强患者的参与意识,改善治疗依从性,但不适用于精神高度焦虑的患者。

(五)降压目标的确立

帮助患者确立降压目标。在患者能耐受的情况下,逐步降压达标。一般高血压患者血压控制目标值至少<18.7/12.0 kPa(140/90 mmHg);如合并稳定性冠心病、糖尿病或慢性肾病的患者宜确立个体化降压目标,一般可将血压降至 17.3/10.7 kPa(130/80 mmHg)以下,脑卒中后高血压患者一般血压目标<18.7 kPa(140 mmHg);老年高血压降压目标收缩压<20.0 kPa(150 mmHg);对舒张压<8.0 kPa(60 mmHg)的冠心病患者,应在密切监测血压的前提下逐渐实现收缩压达标。

(六)用药护理

需要使用降压药物的患者包括高血压 2 级或以上患者;高血压合并糖尿病,或已有心、脑、肾靶器官损害和并发症患者;凡血压持续升高,改善生活行为后血压仍未获得有效控制者。从心血管危险分层的角度,高危和极高危患者必须使用降压药物强化治疗。

应严格按医嘱用药,并注意观察常用药的毒副作用,发现问题及时处理,控制输液速度等。

(七)高血压急症的护理

1.避免诱因

安抚患者,避免情绪激动,保持轻松、稳定心态,必要时使用镇静剂。指导其按医嘱服用降压药,不可擅自减量或停服,以免血压急剧升高。另外,避免过度劳累和寒冷刺激。

2.病情监测

监测血压变化,一旦发现有高血压急症的表现,如血压急剧升高、剧烈头痛、呕吐、大汗、视力模糊、面色及神志改变、肢体运动障碍等,应立即通知医师。

3.高血压急症的护理

绝对卧床,抬高床头,避免一切不良刺激和不必要活动,协助生活护理。保持呼吸道通畅,吸氧。进行心电、血压和呼吸监测,建立静脉通道并遵医嘱用药,用药过程中监测血压变化,避免血压骤降。应用硝普钠、硝酸甘油时采用静脉泵入方式,密切观察药物不良反应。

(八)心理护理

长期、过度的心理应激会显著增加心血管风险。应向患者阐述不良情绪可诱发血压升高,帮助患者预防和缓解精神压力以及纠正和治疗病态心理,必要时可寻求专业心理辅导或治疗。

（九）健康教育

1.疾病知识指导

让患者了解自身病情,包括血压水平、危险因素及合并疾患等。告知患者高血压的风险和有效治疗的益处。对患者及家属进行高血压相关知识指导,提高护患配合度。

2.饮食指导

宜清淡饮食,控制能量摄入。营养均衡,减少脂肪摄入,少吃或不吃肥肉和动物内脏。控制钠盐的摄入,增加钾盐的摄入,学会正确烹调食物的要领,并选用定量盐勺。

3.戒烟限酒

吸烟是心血管病的主要危险因素之一,可导致血管内皮损害,显著增加高血压患者发生动脉粥样硬化性疾病的风险。应强烈建议并督促高血压患者戒烟,并指导患者寻求药物辅助戒烟。长期大量饮酒可导致血压升,限制饮酒量可显著降低高血压的发病风险。所有高血压患者均应控制饮酒量,每天饮酒量白酒、葡萄酒、啤酒的量分别应少于 50 mL、100 mL 和 300 mL。

4.适当运动计划

学会制订适当的运动计划,并能自我监测最大运动心率,控制运动强度,按运动计划的 3 个阶段实施运动。

5.用药原则

按时、正确服用相关药物,让患者了解常用药物不良反应及自我观察要点。

6.家庭血压监测

教会患者出院后进行血压的自我监测,提倡进行家庭血压监测,每次就诊携带监测记录。家庭血压监测适用于:一般高血压患者的血压监测,"白大衣"高血压识别,难治性高血压的鉴别,评价长期血压变异,辅助降压疗效评价,以及预测心血管风险及评估预后等。

对患者进行家庭血压监测的相关知识和技能培训:①使用经过验证的上臂式全自动或半自动电子血压计。②测量方案:每天早晚各测 1 次,每次 2～3 遍,取平均值;血压控制平稳者可每周只测 1 天,初诊高血压或血压不稳定的高血压患者,建立连续测血压 7 天,取后 6 天血压平均值作为参考值。③详细记录每次测量血压的日期、时间及所有血压读数,尽可能向医师提供完整的血压记录。

7.及时就诊的指标

（1）血压过高或过低。

（2）出现弥漫性严重头痛、呕吐、意识障碍、精神错乱,甚至昏迷、局灶性或全身性抽搐。

（3）高血压急症和亚急症。

（4）出现脑血管病、心力衰竭、肾衰竭的表现。

（5）突发剧烈而持续且不能耐受的胸痛,两侧肢体血压及脉搏明显不对称,严重怀疑主动脉夹层动脉瘤。

（6）随访时间:依据心血管风险分层,低危或仅服 1 种药物治疗者每 1～3 个月随诊 1 次;新发现的高危或较复杂病例、高危者至少每 2 周随诊 1 次;血压达标且稳定者每个月随诊 1 次。

五、护理效果评价

（1）患者头痛减轻或消失,食欲增加。

（2）患者情绪稳定,了解自身疾病,并能积极配合治疗。服药依从性好,血压控制在降压目标范围内。

(3)患者能主动养成良好生活方式。

(4)患者掌握家庭血压监测的方法,有效记录监测数据并提供给医护人员。

(5)患者未受伤。

(6)患者未发生相关并发症,或并发症发生后能得到及时治疗与护理。

（王玉霞）

第二节　心　包　疾　病

一、疾病概述

心包疾病种类繁多,大部分是继发性心包炎,按病因可分为特发性感染、结缔组织病、全身性疾病、代谢性疾病、肿瘤、药物反应、射线照射、外伤和医源性等。按病程进展可分为急性心包炎(伴或不伴心包积液)、慢性心包积液、粘连性心包炎、亚急性渗出性缩窄性心包炎、慢性缩窄性心包炎等。临床上以急性心包炎和慢性缩窄性心包炎最为常见。

急性心包炎是由心包脏层和壁层急性炎症,可由细菌、病毒、自身免疫、物理、化学等因素引起。心包炎是某种疾病表现的一部分或为其并发症,故常被原发病所掩盖,但也可单独存在。心包炎的尸解诊断发病率为 2%~6%,而临床统计占住院患者构成为 1%,说明急性心包炎极易漏诊。心包炎发病率男性多于女性,约为 3:2。

慢性缩窄性心包炎是指心脏被致密厚实的纤维化或钙化心包所包围,使心室舒张期充盈受限而产生一系列循环障碍的病征。缩窄性心包炎发病率较低,发病年龄以 20~30 岁最多,男与女比为 2:1。

（一）相关病理生理

1.急性心包炎

心包急性炎症反应时,心包脏层和壁层出现炎性渗出,若无明显液体积聚,为纤维蛋白性心包炎。急性纤维蛋白性心包炎或少量积液不致引起心包压力升高,不影响血流动力学。但如液体迅速增多,心包无法伸展以适应其容量的变化,使心包内压力急骤上升,即可引起心脏受压,导致心室舒张期充盈受阻,并使周围静脉压升高,最终使心排血量降低,血压下降,构成急性心脏压塞的临床表现。

2.慢性缩窄性心包炎

急性心包炎后,渗出液逐渐吸收可有纤维组织增生、心包增厚粘连、壁层与脏层融合钙化,使心脏和大血管根部受压。心包缩窄使心室舒张期扩张受阻,心室舒张期充盈减少,使每搏输出量下降。为维持心排血量,心率增快,同时由于上、下腔静脉回流受阻,出现静脉压升高。长期缩窄,心肌可萎缩。

（二）病因

1.急性心包炎

过去常见病因为风湿热、结核和细菌感染性,近年来病毒感染、肿瘤、尿毒症性及心肌梗死性心包炎发病率明显增多。

(1)感染性:由病毒、细菌、真菌、寄生虫、立克次体等感染引起。

(2)非感染性:常见有急性非特异性心包炎、肿瘤、自身免疫(风湿热及其他结缔组织疾病、心肌梗死后综合征、心包切开后综合征及药物性)、代谢疾病、外伤或放射性等物理因素、邻近器官疾病。

2.缩窄性心包炎

继续于急性心包炎,以结构性最为常见,其次为急性非特异性心包炎、化脓性或创伤性心包炎后演变而来。放射性心包炎和心脏直视手术后引起者逐渐增多,少数与心包肿瘤有关,也有部分患者病因不明。

(三)临床表现

1.急性心包炎

(1)纤维蛋白性心包炎:心前区疼痛为主要症状。疼痛性质可尖锐,与呼吸运动有关,常因咳嗽、深呼吸、变换体位或吞咽而加重。疼痛部位在心前区,可放射到颈部、左肩、左臂及左肩胛骨,也可达上腹部。疼痛也可呈压榨样,位于胸骨后。

心包摩擦音是其典型体征,呈抓刮样粗糙音,与心音的发生无相关性。多位于心前区,以胸骨左缘第3、4肋间为明显;坐位时身体前倾、深吸气或将听诊器胸件加压更容易听到。心包摩擦单可持续数小时或数天、数周,当积液增多时摩擦音消失,但如有部分心包粘连则仍可闻及。

(2)渗出性心包炎:临床表现取决于积液对心脏的压塞程度,轻者可维持正常的血流动力学,重者出现循环障碍或衰竭。

呼吸困难是心包积液最突出的症状,严重时患者呈端坐呼吸,身体前倾、呼吸浅速、面色苍白。也可因压迫气管和食管产生干咳、声音嘶哑和吞咽困难。此外还可有发冷、发热、心前区或上腹部闷胀、乏力、烦躁等症状。

心尖冲动弱或消失,心脏叩诊心浊音界扩大,心音低而遥远。大量积液时可在左肩胛骨下出现浊音及左肺受压迫所引起的支气管呼吸音,称为心包积液征。大量渗液可使收缩压降低,舒张压变化不大,故脉压变小。可累及静脉回流,出现颈静脉曲张、肝大、腹水及下肢水肿等。

(3)心脏压塞:快速心包积液可引起急性心脏压塞,表现为明显心动过速、血压下降、脉压变小和静脉压明显上升,可产生急性循环衰竭、休克等。如积液较慢可出现亚急性或慢性心脏压塞,表现为体循环静脉淤血、颈静脉曲张、静脉压升高、奇脉等。

2.缩窄性心包炎

多见于急性心包炎后1年内形成。常常表现为劳力性呼吸困难、疲乏、食欲缺乏、上腹胀满或疼痛。体检可见颈静脉曲张、肝大、腹水、下肢水肿、心率增快,可见 Kussmaul 征;心尖冲动不明显,心浊音界不增大,心音减低,可闻及心包叩击音。心律一般为窦性,有时可有心房颤动。脉搏细弱无力,动脉收缩压降低,脉压变小。

(四)辅助检查

1.化验室检查

取决于原发病,感染性者常有白细胞计数增加、血沉增快等炎症反应。

2.X 线检查

对渗出性心包炎有一定价值,可见心脏阴影向两侧增大,心脏搏动减弱或消失。成人液体量少于 250 mL、儿童少于 150 mL 时,X 线检查难以检出。缩窄性心包炎 X 线检查示心影偏小、正常或轻度增大,左右心缘变直,主动脉弓小或难以辨识,上腔静脉常扩张,有时可见心包钙化。

3.心电图

急性心包炎时心电图可出现的异常现象包括:除 aVR 导联以外 ST 段抬高,呈弓背向下型,aVR 导联中 ST 段压低;数天后 ST 段回基线,出现 T 波低平及倒置,持续数周至数月后 T 波恢复正常;除 aVR 和 V_1 导联外 P-R 段压低,无病理性 Q 波,常常有窦性心动过速。心包积液时有 QRS 波低电压和电交替。缩窄性心包炎心电图中有 QRS 低电压,T 波低平或倒置。

4.超声心动图

对诊断心包积液简单易行,迅速可靠。对缩窄性心包炎的诊断价值较低,均为非特异表现。心脏压塞的特征:右心房及右心室舒张期塌陷,吸气时右心室内径增大,左心室内径减少,室间隔左移等。

5.磁共振显像

能清晰显示心包积液的容量和分布情况,并可分辨积液的性质,但费用高,少用。

6.心包穿刺

可证实心包积液的存在并对抽取液体做常规涂片、细菌培养和找肿瘤细胞等检查。心包穿刺的主要指征是心脏压塞和未能明确病因的渗出性心包炎。

7.心包镜及心包活检

有助于明确病因。

8.右心导管检查

对缩窄性心包炎可检查出血流动力学的改变。

(五)治疗原则

1.病因治疗

针对病因,应用抗生素、抗结核药物、化疗药物等。

2.对症治疗

呼吸困难者给予半卧位、吸氧;疼痛者应用镇痛剂,首选非甾体抗炎药。

3.心包穿刺

可解除心脏压塞和减轻大量渗液引起的压迫症状,必要时可经穿刺在心包腔内注入抗菌药物或化疗药物等。

4.心包切开引流及心包切除术等

心包切除术是缩窄性心包炎的唯一治疗措施,切开指征由临床症状、超声心动图、心脏导管等决定。

二、护理评估

(一)一般评估

1.生命体征

体温可正常,急性非特异性心包炎和化脓性心包炎可出现高热。根据心包内渗液对心脏压塞的程度不同,可出现心率增快,血压低、脉压变小、脉搏细弱或奇脉等。

2.患者主诉

有心脏压塞时有无心前区疼痛、疲乏、劳力性呼吸困难、干咳、声音嘶哑及吞咽困难等症状,缩窄性心包炎心搏量降低时患者有厌食、上腹胀满或疼痛感。

3.相关记录

体位、心前区疼痛情况(部位、性状和持续时间、影响因素等)、皮肤、出入量等记录结果。

(二)身体评估

1.头颈部

大量渗液累及静脉回流,可出现颈静脉曲张现象。

2.胸部

心前区视诊示心尖冲动不明显。纤维蛋白性心包炎时心前区可扪及心包摩擦感;当渗出液增多时心尖冲动弱,位于心浊音界左缘的内侧或不能扪及。急性渗出性心包炎时心脏叩浊音界向两侧增大,皆为绝对浊音区。缩窄性心包炎患者心浊音界不增大。心包摩擦音是纤维蛋白性心包炎的典型表现,随着心包内渗液增多心音低而遥远,大量积液时可在左肩胛骨下出现浊音及支气管呼吸音,缩窄性心包炎患者在胸骨左缘第3、4肋间可闻及心包叩击音,发生于第二心音后$0.09\sim0.12$秒,呈拍击性质,是舒张期充盈血流因心包的缩窄而突然受阻并引起心室壁的振动所致。

3.腹部

大量心包渗液患者可有肝大、腹水或下肢水肿等(腹水较皮下水肿出现的要早而明显)。

4.其他

呼吸困难时可出现端坐呼吸、面色苍白,可有发绀。

(三)心理-社会评估

患者在疾病治疗过程中的心理反应与需求,家庭及社会支持情况,引导患者正确配合疾病的治疗与护理。

(四)辅助检查结果评估

1.心电图

心率(律)是否有改变。

2.X线检查

肺部无明显充血现象而心影显著增大是心包积液的有力证据,可与心力衰竭相区别。

三、护理诊断

(一)气体交换受阻

与肺淤血、肺或支气和受压有关。

(二)疼痛:胸痛

与心包炎症有关。

(三)体液过多

与渗出性、缩窄性心包炎有关。

(四)体温过高

与心包炎症有关。

(五)活动无耐力

与心排血量减少有关。

四、护理措施

(一)一般护理

协助患者取舒适卧位,出现心脏压塞的患者往往被迫采用前倾端坐位。保持环境安静,注意病室的温度和湿度,避免受凉。观察患者呼吸状况、监测血压气分析结果,患者出现胸闷气急时应给予氧气吸入。控制输液速度,防止加重心脏负荷。

(二)疼痛的护理

评估疼痛情况:疼痛的部位、性质及其变化情况,是否可闻及心包摩擦音。指导患者避免用力咳嗽、深呼吸或突然改变体位等,以免引起疼痛。使用非甾体抗炎药时应观察药物疗效以及患者有无胃肠道反应、出血等不良反应。若疼痛加重,可应用吗啡类药物。

(三)用药护理

使用抗菌、抗结核、抗肿瘤、镇痛等药物时监测疗效、观察不良反应是否发生。

(四)心理护理

多关心体贴患者,使患者保持良好的情绪,积极配合治疗护理。

(五)皮肤护理

有心脏压塞症状的患者常被迫采取端坐卧位,应加强骶尾部骨隆突处皮肤的护理,可协助患者定时更换前倾角度、决不按摩、防止皮肤擦伤,预防压疮。

(六)心包穿刺术的配合和护理

1.术前护理

术前常规行心脏超声检查,以确定积液量和穿刺部位,并标记好最佳穿刺点。备齐用物,向患者说明手术的意义和必要性,解除顾虑,必要时可使用少量镇静剂;如有咳嗽,可给予镇咳药物;建立静脉通道,备好抢救药品如阿托品等;进行心电、血压监测。

2.术中配合

嘱患者避免剧烈咳嗽或深呼吸,穿刺过程中如有不适应立即告知医护人员。严格无菌操作,抽液时随时夹闭胶管,防止空气进入心包腔;抽液要缓慢,第一次抽液量不超过 100 mL,以后每次抽液量不超过 300 mL,以防急性右心室扩张。若抽出新鲜血液应立即停止抽吸,密切观察有无心脏压塞症状。记录抽液量、性状,并采集好标本送检。抽液过程中均应密切观察患者的反应和主诉,如有异常,及时处理。

3.术后护理

拔除穿刺针后,于穿刺部位处覆盖无菌纱布并固定。嘱患者休息,穿刺后 2 小时内继续心电、血压监测,密切观察生命体征。心包引流者需做好引流管护理,待每天引流量＜25 mL 时可拔除引流管。

(七)健康教育

1.疾病知识指导

嘱患者注意休息,防寒保暖,防止呼吸道感染。加强营养,进食高热量、高蛋白、高维生素的易消化食物,限制钠盐摄入。对缩窄性心包炎患者讲明行心包切除术的重要性,解除思想顾虑,配合好治疗,以利心功能恢复。术后仍应休息半年左右。

2.用药指导与病情监测

鼓励患者坚持足够疗程药物治疗(如抗结核治疗)的重要性,不可擅自停药,防止复发。注意药物的变态反应,定期检查肝肾功能,定期随访。

五、护理效果评价

(1)患者自觉症状好转,包括呼吸困难、疼痛减轻、食欲增加、活动耐力增强等。
(2)患者心排血量能满足机体需要,心排血量减少症状和肺淤血症状减轻或消失。
(3)患者体温降至正常范围。
(4)患者焦虑感减轻,情绪稳定,能复述疾病相关知识及配合治疗护理的方法。
(5)患者能配合并顺利完成心包穿刺术。
(6)患者及早发现心脏压塞征兆,预防休克发生。

(王玉霞)

第三节　病毒性心肌炎

病毒性心肌炎是指由嗜心肌性病毒感染所致的,以非特异性间质性的心肌炎为主要病变的疾病,可呈局限性或弥漫性改变。

一、病因和发病机制

确切的发病机制尚不清楚,可能与病毒感染和自身免疫反应有关。最常见的病毒是柯萨奇B组2~5型和A组9型病毒,其次是埃可病毒、腺病毒、流感病毒等。

二、临床表现

半数以上患者在发病前1~3周有病毒感染的临床表现,如发热、头痛、全身倦怠感等上呼吸道感染症状,或有恶心、呕吐、腹痛、腹泻等消化道症状。然后出现心血管系统症状,如心悸、气短、胸闷、胸痛等。重症患者可出现心力衰竭、休克、晕厥、阿-斯综合征、猝死等。

三、辅助检查

(一)实验室检查
(1)血常规:白细胞计数轻度升高,血沉加快。
(2)血清心肌损伤标志物:急性期肌酸激酶(CK)、肌酸激酶同工酶(CK-MB)、心肌肌钙蛋白T(cTnT),心肌肌钙蛋白I(cTnI),天门冬酸氨基转移酶(AST)等增高。其中cTnT、cTnI的敏感性及特异性最强,并且检测时间窗也最宽(可达2周)。
(3)血清病毒中和抗体及血凝抑制抗体升高,>4倍或1次>1:640即为阳性标准。
(4)从患者咽部、粪便、血液标本中可做病毒分离。
(二)心电图检查
各种类型的心律失常、非特异性的ST-T改变。
(三)X线检查
正常或不同程度心脏扩大、心搏动减弱,心力衰竭时有肺淤血、肺水肿征。

(四)超声心动图检查

心脏扩大,室壁运动减弱,若伴有心包炎,可见心包积液征、心收缩功能降低。

四、治疗要点

病毒性心肌炎无特效治疗,治疗目的在于减轻心脏负荷,控制心律失常和防治心力衰竭。

(一)休息

休息是治疗急性病毒性心肌炎最重要的措施,急性期应卧床休息,尤其是心脏扩大或心力衰竭者,至少应休息 3 个月,待心界恢复正常或不再缩小,体温正常方可活动。

(二)改善心肌代谢,促进心肌恢复治疗

(1)静脉滴注维生素 C 5～10 g+5% 葡萄糖 500～1 000 mL,每天 1 次,2 周 1 个疗程。

(2)极化液(ATP、辅酶 A、维生素 C)静脉滴注,加强心肌营养。

(3)辅酶 Q_{10} 每次 10 mg,每天 3 次,口服;曲美他嗪每次 20 mg,每天 3 次,口服。

(三)抗病毒治疗

干扰素 $(10～30)×10^5$ U,每天 1 次肌内注射,2 周为 1 个疗程;黄芪注射液可能有抗病毒、调节免疫功能,可口服或静脉滴注。

(四)抗生素应用

治疗初期应常规应用青霉素 $(40～80)×10^5$ U/d 或克林霉素 1.2 g/d 静脉滴注 1 周。

(五)并发症治疗

并发心力衰竭、心律失常者按相应常规治疗。但在急性心肌炎时洋地黄制剂用量宜偏小,因此时易引起洋地黄中毒。

(六)激素应用

病程早期不主张应用糖皮质激素,但在重症病例,如伴难治性心力衰竭或三度房室传导阻滞者可少量、短期内试用。

病毒性心肌炎大多数预后良好,重症者死于心力衰竭,严重心律失常;少数患者转为慢性,或发展为扩张型心肌病。

五、护理措施

(一)病情观察

监测患者脉搏、心律的变化情况,及时发现患者是否发生心力衰竭、严重心律失常等危重情况。

(二)充分休息

对病毒性心肌炎患者来说,休息是减轻心脏负荷的最好方法。症状明显、血清心肌酶增高或出现严重心律失常的患者应卧床 3 个月以上,心脏增大者最好卧床半年至 1 年,待症状、体征、心脏大小、心电图恢复正常后,逐渐增加活动量。

(三)饮食

给予高热量、高蛋白、高维生素、丰富矿物质饮食,增加营养,满足机体消耗并促进心肌细胞恢复。

(四)心理支持

病毒性心肌炎患者中青壮年占一定比例,且在疾病急性期心悸等症状明显,影响患者的日常

生活和工作,使患者产生焦急、烦躁等情绪。故应向患者讲明本病的演变过程及预后,使患者安心休养。

（王玉霞）

第四节 扩张型心肌病

一、疾病概述

扩张型心肌病也称为充血性心肌病,是心肌病中常见的临床类型,以心肌广泛纤维化、心肌收缩力减弱、心脏扩大、双侧心室扩张为基本病变的心肌病。

（一）病因与病理

1.病因

病因尚不明确,近年来心肌病有增加趋势,青年男性发病多,男女之比为 2.5:1,目前主要与以下因素有关。

（1）遗传与基因。

（2）持续病毒感染。

（3）细胞免疫。

（4）血管活性物质和心肌微血管痉挛。

（5）代谢异常、中毒等。

2.病理

其主要以心腔扩张为主,室壁变薄,纤维瘢痕形成,常伴有附壁血栓形成。

（二）临床表现

1.无症状期

无明显临床症状,心脏轻度增大,射血分数 40%～50%。

2.症状期

主要是疲劳乏力、气促、心悸等,舒张早期奔马律,射血分数 20%～40%。

3.充血性心力衰竭期

出现劳力性呼吸困难,端坐呼吸,水肿和淤血性肝大等全心衰竭的表现。主要体征为心脏扩大,心律失常及肺循环淤血,常可听到奔马律。

（三）辅助检查

1.胸部 X 线片

肺淤血,心影增大,心胸比例>50%。

2.心电图

多种异常心电图改变,如心房颤动、传导阻滞、ST-T 改变、肢导低电压、R 波减低、病理性 Q 波等。

3.超声心动图

心腔扩大以左心室为主。因心室扩大致二、三尖瓣的相对关闭不全,而瓣膜本身无病变;室壁运动普遍减弱,心肌收缩功能下降。

4.放射性核素检查

核素血池显像可见左心室容积增大,左心室射血分数降低;心肌显像表现放射性分布不均匀或呈"条索样""花斑样"改变。

5.心导管检查和心血管造影

心室舒张末压、肺毛细血管楔压增高;心室造影见心腔扩大、室壁运动减弱、射血分数下降。冠状动脉造影正常。

6.心内膜心肌活检

心肌细胞肥大、变性,间质纤维化等。

(四)治疗

本病原因未明,尚无特殊防治方法,主要是控制充血性心力衰竭和心律失常。

1.一般治疗

限制体力活动,低盐饮食。

2.抗心力衰竭治疗

长期应用β受体阻滞剂,可以控制心力衰竭、延长生存时间。其他药物包括血管紧张素转换酶抑制药、利尿剂、洋地黄药物和扩张血管药物。但本病易发生洋地黄中毒,故应慎重使用。

3.抗栓治疗

本病易发生附壁血栓,对于合并心房颤动、深静脉血栓等有栓塞性疾病风险的患者,预防性口服阿司匹林;已经出现附壁血栓或发生血栓栓塞的患者,需长期口服华法林抗凝,保持国际标准化凝血酶原时间比值(INR)在2～2.5。

4.心脏再同步化治疗(CRT)

通过双心室起搏同步刺激左右心室,调整左右心室收缩程序,达到心脏收缩同步化,对改善心脏功能有一定疗效。需满足以下条件:左心室射血分数(LVEF)<35％,心功能 NYHA Ⅲ～Ⅳ级,QRS 增宽超过 120 毫秒,左右心室收缩不同步。

5.植入性心脏电复律除颤器(ICD)

对于有严重的、危及生命的心律失常,药物治疗不能控制,LVEF<30％,伴轻至中度心力衰竭症状、预期临床预后尚好的患者可选择 ICD 预防猝死。

二、护理评估

(一)病史评估

详细询问患者起病情况,了解有无感染,过度劳累、情绪激动等诱因;了解患者心律失常的类型,评估发生栓塞和猝死的风险;了解患者既往健康状况,评估有无其他心血管疾病,如冠心病、风湿性心脏病等。

(二)身体状况

观察生命体征及意识状况,注意监测心律、心率、血压等变化。心脏扩大:听诊时常可闻及第三或第四心音,心率快时呈奔马律。肥厚性心肌病患者评估有无头晕、黑朦、心悸、胸痛、劳力性呼吸困难,了解肥厚梗阻情况评估猝死的风险。

(三)心理-社会状况评估

了解患者有无情绪低落、消沉、烦躁、焦虑、恐惧、绝望等心理;患者反复发作心力衰竭,经常住院治疗,了解患者亲属的心理压力和经济负担。

三、护理诊断

(一)心输出血量减少
与心功能不全有关。

(二)气体交换受损
与充血性心力衰竭、肺水肿有关。

(三)焦虑
与病程长、疗效差、病情逐渐加重有关。

(四)潜在并发症
栓塞。

四、护理目标

(1)能维持良好的气体交换状态,活动后呼吸困难减轻或消失。

(2)胸痛减轻或消失。

(3)活动耐力逐渐增加。

(4)情绪稳定,焦虑程度减轻或消失。

五、护理措施

(一)一般护理
急性期保证患者充足睡眠、休息,限制探视,促进躯体和心理恢复。随着病情好转,逐渐增加活动量,尽量满足生活需要。给予清淡、营养、易消化、低盐饮食。防止辛辣、刺激性食物和饮料摄入,戒烟、戒酒。

(二)病情观察
监测血压及血流动力学参数变化,注意有无咳嗽加剧,气促明显等心力衰竭发作先兆及心排血量降低的早期表现,应随时观察有无偏瘫、失语、血尿、胸痛、咯血等症状,如有异常,马上报告医师,及时作出处理。

(三)对症护理
气促时需吸氧,保持鼻导管通畅。抬高床头 30°～60°,采用半坐位或端坐位利于呼吸。指导患者有效呼吸技巧,如腹式呼吸等。

(四)用药护理
遵医嘱给予洋地黄药物,药量要准确,密切观察有无洋地黄药物毒性反应;控制输液量及静脉输液速度,记录出水量;使用抗心律失常药时,要加强巡视,观察生命体征,必要时给予心电监护。

(五)心理护理
患者出现呼吸困难、胸闷不适时,守护在患者身旁,给予安全感;耐心解答患者提出的问题,进行健康教育;与患者和家属建立融洽关系,避免精神刺激,护理操作细致、耐心;尽量减少外界压力刺激、创造轻松和谐的气氛。

(六)健康教育

1.指导患者合理安排休息与活动

应限制活动,督促其卧床休息。因休息可使轻度心力衰竭缓解,重度心力衰竭减轻。待心力衰竭控制后,仍需限制患者的活动量,使心脏大小恢复至正常。

2.合理饮食

宜低盐、高维生素及增加纤维食物饮食,少量多餐,避免高热量及刺激性食物。防止因饮食不当造成水、钠潴留,心肌耗氧量、便秘等,导致心脏负荷增加。

3.避免诱因

向患者及家属讲解预防感染的知识,如定时开窗通风,洗手;因避免劳累、酒精中毒及其他毒素对心肌的损害。

4.坚持药物治疗

注意洋地黄素和抗心律失常等药物的毒性反应,并定期复查,以便随时调整药物剂量。

5.密切观察病情变化

如症状加重时应立即就医。

九、护理效果评价

(1)活动后呼吸困难症状减轻或消失。

(2)心前区疼痛发作的次数减少或已消失。发作时疼痛程度减轻。

(3)乏力和活动后心悸、气促症状减轻或消失,心律和心率恢复正常。

(4)情绪稳定,烦躁不安或悲伤失望心理减轻。

(王玉霞)

第五节　心源性休克

心源性休克(cardiogenic shock)是指由于严重的心脏泵功能衰竭或心功能不全导致心排血量减少,各重要器官和周围组织灌注不足而发生的一系列代谢和功能障碍综合征。

一、临床表现

多数心源性休克患者,在出现休克之前有相应心脏病史和原发病的各种表现,如急性肌梗死患者可表现严重心肌缺血症状,心电图可能提示急性冠状动脉供血不足,尤其是广泛前壁心肌梗死;急性心肌炎者则可有相应感染史,并有发热、心悸、气短及全身症状,心电图可有严重心律失常;心脏手术后所致的心源性休克,多发生于手术1周内。

心源性休克目前国内外比较一致的诊断标准如下。

(1)收缩压低于 12.0 kPa(90 mmHg)或原有基础血压降低 4.0 kPa(30 mmHg),非原发性高血压患者一般收缩压小于 10.7 kPa(80 mmHg)。

(2)循环血量减少:①尿量减少,常少于 20 mL/h。②神志障碍、意识模糊、嗜睡、昏迷等。③周围血管收缩,伴四肢厥冷、冷汗,皮肤湿凉,脉搏细弱快速、颜面苍白或发绀等末梢循环衰竭表现。

（3）纠正引起低血压和低心排血量的心外因素（低血容量、心律失常、低氧血症、酸中毒等）后，休克依然存在。

二、诊断

（1）有急性心肌梗死、急性心肌炎、原发或继发性心肌病、严重的恶性心律失常、具有心肌毒性的药物中毒、急性心脏压塞以及心脏手术等病史。

（2）早期患者烦躁不安、面色苍白，诉口干、出汗，但神志尚清；后逐渐表情淡漠、意识模糊、神志不清直至昏迷。

（3）体检心率逐渐增快，常＞120 次/分。收缩压＜10.6 kPa(80 mmHg)，脉压＜2.7 kPa(20 mmHg)严重时血压测不出。脉搏细弱，四肢厥冷，肢端发绀，皮肤出现花斑样改变。心音低纯，严重者呈单音律。尿量＜17 mL/h，甚至无尿。休克晚期出现广泛性皮肤、黏膜及内脏出血，即弥散性血管内凝血，以及多器官衰竭。

（4）血流动力学监测提示心脏指数降低、左心室舒张末压升高等相应的血流动力学异常。

（5）血气分析。

（6）弥散性血管内凝血的有关检查。血小板计数及功能检测，出凝血时间，凝血酶原时间，凝血因子Ⅰ，各种凝血因子和纤维蛋白降解产物（FDP）。

（7）必要时做微循环灌注情况检查。

（8）血流动力学监测。

（9）胸部 X 线片、心电图检查，必要时做动态心电图检查，条件允许时行床旁超声心动图检查。

三、治疗

（一）一般治疗

（1）绝对卧床休息，有效止痛，由急性心肌梗死所致者吗啡 3～5 mg 或哌替啶 50 mg，静脉注射或皮下注射，同时予地西泮、苯巴比妥（鲁米那）。

（2）建立有效的静脉通道，必要时行深静脉插管。留置导尿管监测尿量。持续心电、血压、血氧饱和度监测。

（3）氧疗：持续吸氧，氧流量一般为 4～6 L/min，必要时气管插管或气管切开，人工呼吸机辅助呼吸。

（二）补充血容量

首选右旋糖酐-40 250～500 mL 静脉滴注，或 0.9％氯化钠液、平衡液 500 mL 静脉滴注，最好在血流动力学监护下补液严格控制滴速，前 20 分钟内快速补液 100 mL，如中心静脉压上升不超过 0.2 kPa(1.5 mmHg)，可继续补液直至休克改善，或输液总量达 500～750 mL。无血流动力学监护条件者可参照以下指标进行判断：诉口渴，外周静脉充盈不良，尿量＜30 mL/h，尿比重＞1.02，中心静脉压＜0.8 kPa(6 mmHg)，则表明血容量不足。

（三）血管活性药物的应用

首选多巴胺或与间羟胺（阿拉明）联用，从 2～5 μg/(kg·min)开始渐增剂量，在此基础上根据血流动力学资料选择血管扩张剂：①肺充血而心排血量正常，肺毛细血管嵌顿压＞2.4 kPa

(18 mmHg),而心脏指数＞2.2 L/(min·m²)时,宜选用静脉扩张剂,如硝酸甘油15～30 μg/min静脉滴注或泵入,并可适当利尿。②心排血量低且周围灌注不足,但无肺充血,即心脏指数＜2.2 L/(min·m²),肺毛细血管嵌顿压＜2.4 kPa(18 mmHg)而肢端湿冷时,宜选用动脉扩张剂,如酚妥拉明100～300 μg/min静脉滴注或泵入,必要时增至1 000～2 000 μg/min。③心排血量低且有肺充血及外周血管痉挛,即心脏指数＜2.2 L/(min·m²),肺毛细血管嵌顿压＜2.4 kPa(18 mmHg)而肢端湿冷时,宜选用硝普钠,10 μg/min开始,每5分钟增加5～10 μg/min,常用量为40～160 μg/min,也有高达430 μg/min才有效。

(四)正性肌力药物的应用

1.洋地黄制剂

一般在急性心肌梗死的24小时内,尤其是6小时内应尽量避免使用洋地黄制剂,在经上述处理休克无改善时可酌情使用毛花苷C 0.2～0.4 mg,静脉注射。

2.拟交感胺类药物

对心排血量低,肺毛细血管嵌顿压不高,体循环阻力正常或低下,合并低血压时选用多巴胺,用量同前;而心排血量低,肺毛细血管嵌顿压高,体循环血管阻力和动脉压在正常范围者,宜选用多巴酚丁胺5～10 μg/(kg·min),也可选用多培沙明0.25～1.0 μg/(kg·min)。

3.双异吡啶类药物

常用氨力农0.5～2 mg/kg,稀释后静脉注射或静脉滴注,或米力农2～8 mg,静脉滴注。

(五)其他治疗

1.纠正酸中毒

常用5%碳酸氢钠或摩尔乳酸钠,根据血气分析结果计算补碱量。

2.激素应用

早期(休克4～6小时)可尽早使用糖皮质激素,如地塞米松(氟美松)10～20 mg或氢化可的松100～200 mg,必要时每4～6小时重复1次,共用1～3天,病情改善后迅速停药。

3.纳洛酮

首剂0.4～0.8 mg,静脉注射,必要时在2～4小时后重复0.4 mg,继以1.2 mg置于500 mL液体内静脉滴注。

4.机械性辅助循环

经上述处理后休克无法纠正者,可考虑主动脉内气囊反搏(IABP)、体外反搏、左心室辅助泵等机械性辅助循环。

5.原发疾病治疗

如急性心肌梗死患者应尽早进行再灌注治疗,溶栓失败或有禁忌证者应在IABP支持下进行急诊冠状动脉成形术;急性心包填塞者应立即心包穿刺减压;乳头肌断裂或室间隔穿孔者应尽早进行外科手术修补等。

6.心肌保护

1,6-二磷酸果糖5～10 g/d,或磷酸肌酸(护心通)2～4 g/d,酌情使用血管紧张素转换酶抑制剂等。

(六)防治并发症

1.呼吸衰竭

呼吸衰竭包括持续氧疗,必要时呼气末正压给氧,适当应用呼吸兴奋剂,如尼可刹米(可拉明)0.375 g 或洛贝林(山梗菜碱)3～6 mg 静脉注射;保持呼吸道通畅,定期吸痰,预防感染等。

2.急性肾衰竭

注意纠正水、电解质紊乱及酸碱失衡,及时补充血容量,酌情使用利尿剂如呋塞米(速尿)20～40 mg 静脉注射。必要时可进行血液透析、血液滤过或腹膜透析。

3.保护脑功能

使用脱水剂及糖皮质激素,合理使用兴奋剂及镇静剂,适当补充促进脑细胞代谢药,如脑活素、胞磷胆碱、三磷酸腺苷等。

4.防治弥散性血管内凝血(DIC)

休克早期应积极应用右旋糖酐-40、阿司匹林(乙酰水杨酸)、双嘧达莫(潘生丁)等抗血小板及改善微循环药物,有 DIC 早期指征时应尽早使用肝素抗凝,首剂 3 000～6 000 U 静脉注射,后续以 500～1 000 U/h 静脉滴注,监测凝血时间调整用量,后期适当补充消耗的凝血因子,对有栓塞表现者可酌情使用溶栓药如小剂量尿激酶[$(2.5～5)×10^5$ U]或链激酶。

四、护理

(一)急救护理

(1)护理人员熟练掌握常用仪器、抢救器材及药品。

(2)各抢救用物定点放置、定人保管、定量供应、定时核对,定期消毒,使其保持完好备用状态。

(3)患者一旦发生晕厥,应立即就地抢救并通知医师。

(4)应及时给予吸氧,建立静脉通道。

(5)按医嘱准、稳、快地使用各类药物。

(6)若患者出现心脏骤停,立即进行心、肺、脑复苏。

(二)护理要点

1.给氧用面罩或鼻导管给氧

面罩要严密,鼻导管吸氧时,导管插入要适宜,调节氧流量每分 4～6 L,每天更换鼻导管 1 次,以保持导管通畅。如发生急性肺水肿时,立即给患者端坐位,两腿下垂,以减少静脉回流,同时加用 30％乙醇吸氧,降低肺泡表面张力,特别是患者咯大量粉红色泡沫样痰时,应及时用吸引器吸引,保持呼吸道通畅,以免发生窒息。

2.建立静脉输液通道

迅速建立静脉通道。护士应建立静脉通道 1～2 条。在输液时,输液速度应控制,应当根据心率、血压等情况,随时调整输液速度,特别是当液体内有血管活性药物时,更应注意输液通畅,避免管道滑脱、输液外渗。

3.尿量观察

记录单位时间内尿量的观察,是对休克病情变化及治疗有十分重要意义的指标。如果患者六小时无尿或每小时少于 20～30 mL,说明肾小球滤过量不足,如无肾实质变说明血容量不足。相反,每小时尿量大于 30 mL,表示微循环功能良好,肾血灌注好,是休克缓解的可靠指标。如果血压回升,而尿量仍很少,考虑发生急性肾衰竭,应及时处理。

４.血压、脉搏、末梢循环的观察

血压变化直接标志着休克的病情变化及预后,因此,在发病几小时内应严密观察血压,15～30分钟1次,待病情稳定后1～2小时观察1次。若收缩压下降到10.7 kPa(80 mmHg)以下,脉压小于2.7 kPa(20 mmHg)或患者原有高血压,血压的数值较原血压下降2.7～4.0 kPa(20～30 mmHg),要立即通知医师迅速给予处理。

脉搏的快慢取决于心率,其节律是否整齐,也与心搏节律有关,脉搏强弱与心肌收缩力及排血量有关。所以休克时脉搏在某种程度上反映心脏功能,同时,临床上脉搏的变化,往往早于血压变化。

心源性休克由于心排血量减少,末梢循环灌注量减少,血流留滞,末梢发生发绀,尤其以口唇、黏膜及甲床最明显,四肢也因血运障碍而冰冷,皮肤潮湿。这时,即使血压不低,也应按休克处理。当休克逐步好转时,末梢循环得到改善,发绀减轻,四肢转温。所以末梢的变化也是休克病情变化的一个标志。

５.心电监护的护理患者入院后

立即建立心电监护,通过心电监护可及时发现致命的室速或室颤。当患者入院后一般监测24～48小时,有条件可直到休克缓解或心律失常纠正。常用标准Ⅱ导进行监测,必要时描记心电记录。在监测过程中,要严密观察心律、心率的变化。对于频发室早(每分钟5个以上)、多源性室早,室早呈二联律、三联律、室性心动过速、R-on-T、R-on-P(室早落在前一个P波或T波上)立即报告医师,积极配合抢救,准备各种抗心律失常药,随时做好除颤和起搏的准备,分秒必争,以挽救患者的生命。

最后,还必须做好患者的保温工作,防止呼吸道并发症和预防压疮等方面的基础护理工作。

(王玉霞)

第六节　心源性猝死

一、疾病概述

心源性猝死(sudden cardiac death,SCD)是指由心脏原因引起的急性症状发作后以意识突然丧失为特征的、自然死亡。

(一)相关病理生理

冠状动脉粥样硬化是最常见的病理表现,病理研究显示心源性猝死患者急性冠状动脉内血栓形成的发生率为15％～64％。陈旧性心梗也是心源性猝死的病理表现,这类患者也可见心肌肥厚、冠状动脉痉挛、心电不稳与传导障碍等病理改变。

心律失常是导致心源性猝死的重要原因,通常包括致命性快速心律失常、严重缓慢性心律失常和心室停顿。致命性快速心律失常导致冠状动脉血管事件、心肌损伤、心肌代谢异常和/或自主神经张力改变等因素相互作用,从而引起的一系列病理生理变化,引发心源性猝死,但其最终作用机制仍无定论。严重缓慢性心律失常和心室停顿的电生理机制是当窦房结和/或房室结功能异常时,次级自律细胞不能承担起心脏的起搏功能,常见于病变弥漫累及心内膜下浦肯野纤维的严重心脏疾病。

非心律失常导致的心源性猝死较少,常由心脏破裂、心脏流入和流出道的急性阻塞、急性心脏压塞等原因导致。心肌电机械分离是指心肌细胞有电兴奋的节律活动,而无心肌细胞的机械收缩,是心源性猝死较少见的原因之一。

(二)病因与危险因素

1.基本病因

绝大多数心源性猝死发生在有器质性心脏病的患者。Braunward 认为心源性猝死的病因有十大类:①冠状动脉疾患;②心肌肥厚;③心肌病和心力衰竭;④心肌炎症、浸润、肿瘤及退行性变;⑤瓣膜疾病;⑥先天性心脏病;⑦心电生理异常;⑧中枢神经及神经体液影响的心电不稳;⑨婴儿猝死症候群及儿童猝死;⑩其他。

(1)冠状动脉疾患:主要包括冠心病及其引起的冠状动脉栓塞或痉挛等。而另一些较少见的,如先天性冠状动脉异常、冠状动脉栓塞、冠状动脉炎、冠状动脉机械性阻塞等都是引起心源性猝死的原因。

(2)心肌问题和心力衰竭:心肌的问题引起的心源性猝死常在剧烈运动时发生,其机制认为是心肌电生理异常的作用。慢性心力衰竭患者由于其射血分数较低常常引发猝死。

(3)瓣膜疾病:在瓣膜病中最易引发猝死的是主动脉瓣狭窄,瓣膜狭窄引起心肌突发性、大面积的缺血而导致猝死。梅毒性主动脉炎、主动脉扩张引起主动脉瓣关闭不全时引起的猝死也不少见。

(4)电生理异常及传导系统的障碍:心传导系统异常、Q-T 间期延长综合征、不明或未确定原因的室颤等都是引起心源性猝死的病因。

2.主要危险因素

(1)年龄:从年龄关系而言,心源性猝死有两个高峰期,即出生后至 6 个月内及 45～75 岁。成年人心源性猝死的发病率随着年龄增长而增长,而老年人是成年人心源性猝死的主要人群。随着年龄的增长,高血压、高血脂、心律失常、糖尿病、冠心病和肥胖的发生率增加,这些危险因素促进了心源性猝死的发生率。

(2)冠心病和高血压:在西方国家,心源性猝死约 80% 是由冠心病及其并发症引起。冠心病患者发生心肌梗死后,左心室射血分数降低是心源性猝死的主要因素。高血压是冠心病的主要危险因素,且在临床上两种疾病常常并存。高血压患者左心室肥厚、维持血压应激能力受损,交感神经控制能力下降易出现快速心律失常而导致猝死。

(3)急性心功能不全和心律失常:急性心功能不全患者心脏机械功能恶化时,可出现心肌电活动紊乱,引发心力衰竭患者发生猝死。临床上多种心脏病理类型几乎都是由心律失常恶化引发心源性猝死的。

(4)抑郁:其机制可能是抑郁患者交感或副交感神经调节失衡,导致心脏的电调节失调所致。

(5)时间:根据资料显示,猝死发生以 7:00～10:00 时和 16:00～20:00时为两个高峰期,这可能与此时生活、工作紧张,交感神经兴奋,诱发冠状动脉痉挛,导致心律失常有关。

(三)临床表现

心源性猝死可分为前驱期、终末事件期、心搏骤停期与生物学死亡期。

1.前驱期

前驱症状表现形式多样,具有突发性和不可测性,如在猝死前数天或数月,有些患者可出现胸痛、气促、疲乏、心悸等非特异性症状,但也可无任何前驱症状,瞬间发生心脏骤停。

2.终末事件期

终末事件期是指心血管状态出现急剧变化到心搏骤停发生前的一段时间,时间从瞬间到1小时不等。心源性猝死所定义时间多指该时期持续的时间。其典型表现包括严重胸痛、急性呼吸困难、突发心悸或眩晕等。在猝死前常有心电活动改变,其中以致命性快速心律失常和室性异位搏动为主因室颤猝死者,常先有室性心动过速,少部分以循环衰竭为死亡原因。

3.心脏骤停期

心搏骤停后脑血流急剧减少,患者出现意识丧失,伴有局部或全身的抽搐。心搏骤停刚发生时可出现叹息样或短促痉挛性呼吸,随后呼吸停止伴发绀,皮肤苍白或发绀,瞳孔散大,脉搏消失二便失禁。

4.生物学死亡期

从心搏骤停至生物学死亡的时间长短取决于原发病的性质和复苏开始时间。心搏骤停后4～6分钟脑部出现不可逆性损害,随后经数分钟发展至生物学死亡。心搏骤停后立即实施心肺复苏和除颤是避免发生生物学死亡的关键。

(四)急救方法

1.识别心搏骤停

在最短时间内判断患者是否发生心搏骤停。

2.呼救

在不影响实施救治的同时,设法通知急救医疗系统。

3.初级心肺复苏

初级心肺复苏即基础生命活动支持,包括人工胸外按压、开放气道和人工呼吸,被简称 CBA 三部曲。如果具备 AED 自动电除颤仪,应联合应用心肺复苏和电除颤。

4.高级心肺复苏

高级心肺复苏即高级生命支持,是在基础生命支持的基础上,应用辅助设备、特殊技术等建立更为有效的通气和血运循环,主要措施包括气管插管、电除颤转复心律、建立静脉通道并给药维护循环等。在这一救治阶段应给予心电、血压、血氧饱和度及呼气末二氧化碳分压监测,必要时还需进行有创血流动力学监测,如动脉血气分析、动脉压、中心动脉压、肺动脉压、肺动脉楔压等。早期电除颤对于救治心搏骤停至关重要,如有条件越早进行越好。心肺复苏的首选药物是肾上腺素,每3～5分钟重复静脉推注 1 mg,可逐渐增加剂量到 5 mg。低血压时可使用去甲肾上腺素、多巴胺、多巴酚丁胺等,抗心律失常药物常用胺碘酮、利多卡因、β受体阻滞剂等。

5.复苏后处理

处理原则是维护有效循环和呼吸功能,特别是维持脑灌注,预防再次发生心搏骤停,维护水电解质和酸碱平衡,防治脑水肿、急性肾衰竭和继发感染等,其中重点是脑复苏提高营养补充。

(五)预防

1.识别高危人群、采用相应预防措施

对高危人群,针对其心脏基础疾病采用相应的预防措施能减少心源性猝死的发生率,如对冠心病患者采用减轻心肌缺血、预防心梗或缩小梗死范围等措施;对急性心梗、心梗后充血性心力衰竭的患者应用β受体阻滞剂;对充血性心力衰竭患者应用血管紧张素转换酶抑制剂。

2.抗心律失常

胺碘酮在心源性猝死的二级预防中优于传统的Ⅰ类抗心律失常药物。抗心律失常的外科手术治疗对部分药物治疗效果欠佳的患者有一定的预防心源性猝死的作用。近年研究证明,埋藏式心脏复律除颤器(implantable cardioverter defibrillator,ICD)能改善一些高危患者的预后。

3.健康知识和心肺复苏技能的普及

高危人群尽量避免独居,对其及家属进行相关健康知识和心肺复苏技能普及。

二、护理评估

(一)一般评估

(1)识别心搏骤停:当发现无反应或突然倒地的患者时,首先观察其对刺激的反应,并判断有无呼吸和大动脉搏动。判断心搏骤停的指标包括:意识突然丧失或伴有短阵抽搐;呼吸断续,喘息,随后呼吸停止;皮肤苍白或明显发绀,瞳孔散大,大小便失禁;颈、股动脉搏动消失;心音消失。

(2)患者主诉:胸痛、气促、疲乏、心悸等前驱症状。

(3)相关记录:记录心搏骤停和复苏成功的时间。

(4)复苏过程中须持续监测血压、血氧饱和度,必要时进行有创血流动力学监测。

(二)身体评估

1.头颈部

轻拍肩部呼叫,观察患者反应、瞳孔变化情况,气道内是否有异物。手指于胸锁乳突肌内侧沟中检测颈总动脉搏动(耗时不超过10秒)。

2.胸部

视诊患者胸廓起伏,感受呼吸情况,听诊呼吸音判断自主呼吸恢复情况。

3.其他

观察全身皮肤颜色及肢体活动情况,触诊全身皮肤温湿度等。

(三)心理-社会评估

复苏后应评估患者的心理反应与需求,家庭及社会支持情况,引导患者正确配合疾病的治疗与护理。

(四)辅助检查结果评估

(1)心电图:显示心室颤动或心电停止。

(2)各项生化检查情况和动脉血气分析结果。

(五)常用药物治疗效果的评估

1.血管升压药的评估要点

(1)用药剂量和速度、用药的方法(静脉滴注、注射泵/输液泵泵入)的评估与记录。

(2)血压的评估:患者意识是否恢复,血压是否上升到目标值,尿量、肤色和肢端温度的改变等。

2.抗心律失常药的评估要点

(1)持续监测心电,观察心律和心率的变化,评估药物疗效。

(2)不良反应的评估:应观察用药后不良反应是否发生,如使用胺碘酮可能引起窦性心动过缓、低血压等现象,使用利多卡因可能引起感觉异常、窦房结抑制、房室传导阻滞等。

三、护理诊断

（一）循环障碍

循环障碍与心脏收缩障碍有关。

（二）清理呼吸道无效

清理呼吸道无效与微循环障碍、缺氧和呼吸形态改变有关。

（三）潜在并发症

脑水肿、感染、胸骨骨折等。

四、护理措施

（一）快速识别心搏骤停，正确及时进行心肺复苏和除颤

心源性猝死抢救成功的关键是快速识别心搏骤停和启动急救系统，尽早进行心肺复苏和复律治疗。快速识别是进行心肺复苏的基础，而及时行心肺复苏和尽早除颤是避免发生生物学死亡的关键。

（二）合理饮食

多摄入水果、蔬菜和黑鱼等易消化的清淡食物，可通过改善心律变异性预防心源性猝死。

（三）用药护理

应严格按医嘱用药，并注意观察常用药的疗效和毒副作用，发现问题及时处理等。

（四）心理护理

复苏后部分患者会对曾发生的猝死产生明显的恐惧和焦虑心情，应帮助患者正确评估所面对情况，鼓励患者和积极参与治疗和护理计划的制订，使之了解心源性猝死的高危因素和救治方法。帮助患者建立良好有效的社会支持系统，帮助患者克服恐惧和焦虑的情绪。

（五）健康教育

1.高危人群

对高危人群，如冠心病患者应教会患者及家属了解心源性猝死早期出现的症状和体征，做到早发现、早诊断、早干预。教会家属基本救治方法和技能，患者外出时随身携带急救物品和救助电话，以方便得到及时救助。

2.用药原则

按时、正确服用相关药物，让患者了解常用药物不良反应及自我观察要点。

五、急救效果的评估

（1）患者意识清醒。

（2）患者恢复自主呼吸和心跳。

（3）患者瞳孔缩小。

（4）患者大动脉搏动恢复。

（王玉霞）

第七节 心力衰竭

心力衰竭是由于心脏器质性或功能性疾病损害心室充盈和射血能力而引起的一组临床综合征。心力衰竭是一种渐进性疾病,其主要临床表现是呼吸困难、疲乏和液体潴留,但不一定同时出现。绝大多数情况下是指各种心脏疾病引起心肌收缩力下降,使心排血量不能满足机体代谢需要,器官、组织血液灌注减少,出现肺循环和/或体循环静脉淤血的临床综合征。少数情况下心肌收缩力尚可使心排血量维持正常,但异常增高的左心室充盈压使肺静脉回流受阻,导致肺循环淤血。心力衰竭按发展速度可分为急性心力衰竭和慢性心力衰竭,以慢性居多;按发生的部位可分为左心、右心和全心衰竭;按左室射血分数是否正常可分为射血分数降低和射血分数正常两类,替代了以往收缩性心力衰竭和舒张性心力衰竭的概念。

一、慢性心力衰竭

慢性心力衰竭是大多数心血管疾病的最终归宿,也是最主要的死亡原因。在西方国家,引起慢性心力衰竭的基础心脏病以高血压、冠心病为主;在我国,过去以心瓣膜病为主,如今冠心病和高血压也已成为心力衰竭的最常见病因,瓣膜病和心肌病位于其后。

(一)病因

1.基本病因

(1)原发性心肌损害。①缺血性心肌损害:冠心病心肌缺血和/或心肌梗死是最常见的原因;②心肌炎和心肌病:各种类型的心肌炎和心肌病均可导致心力衰竭,其中病毒性心肌炎及原发性扩张型心肌病最多见;③心肌代谢障碍性疾病:最常见于糖尿病心肌病,而维生素 B_1 缺乏和心肌淀粉样变性等均属罕见。

(2)心脏负荷过重。①压力负荷(后负荷)过重:心脏收缩期射血阻力增加,常见原因有高血压、主动脉瓣狭窄、肺动脉高压、肺动脉瓣狭窄等;②容量负荷(前负荷)过重:心脏舒张期所承受的容量负荷增加,常见于主动脉瓣或肺动脉瓣关闭不全、房间隔缺损、室间隔缺损、动脉导管未闭等;③伴有全身血容量增多或循环血容量增多的疾病如慢性贫血、甲状腺功能亢进等,心脏的容量负荷也必然增加。

2.诱因

据统计有 80%～90% 慢性心力衰竭是在原有心脏病的基础上,由一些增加心脏负荷的因素所诱发,常见的诱发因素有以下几种。

(1)感染:呼吸道感染是最常见、最重要的诱因,其次为感染性心内膜炎、全身感染等。

(2)心律失常:心房颤动是诱发心力衰竭的重要因素,亦可见于其他各种类型的快速性心律失常和严重的缓慢性心律失常。

(3)血容量增加:摄入钠盐过多,输液或输血过多、过快等。

(4)生理或心理压力过大:过度体力活动或情绪激动、妊娠和分娩、愤怒等。

(5)其他:合并贫血和甲状腺功能亢进,不恰当停用洋地黄类药物或降压药及原有心脏病变加重等,也可成为发生心力衰竭的诱因。

(二)心功能分级

1.NYHA 心功能分级

(1)Ⅰ级:患者有心脏病,但体力活动不受限制。平时一般的体力活动不引起疲劳、心悸、呼吸困难或心绞痛等症状。

(2)Ⅱ级:体力活动稍受限制。休息时无自觉症状,但平时一般的体力活动会引起疲劳、心悸、呼吸困难或心绞痛,休息后很快缓解。

(3)Ⅲ级:体力活动明显受限。休息时尚无症状,但一般的轻体力活动就会引起疲劳、心悸、呼吸困难或心绞痛,休息较长时间方可缓解。

(4)Ⅳ级:患者有心脏病,体力活动能力完全丧失,休息时仍可存在心力衰竭症状或心绞痛,进行任何体力活动都会使症状加重。

2.ACC/AHA 心功能分级

(1)A 期:有发生心力衰竭的高危险因素但无心脏结构异常或心力衰竭表现。

(2)B 期:有心肌重塑或心脏结构的异常,但无心力衰竭表现。

(3)C 期:目前或既往有心力衰竭表现,包括射血分数降低和射血分数正常两类。

(4)D 期:即难治性终末期心力衰竭。尽管采用了优化的药物治疗,患者症状仍未改善或迅速复发,典型表现为休息或轻微活动即有症状(包括明显的疲劳感),不能完成日常活动,常有心性恶病质表现,并且需要再次和/或延长住院接受强化治疗。

(三)临床表现

1.左心衰竭

左心衰竭临床上最常见,主要表现为肺循环静脉淤血和心排血量降低。

(1)症状:①呼吸困难是左心衰竭最重要和最常见的症状。劳力性呼吸困难最早出现,开始多发生在较重的体力活动时,休息后缓解,随着病情的进展,轻微体力活动时即可出现。发生机制是运动使回心血量增加,左心房压力升高,加重了肺淤血,引起呼吸困难的运动量随心力衰竭程度加重而减少;夜间阵发性呼吸困难是指患者入睡后突然因憋气而惊醒,被迫坐起,轻者端坐休息后可缓解,重者可有哮鸣音,称之为心源性哮喘。此为左心衰竭的典型表现。发生机制有睡眠平卧血液重新分布使肺血量增加,夜间迷走神经张力增高,小支气管收缩,横膈高位,肺活量减少等;端坐呼吸是严重心力衰竭的表现。当肺淤血达到一定程度时,患者不能平卧,因平卧时回心血量增多,且膈肌上抬,使呼吸更为困难。高枕卧位、半卧位甚至端坐位方能使呼吸困难减轻;急性肺水肿是左心衰竭呼吸困难最严重的形式。②咳嗽也是较早发生的症状,咳嗽多在体力劳动或夜间平卧时加重,同时可咳出白色浆液性泡沫状痰,偶见痰中带血丝,当肺淤血明显加重或有肺水肿时,可咳粉红色泡沫痰。发生机制为肺泡和支气管黏膜淤血所致。肺静脉因长期慢性淤血致压力升高,导致肺循环和支气管血液循环之间形成侧支,在支气管黏膜下形成扩张的血管,一旦破裂可引起大咯血。③低心排血量症状,如疲劳、乏力、头晕、嗜睡、心悸、发绀等,其原因主要是由于心排血量降低、器官、组织灌注不足及代偿性心率加快所致。④严重左心衰竭时肾血流量明显减少,患者可出现少尿,血尿素氮、肌酐升高,并可有肾功能不全的相关症状。

(2)体征:①呼吸加快、交替脉,血压一般正常,有时脉压减小,皮肤黏膜苍白或发绀。②由于肺毛细血管压增高,液体可渗出至肺泡而出现湿性啰音。开始两肺底闻及湿性啰音,有时伴哮鸣音,随病情加重,湿性啰音可遍及全肺。③除基础心脏病的固有体征外,多数患者有左心室增大,心率加快,心尖区可闻及舒张期奔马律,肺动脉瓣区第二心音亢进,亦可出现心律失常。

2.右心衰竭

单纯右心衰竭较少见,右心衰竭主要表现为体循环静脉淤血。

(1)症状。①胃肠道症状:食欲缺乏、恶心、呕吐、腹胀、便秘及上腹疼痛等症状,是右心衰竭最常见的症状,主要是由于胃肠道淤血引起;②劳力性呼吸困难:右心衰竭可由左心衰竭发展而来,单纯性右心衰竭多由先天性心脏病或肺部疾病所致,两者均可有明显的呼吸困难。

(2)体征。①水肿:右心衰竭的典型体征。水肿首先发生在身体的最低垂的部位,起床活动患者,足、踝及胫骨前水肿较明显,尤以下午为甚,为对称性压陷性水肿。卧床患者,则以骶部和大腿内侧水肿较显著。右心衰竭严重者,可呈全身性水肿。②颈静脉征:颈外静脉充盈、怒张,是右心衰竭的主要体征,并可出现明显搏动。肝颈静脉反流征阳性则更具有特征性。③肝脏体征:肝因淤血肿大常伴有压痛。持续慢性右心衰竭可引起心源性肝硬化,晚期可出现肝功能受损、黄疸及大量腹水。④心脏体征:除基础心脏病的相应体征外,单纯右心衰竭的患者,剑突下可见明显搏动,可闻及右室舒张期奔马律,亦可因三尖瓣相对关闭不全出现收缩期吹风样杂音。

3.全心衰竭

左、右心衰竭的临床表现同时存在。全心衰竭时,肺淤血可因右心衰竭、右心排血量减少而减轻,故表现为呼吸困难减轻而发绀加重。

(四)护理

1.护理目标

患者的呼吸困难减轻,血气分析维持在正常范围;心排血量增加;水肿、腹水减轻或消失;活动耐力增强;无感染及洋地黄中毒和电解质紊乱发生,或一旦发生,能得以及时发现和控制。

2.护理措施

(1)一般护理。①休息与活动:休息包括体力和精神休息两个方面,良好的休息可减轻心脏负担,但长期卧床易发生静脉血栓形成甚至肺栓塞,同时也使消化功能降低,肌肉萎缩。因此,应根据心力衰竭患者的病情轻重安排休息。心功能Ⅰ级时,不限制一般的体力活动,积极参加体育锻炼,但避免剧烈运动及重体力劳动;心功能Ⅱ级时,适当限制体力活动,增加午睡时间,强调下午多休息,停止比较剧烈的运动,保证充足的睡眠;心功能Ⅲ级时,严格限制一般的体力活动,每天有充分的休息时间,但日常生活可自理或在他人协作下自理;心功能Ⅳ级时,绝对卧床休息,生活由他人照顾。定时改变体位,防止发生压疮。为防止长期卧床引起静脉血栓形成甚至肺栓塞、便秘、虚弱、直立性低血压的发生,可根据患者病情安排床上肢体运动、床边活动等。②饮食:给予低盐、低热量、高蛋白、高维生素的清淡易消化饮食,避免产气的食物及浓茶、咖啡或辛辣刺激性食物;戒烟酒;多吃蔬菜、水果,少量多餐,不宜过饱,肥胖者更要适当限制饮食。限制水分和钠盐的摄入,根据患者的具体情况决定每天的饮水量,通常一半量在用餐时摄取,另一半量在两餐之间摄取。必要时行口腔护理,以减轻口渴感。食盐一般限制在每天5 g以下,告诉患者及家属低盐饮食的重要性并督促其执行。中度心力衰竭每天摄入量为2.5~3 g,重度心力衰竭控制在1 g以下。除了低盐饮食外,还要控制腌制品、发酵的点心、味精、酱油、海产品、罐头、皮蛋、啤酒、碳酸饮料等含钠量高的食品。可用糖、醋、蒜调味以增进食欲。但在应用强效排钠利尿剂时,不宜过分严格限盐,以免引起低钠血症。③排便的护理:指导患者养成每天按时排便的习惯,预防便秘。排便时切忌过度用力,以免增加心脏负荷,甚至诱发严重的心律失常。长期卧床的患者定期变换体位,腹部做顺时针方向的按摩,或每天收缩腹肌数次,必要时使用缓泻剂。

(2)病情观察:密切观察患者呼吸困难程度,给氧后发绀情况,肺部啰音的变化、水肿变化情况、血气分析和血氧饱和度等,控制输液量及速度,滴速以 15~30 滴/分钟为宜,防止输液过多过快。详细记录 24 小时出入水量,准确测量体重并记录。

(3)吸氧:一般采用持续吸氧,流量 2~4 L/min,随时清除鼻腔分泌物,保持输氧管通畅。同时观察患者呼吸频率、节律、深度的改变,随时评估呼吸困难的改善情况并作好记录。

(4)用药护理:慢性心力衰竭有非药物治疗和药物治疗,前者如休息、限钠盐、吸氧、祛除诱因、避免刺激、加强营养等,后者包括利尿剂(是治疗心力衰竭最常用的药物)、血管扩张剂、正性肌力药物和其他如血管紧张素转化酶抑制剂(ACEI)、抗醛固酮制剂、β 受体阻滞剂等。

洋地黄类药物:①向患者讲解洋地黄类药物治疗的必要性及洋地黄中毒的表现。②给药前应检查心率、心律情况,若心率低于 60 次/分,或发生节律改变,应暂停给药,并通知医师。③静脉注射用药宜稀释后缓慢注射,一般需 10~15 分钟。注射后注意观察心率、心律改变及患者反应。④毒性反应的观察及护理。胃肠道症状最常见,表现为食欲缺乏、恶心、呕吐;神经精神症状,常见有头痛、乏力、烦躁、易激动;视觉异常,表现为视力模糊、黄视、绿视等。心脏表现主要有心律失常,常见室性期前收缩呈二联律或三联律、心动过缓、房室传导阻滞等各种类型的心律失常。用药后注意观察疗效,及有无上述毒性反应,发现异常时应及时报告医师,并进行相应的处理。⑤洋地黄中毒的处理包括停用洋地黄、补充钾盐、纠正心律失常。立即停用洋地黄是治疗洋地黄中毒的首要措施。可口服或静脉补充氯化钾、门冬氨酸钾镁,停用排钾利尿剂。若有快速性心律失常,可用利多卡因或苯妥英钠。若心动过缓可用阿托品静脉注射或临时起搏器。地高辛中毒可用抗地高辛抗体。

利尿剂:①应用利尿剂前测体重,时间尽量在早晨或日间,以免夜间频繁排尿而影响患者休息;用药后准确记录出入量,以判断利尿效果;②观察各类利尿剂的不良反应。噻嗪类利尿剂主要不良反应有电解质紊乱(低钾、低钠、低氯)、高尿酸血症及高血糖;袢利尿剂主要不良反应有水与电解质紊乱、消化道症状、听力障碍等;潴钾利尿剂主要不良反应有胃肠道反应、嗜睡、乏力、皮疹等,不宜同时服用钾盐,高钾血症者禁用。

β 受体阻滞剂:β 受体阻滞剂可产生心肌收缩力减弱、心率减慢、房室传导时间延长、支气管痉挛、低血糖、血脂升高的不良反应,因此,应监测患者的心音、心率、心律和呼吸,定期查血糖、血脂。

非洋地黄类正性肌力药物和 ACEI 长期应用非洋地黄类正性肌力药物可引起心律失常;应用 ACEI,可出现低血压、高血钾、干咳、肾功能减退等。故应严密观察病情变化,发现异常及时处理。

(5)心理护理:对有焦虑的心力衰竭患者应鼓励患者说出焦虑的感受及原因。加强与患者的沟通,建立良好的护患关系。指导患者进行自我心理调整,减轻焦虑,如放松疗法、转移注意力等,保持积极乐观、轻松愉快的情绪,增强战胜疾病的信心。

(6)健康教育。①疾病知识指导:指导患者积极治疗原发病,注意避免心力衰竭的诱发因素,如感染(尤其是呼吸道感染)、心律失常、过度劳累、情绪激动、饮食不当等。注意保暖,防止受凉感冒,保持乐观情绪。②活动指导:合理休息与活动,活动应循序渐进,活动量以不出现心悸、气急为原则。保证充足的睡眠。适当活动有利于提高心脏储备力,提高活动耐力,改善心理状态和生活质量。③饮食指导:坚持合理饮食,进食低盐、低脂、低热量、高蛋白、高维生素、清淡易消化的饮食;少量多餐,每餐不宜过饱,多食蔬菜、水果,防止便秘。戒烟、酒,避免浓茶、咖啡及辛辣刺激性食物。④自我监测指导:教会患者及家属自我监测脉搏,观察病情变化,若足踝部出现水肿,突然气急加重、夜尿增多、体重增加,有厌食饱胀感,提示心力衰竭复发。⑤用药指导:指导患者及家属强心剂、利尿剂等药物服用方法、剂量、不良反应及注意事项。定期复查,如有不适,及时复诊。

3.护理效果评价

患者的呼吸困难得到改善;水肿、腹水减轻或消失,体重减轻,皮肤保持完整;能说出低盐饮食的重要性和服用利尿剂的注意事项;活动耐力增强;体液、电解质、酸碱维持平衡;无感染及洋地黄中毒发生或得到控制。

二、急性心力衰竭

急性心力衰竭是指由于急性心脏病变引起心排血量急剧下降,甚至丧失排血功能,导致组织器官灌注不足和急性淤血的综合征。临床上以急性左心衰竭较常见,主要表现为急性肺水肿,严重者伴心源性休克。是临床上最常见的急危重症之一,抢救是否及时合理与预后密切相关。

(一)病因

1.急性弥漫性心肌损害

急性弥漫性心肌损害常见于急性广泛前壁心肌梗死、乳头肌梗死断裂、急性心肌炎等引起心肌收缩无力,心排血量急剧下降。

2.急性心脏后负荷增加

急性心脏后负荷增加常见于高血压危象、严重瓣膜狭窄、心室流出道梗阻等。

3.急性心脏前负荷增加

急性心脏前负荷增加常见于急性心肌梗死或感染性心内膜炎引起的瓣膜损害、腱索断裂所致瓣膜急性反流、室间隔破裂穿孔等,以及静脉输血、输液过多或过快。

4.心律失常

心律失常常见于原有心脏病的基础上出现快速性(心率＞180 次/分)或缓慢性(心率＜35 次/分钟)心律失常。

(二)临床表现

1.症状

急性左心衰竭患者病情发展常极为迅速且十分危重。临床表现为突发严重呼吸困难,呼吸频率 30～40 次/分,端坐呼吸,面色灰白、发绀、极度烦躁、大汗淋漓,同时频繁咳嗽,咳出大量白色或粉红色泡沫样痰。极重者可因脑缺氧而致神志模糊。

2.体征

发病刚开始可有一过性血压升高,病情如不缓解,血压可持续下降甚至休克。听诊时两肺满布湿啰音和哮鸣音,心率增快,心尖区第一心音减弱,可闻及舒张期奔马律,肺动脉瓣区第二心音亢进。如不及时抢救,可导致心源性休克而死亡。

(三)护理

1.护理目标

患者呼吸困难和缺氧改善,情绪逐渐稳定。

2.护理措施

(1)减轻呼吸困难,改善缺氧。①体位:立即将患者扶起坐在床边,两腿下垂或半卧位于床上,以减少回心血量、减轻水肿。同时注意防止患者坠床跌伤。②氧疗:给予高流量吸氧,6～

8 L/min,并通过 20%～30% 的乙醇湿化,以降低肺泡内泡沫的表面张力使泡沫消散,增加气体交换面积。通过氧疗将血氧饱和度维持在 95%～98% 水平。对于病情特别严重者可用面罩呼吸机持续加压给氧,一方面可使气体交换加强,另一方面也可对抗组织液向肺泡内渗透。也可加用 50% 的乙醇湿化,以降低肺泡内泡沫的表面张力,使泡沫破裂,改善通气功能。③迅速建立两条静脉通道,遵医嘱正确使用药物,观察药物疗效与不良反应。④其他:可采用四肢轮流三肢结扎、静脉放血、气囊暂时阻塞下腔静脉、高渗腹膜透析及高位硬膜外麻醉等疗法,以减轻回心血量,改善心功能。⑤病情观察:严密观察患者的呼吸频率、节律、深度,判断呼吸困难的程度;观察咳嗽的情况、痰的颜色和量、肺内啰音的变化;心率、心律、心音有无异常;患者皮肤的颜色及意识的变化。

(2)心理护理:①急性期避免在患者面前讨论病情,以减少误解。护理人员在抢救时应镇静,态度热情,操作熟练、忙而不乱,安慰、鼓励患者,以增强其治疗疾病的信心,减轻恐惧与焦虑。②缓解期分析产生恐惧的原因,鼓励患者说出内心的感受。指导患者进行自我放松,如深呼吸、放松疗法等。向患者解释恐惧对心脏的不利影响,使患者主动配合,保持情绪稳定。

(3)健康指导:①向患者及家属讲解急性左心衰竭的病因及诱因,鼓励患者积极配合治疗原发病,避免诱发因素。定期复诊。②在静脉输液前嘱患者主动告诉护士自己有心脏病史,以便护士在输液时控制输液量及滴速。

3.护理效果评价

患者的缺氧得到改善,表现为动脉血气分析值正常,血氧饱和度>90%,呼吸平稳;未发生心源性休克,表现为生命体征平稳;患者对医疗护理的反应表现出平静和信任。

(王玉霞)

第五章

内分泌科患者的护理

第一节 糖 尿 病

糖尿病(diabetes mellitus,DM)是一组由多病因引起的以慢性高血糖为特征的代谢性疾病,是由胰岛素分泌和/或作用缺陷所引起。糖尿病是常见病、多发病。

一、分型

(一)1型糖尿病

1型糖尿病:胰岛β细胞破坏,常导致胰岛素绝对缺乏。

(二)2型糖尿病

2型糖尿病:从以胰岛素抵抗为主伴胰岛素分泌不足到以胰岛素分泌不足为主伴胰岛素抵抗。

(三)其他特殊类型糖尿病

其他特殊类型糖尿病指病因相对比较明确,如胰腺炎、皮质醇增多症等引起的一些高血糖状态。

(四)妊娠期糖尿病

妊娠期糖尿病指妊娠期间发生的不同程度的糖代谢异常。

二、病因与发病机制

糖尿病的病因和发病机制至今未完全阐明。总的来说,遗传因素及环境因素共同参与其发病过程。胰岛素由胰岛β细胞合成和分泌,经血液循环到达体内各组织器官的靶细胞,与特异受体结合并引发细胞内物质代谢效应。该过程中任何一个环节发生异常,均可导致糖尿病。

(一)1型糖尿病

1.遗传因素

遗传因素在1型糖尿病发病中起重要作用。

2.环境因素

糖尿病可能与病毒感染、化学毒物和饮食因素有关。

3.自身免疫

有证据支持 1 型糖尿病为自身免疫性疾病。

4.1 型糖尿病的自然史

1 型糖尿病的发生发展经历以下阶段。

(1)个体具有遗传易感性,临床无任何异常。

(2)某些触发事件,如病毒感染引起少量 β 细胞破坏并启动自身免疫过程。

(3)出现免疫异常,可检测出各种胰岛细胞抗体。

(4)β 细胞数目开始减少,仍能维持糖耐量正常。

(5)β 细胞持续损伤达到一定程度时(通常只残存 10%～20% 的 β 细胞),胰岛素分泌不足,出现糖耐量降低或临床糖尿病,需用外源胰岛素治疗。

(6)β 细胞几乎完全消失,需依赖外源胰岛素维持生命。

(二)2 型糖尿病

1.遗传因素与环境因素

有资料显示遗传因素主要影响 β 细胞功能。环境因素包括年龄增加、现代生活方式改变、营养过剩、体力活动不足、子宫内环境以及应激、化学毒物等。

2.胰岛素抵抗和 β 细胞功能缺陷

胰岛素抵抗是指胰岛素作用的靶器官对胰岛素作用的敏感性降低。β 细胞功能缺陷主要表现为胰岛素分泌异常。

3.糖耐量减低和空腹血糖调节受损

糖耐量减低是葡萄糖不耐受的一种类型。空腹血糖调节受损是指一类非糖尿病性空腹血糖异常,其血糖浓度高于正常,但低于糖尿病的诊断值。目前认为两者均为糖尿病的危险因素,是发生心血管病的危险标志。

4.临床糖尿病

达到糖尿病的诊断标准(表 5-1)。

表 5-1　糖尿病诊断标准

诊断标准	静脉血浆葡萄糖水平
(1)糖尿病症状＋随机血糖或	≥11.1 mmol/L
(2)空腹血浆血糖(FPG)或	≥7.0 mmol/L
(3)葡萄糖负荷后 2 小时血糖(2hPG)	≥11.1 mmol/L
无糖尿病症状者,需改天重复检查,但不做第 3 次 OGTT	

注:空腹的定义是至少 8 小时没有热量的摄入;随机是指一天当中的任意时间而不管上次进餐的时间及食物摄入量。

三、临床表现

(一)代谢紊乱综合征

1."三多一少"

多饮、多食、多尿和体重减轻。

2.皮肤瘙痒

患者常有皮肤瘙痒,女性患者可出现外阴瘙痒。

3.其他症状

四肢酸痛、麻木、腰痛、性欲减退、月经失调、便秘和视物模糊等。

（二）并发症

1.糖尿病急性并发症

（1）糖尿病酮症酸中毒（diabetic ketoacidosis，DKA）：最常见的糖尿病急症，以高血糖、酮症和酸中毒为主要表现。DKA 最常见的诱因是感染，其他诱因：胰岛素治疗中断或不适当减量、饮食不当、各种应激及酗酒等。临床表现为早期"三多一少"，症状加重；随后出现食欲缺乏、恶心、呕吐，多尿、口干、头痛、嗜睡，呼吸深快，呼气中有烂苹果味（丙酮）；后期严重失水、尿量减少、眼球下陷、皮肤黏膜干燥，血压下降、心率加快、四肢厥冷；晚期出现不同程度意识障碍。

（2）高渗高血糖综合征：糖尿病急性代谢紊乱的另一临床类型，以严重高血糖、高血浆渗透压、脱水为特点，无明显酮症酸中毒，患者常有不同程度的意识障碍或昏迷。本病起病缓慢，最初表现为多尿、多饮，但多食不明显或反而食欲缺乏；随病情进展出现严重脱水和神经精神症状，患者反应迟钝、烦躁或淡漠、嗜睡，逐渐陷入昏迷、出现抽搐，晚期尿少甚至尿闭，但无酸中毒样深大呼吸。与 DKA 相比，失水更为严重、神经精神症状更为突出。

（3）感染性疾病：糖尿病容易并发各种感染，血糖控制差者更易发生，病情也更严重。

（4）低血糖：一般将血糖≤2.8 mmol/L 作为低血糖的诊断标准，而糖尿病患者血糖值≤3.9 mmol/L 就属于低血糖范畴。低血糖有两种临床类型，即空腹低血糖和餐后（反应性）低血糖。低血糖的临床表现呈发作性，具体分为两类：①自主（交感）神经过度兴奋表现为多有出汗、颤抖、心悸、紧张、焦虑、饥饿、流涎、软弱无力、面色苍白、心率加快、四肢冰凉和收缩压轻度升高等。②脑功能障碍表现为初期表现为精神不集中、思维和语言迟钝、头晕、嗜睡、视物不清、步态不稳，后可有幻觉、躁动、易怒、性格改变、认知障碍，严重时发生抽搐和昏迷。

2.糖尿病慢性并发症

（1）微血管病变：这是糖尿病的特异性并发症。微血管病变主要发生在视网膜、肾、神经和心肌组织，尤其以肾脏和视网膜病变最为显著。

（2）大血管病变：这是糖尿病最严重、突出的并发症，主要表现为动脉粥样硬化。动脉粥样硬化主要侵犯主动脉、冠状动脉、脑动脉、肾动脉和肢体外周动脉等。

（3）神经系统并发症：以周围神经病变最常见，通常为对称性，下肢较上肢严重，病情进展缓慢。患者常先出现肢端感觉异常，如呈袜子或手套状分布，伴麻木、烧灼、针刺感或如踏棉垫感，可伴痛觉过敏、疼痛；后期可有运动神经受累，出现肌力减弱甚至肌萎缩和瘫痪。

（4）糖尿病足：指与下肢远端神经异常和不同程度周围血管病变相关的足部溃疡、感染和/或深层组织破坏，主要表现为足部溃疡、坏疽。糖尿病足是糖尿病最严重且需治疗费用最多的慢性并发症之一，是糖尿病非外伤性截肢的最主要原因。

（5）其他：糖尿病还可引起黄斑病、白内障、青光眼、屈光改变和虹膜睫状体病变等。牙周病是最常见的糖尿病口腔并发症。

在我国，糖尿病是导致成人失明、非创伤性截肢的主要原因；心血管疾病是使糖尿病患者致残、致死的主要原因。

四、辅助检查

(一)尿糖测定

尿糖受肾糖阈的影响。尿糖呈阳性只提示血糖值超过肾糖阈(大约 10 mmol/L),尿糖呈阴性不能排除糖尿病可能。

(二)血糖测定

血糖测定的方法有静脉血葡萄糖测定、毛细血管血葡萄糖测定和 24 小时动态血糖测定 3 种。前者用于诊断糖尿病,后两种仅用于糖尿病的监测。

(三)口服葡萄糖耐量试验

当血糖高于正常范围而又未达到诊断糖尿病标准时,须进行口服葡萄糖耐量试验(OGTT)。OGTT 应在无摄入任何热量 8 小时后,清晨空腹进行,75 g 无水葡萄糖,溶于 250～300 mL 水中,5～10 分钟饮完,空腹及开始饮葡萄糖水后 2 小时测静脉血浆葡萄糖。儿童服糖量按 1.75 g/kg 计算,总量不超过 75 g。

(四)糖化血红蛋白 A_1 测定

糖化血红蛋白 A_1 测定:其测定值者取血前 8～12 周血糖的总水平,是糖尿病病情控制的监测指标之一,正常值是 3%～6%。

(五)血浆胰岛素和 C 肽测定

主要用于胰岛 β 细胞功能的评价。

(六)其他

根据病情需要选用血脂、肝肾功能等常规检查,急性严重代谢紊乱时的酮体、电解质、酸碱平衡检查,心、肝、肾、脑、眼科以及神经系统的各项辅助检查等。

五、治疗要点

糖尿病管理须遵循早期和长期、积极而理性、综合治疗和全面达标、治疗措施个体化等原则。国际糖尿病联盟(IDF)提出糖尿病综合管理 5 个要点(有"五驾马车"之称):糖尿病健康教育、医学营养治疗、运动治疗、血糖监测和药物治疗。

(一)健康教育

健康教育是重要的基础管理措施,是决定糖尿病管理成败的关键。每位糖尿病患者均应接受全面的糖尿病教育,充分认识糖尿病并掌握自我管理技能。

(二)医学营养治疗

医学营养治疗是糖尿病基础管理措施,是综合管理的重要组成部分。详见饮食护理。

(三)运动疗法

在糖尿病的管理中占重要地位,尤其对肥胖的 2 型糖尿病患者,运动可增加胰岛素敏感性,有助于控制血糖和体重。运动的原则是适量、经常性和个体化。

(四)药物治疗

1.口服药物治疗

(1)促胰岛素分泌剂。①磺胺类药物:其作用不依赖于血糖浓度。常用的有格列苯脲、格列吡嗪、格列齐特、格列喹酮和格列苯脲等。②非磺胺类药物:降血糖作用快而短,主要用于控制餐后高血糖。如瑞格列奈和那格列奈。

(2)增加胰岛素敏感性药物。①双胍类:常用的药物有二甲双胍。二甲双胍通常每天剂量500~1 500 mg,分 2~3 次口服,最大剂量不超过每天2 g。②噻唑烷二酮类:也称格列酮类,有罗格列酮和吡格列酮两种制剂。

(3)α-葡萄糖苷酶抑制剂:作为 2 型糖尿病第一线药物,尤其适用于空腹血糖正常(或偏高)而餐后血糖明显升高者。常用药物有阿卡波糖和伏格列波糖。

2.胰岛素治疗

胰岛素治疗是控制高血糖的重要和有效手段。

(1)适应证:①1 型糖尿病。②合并各种严重的糖尿病急性或慢性并发症。③处于应激状态,如手术、妊娠和分娩等。④2 型糖尿病血糖控制不满意,β 细胞功能明显减退者。⑤某些特殊类型糖尿病。

(2)制剂类型:按作用快慢和维持作用时间长短,可分为速效、短效、中效、长效和预混胰岛素5 类。根据胰岛素的来源不同,可分为动物胰岛素、人胰岛素和胰岛素类似物。

(3)使用原则:①胰岛素治疗应在综合治疗基础上进行。②胰岛素治疗方案应力求模拟生理性胰岛素分泌模式。③从小剂量开始,根据血糖水平逐渐调整。

(五)人工胰

人工胰由血糖感受器、微型电子计算机和胰岛素泵组成。目前尚未广泛应用。

(六)胰腺和胰岛细胞移植

治疗对象主要为 1 型糖尿病患者,目前尚局限于伴终末期肾病的患者。

(七)手术治疗

部分国家已将减重手术(代谢手术)推荐为肥胖 2 型糖尿病患者的可选择的治疗方法之一,我国也已开展这方面的治疗。

(八)糖尿病急性并发症的治疗

1.糖尿病酮症酸中毒

对于早期酮症患者,仅需给予足量短效胰岛素和口服液体,严密观察病情,严密监测血糖、血酮变化,调节胰岛素剂量。对于出现昏迷的患者应立即抢救,具体方法如下。

(1)补液:治疗的关键环节。基本原则是"先快后慢,先盐后糖"。在 1~2 小时内输入0.9%氯化钠溶液 1 000~2 000 mL,前 4 小时输入所计算失水量的1/3。24 小时输液量应包括已失水量和部分继续失水量,一般为 4 000~6 000 mL,严重失水者可达 6 000~8 000 mL。

(2)小剂量胰岛素治疗:每小时 0.1 U/kg 的短效胰岛素加入生理盐水中持续静脉滴注或静脉泵入。根据血糖值调节胰岛素的泵入速度,血糖下降速度一般以每小时 3.9~6.1 mmol/L(70~110 mg/dL)为宜,每 1~2 小时复查血糖;病情稳定后过渡到胰岛素常规皮下注射。

(3)纠正电解质及酸碱平衡失调:①轻度酸中毒一般不必补碱。补碱指征为血 pH<7.1,HCO_3^-<5 mmol/L。应采用等渗碳酸氢钠(1.25%~1.4%)溶液。补碱不宜过多、过快,以避免诱发或加重脑水肿。②根据血钾和尿量补钾。

(4)防治诱因和处理并发症:如休克、严重感染、心力衰竭、心律失常、肾衰竭、脑水肿和急性胃扩张等。

2.高渗高血糖综合征

治疗原则同 DKA。严重失水时,24 小时补液量可达 6 000~10 000 mL。

3.低血糖

对轻至中度的低血糖,口服糖水或含糖饮料,进食面包、饼干、水果等即可缓解。重者和疑似低血糖昏迷的患者,应及时测定毛细血管血糖,甚至无须血糖结果,及时给予50%葡萄糖60～100 mL静脉注射,继以5%～10%葡萄糖液静脉滴注。另外,应积极寻找病因,对因治疗。

(九)糖尿病慢性并发症的治疗

1.糖尿病足

控制高血糖、血脂异常和高血压,改善全身营养状况和纠正水肿等;神经性足溃疡给予规范的伤口处理;给予扩血管和改善循环治疗;有感染出现时给予抗感染治疗;必要时行手术治疗。

2.糖尿病高血压

血脂紊乱和大血管病变,要控制糖尿病患者血压<17.3/10.7 kPa(130/80 mmHg);如尿蛋白排泄量达到1 g/24 h,血压应控制低于16.7/10.0 kPa(125/75 mmHg)。低密度脂蛋白胆固醇(LDL-C)的目标值为<2.6 mmol/L。

3.糖尿病肾病

早期筛查微量蛋白尿及评估GFR。早期应用血管紧张素转化酶抑制剂或血管紧张素Ⅱ受体拮抗剂,除可降低血压外,还可减轻微量清蛋白尿和使GFR下降缓慢。

4.糖尿病视网膜病变

定期检查眼底,必要时尽早使用激光进行光凝治疗。

5.糖尿病周围神经病变

早期严格控制血糖并保持血糖稳定是糖尿病神经病变最重要和有效的防治方法。在综合治疗的基础上,采用多种维生素及对症治疗可改善症状。

六、护理措施

(一)一般护理

1.饮食护理

应帮助患者制订合理、个性化的饮食计划,并鼓励和督促患者坚持执行。

(1)制订总热量。①计算理想体重(简易公式法):理想体重(kg)=身高(cm)-105。②计算总热量:成年人休息状态下每天每千克理想体重给予热量105～126 kJ,轻体力劳动126～147 kJ,中度体力劳动147～167 kJ,重体力劳动>167 kJ。儿童、孕妇、乳母、营养不良和消瘦以及伴有消耗性疾病者应酌情增加,肥胖者酌减,使体重逐渐恢复至理想体重的±5%左右。

(2)食物的组成和分配。①食物组成:总的原则是高碳水化合物、低脂肪、适量蛋白质和高纤维的膳食。碳水化合物所提供的热量占饮食总热量的50%～60%,蛋白质的摄入量占供能比的10%～15%,脂肪所提供的热量不超过总热量的30%,饱和脂肪酸不应超过总热量的7%,每天胆固醇摄入量宜<300 mg。②确定每天饮食总热量和碳水化合物、脂肪、蛋白质的组成后,按每克碳水化合物、蛋白质产热16.7 kJ,每克脂肪产热37.7 kJ,将热量换算为食品后制订食谱,可按每天三餐分配为1/5、2/5、2/5或1/3、1/3、1/3。

(3)注意事项。①超重者,禁食油炸、油煎食物,炒菜宜用植物油,少食动物内脏、蟹黄、蛋黄、鱼子、虾子等含胆固醇高的食物。②每天食盐摄入量应<6 g,限制摄入含盐高的食物,如加工食品、调味酱等。③严格限制各种甜食:包括各种糖果、饼干、含糖饮料、水果等。为满足患者口味,可使用甜味剂。对于血糖控制较好者,可在两餐之间或睡前加水果,如苹果、梨、橙子等。④限制

饮酒量,尽量不饮白酒,不宜空腹饮酒。每天饮酒量≤1份标准量(1份标准量为啤酒350 mL或红酒150 mL或低度白酒45 mL,各约含乙醇15 g)。

2.运动护理

(1)糖尿病患者运动锻炼的原则:有氧运动、持之以恒和量力而行。

(2)运动方式的选择:有氧运动为主,如散步、慢跑、快走、骑自行车、做广播体操、打太极拳和球类活动等。

(3)运动量的选择:合适的运动强度为活动时患者的心率达到个体60%的最大氧耗量,简易计算方法为:心率=170-年龄。

(4)运动时间的选择:最佳运动时间是餐后1小时(以进食开始计时)。每天安排一定量的运动,至少每周3次。每次运动时间30~40分钟,包括运动前作准备活动和运动结束时的整理运动时间。

(5)运动的注意事项:①不宜空腹时进行,运动过程应补充水分,携带糖果,出现低血糖症状时,立即食用。②运动过程中出现胸闷、胸痛、视物模糊等应立即停止运动,并及时处理。③血糖>14 mmol/L,应减少活动,增加休息。④随身携带糖尿病卡以备急需。⑤运动时,穿宽松的衣服,棉质的袜子和舒适的鞋子,可以有效排汗和保护双脚。

(二)用药护理

1.口服用药的护理

指导患者正确服用口服降糖药,了解各类降糖药的作用、剂量、用法、不良反应和注意事项。

(1)口服磺胺类药物的护理:①协助患者于早餐前30分钟服用,每天多次服用的磺胺类药物应在餐前30分钟服用。②严密观察药物的不良反应。最主要的不良反应是低血糖,护士应教会患者正确识别低血糖的症状及如何及时应对和选择医疗支持。③注意药物之间的协同与拮抗。水杨酸类、磺胺类、保泰松、利血平、β受体阻滞剂等药物与磺胺类药物合用时会产生协同作用,增强后者的降糖作用;噻嗪类利尿剂、呋塞米、依他尼酸、糖皮质激素等药物与磺胺类药物合用时会产生拮抗作用,降低后者的降糖作用。

(2)口服双胍类药物的护理:①指导患者餐中或餐后服药。②如出现轻微胃肠道反应,给予患者讲解和指导,以减轻患者的紧张或恐惧心理。③用药期间限制饮酒。

(3)口服α-葡萄糖苷酶抑制剂类药物的护理:①应与第一口饭同时服用。②本药的不良反应有腹部胀气、排气增多或腹泻等症状,在继续使用或减量后消失。③服用该药时,如果饮食中淀粉类比例太低,而单糖或啤酒过多则疗效不佳。④出现低血糖时,应直接给予葡萄糖口服或静脉注射,进食淀粉类食物无效。

(4)口服噻唑烷二酮类药物的护理:①每天服用1次,可在餐前、餐中、餐后任何时间服用,但服药时间应尽可能固定。②密切观察有无水肿、体重增加等不良反应,缺血性心血管疾病的风险增加,一旦出现应立即停药。③如果发现食欲缺乏等情况,警惕肝功能损害。

2.使用胰岛素的护理

(1)胰岛素的保存:①未开封的胰岛素放于冰箱4~8 ℃冷藏保存,勿放在冰箱门上,以免震荡受损。②正在使用的胰岛素在常温下(≤28 ℃)可使用28天,无须放入冰箱。③运输过程尽量保持低温,避免过热、光照和剧烈晃动等,否则可因蛋白质凝固变性而失效。

(2)胰岛素的注射途径:包括静脉注射和皮下注射。注射工具有胰岛素专用注射器、胰岛素笔和胰岛素泵。

(3)胰岛素的注射部位:皮下注射胰岛素时,宜选择皮肤疏松部位,如上臂三角肌、臀大肌、大腿前侧、腹部等。进行运动锻炼时,不要选择大腿、臂部等要活动的部位注射。注射部位要经常更换,如在同一区域注射,必须与上次注射部位相距 1 cm 以上,选择无硬结的部位。

(4)胰岛素不良反应的观察与处理:①低血糖反应。②变态反应表现为注射部位瘙痒,继而出现荨麻疹样皮疹,全身性荨麻疹少见。处理措施包括更换高纯胰岛素,使用抗组胺药及脱敏疗法,严重反应者中断胰岛素治疗。③注射部位皮下脂肪萎缩或增生时,采用多点、多部位皮下注射和及时更换针头可预防其发生。若发生则停止注射该部位后可缓慢自然恢复。④胰岛素治疗初期可发生轻度水肿,以颜面和四肢多见,可自行缓解。⑤部分患者出现视物模糊,多为晶状体屈光改变,常于数周内自然恢复。⑥体重增加以老年 2 型糖尿病患者多见,多引起腹部肥胖。护士应指导患者配合饮食、运动治疗控制体重。

(5)使用胰岛素的注意事项:①准确执行医嘱,按时注射。对 40 U/mL 和 100 U/mL 两种规格的胰岛素,使用时应注意注射器与胰岛素浓度的匹配。②长、短效或中、短效胰岛素混合使用时,应先抽吸短效胰岛素,再抽吸长效胰岛素,然后混匀,禁忌反向操作。③注射胰岛素时应严格无菌操作,防止发生感染。④胰岛素治疗的患者,应每天监测血糖 2～4 次,出现血糖波动过大或过高,及时通知医师。⑤使用胰岛素笔时要注意笔与笔芯是否匹配,每次注射前确认笔内是否有足够的剂量,药液是否变质。每次注射前安置新针头,使用后丢弃。⑥用药期间定期检查血糖、尿常规、肝肾功能、视力、眼底视网膜血管、血压及心电图等,了解病情及糖尿病并发症的情况。⑦指导患者配合糖尿病饮食和运动治疗。

(三)并发症的护理

1.低血糖的护理

(1)加强预防:①指导患者应用胰岛素和胰岛素促分泌剂,从小剂量开始,逐渐增加剂量,谨慎调整剂量。②指导患者定时定量进餐,如果进餐量较少,应相应减少药物剂量。③指导患者运动量增加时,运动前应增加额外的碳水化合物的摄入。④乙醇能直接导致低血糖,应指导患者避免酗酒和空腹饮酒。⑤容易在后半夜及清晨发生低血糖的患者,晚餐适当增加主食或含蛋白质较高的食物。

(2)症状观察和血糖监测:观察患者有无低血糖的临床表现,尤其是服用胰岛素促分泌剂和注射胰岛素的患者。对老年患者的血糖不宜控制过严,一般空腹血糖≤7.8 mmol/L,餐后血糖≤11.1 mmol/L 即可。

(3)急救护理:一旦确定患者发生低血糖,应尽快给予糖分补充,解除脑细胞缺糖状态,并帮助患者寻找诱因,给予健康指导,避免再次发生。

2.高渗高血糖综合征的护理

(1)预防措施:定期监测血糖,应激状况时每天监测血糖。合理用药,不要随意减量或停药。保证充足的水分摄入。

(2)病情监测:严密观察患者的生命体征、意识和瞳孔的变化,记录 24 小时出入液量等。遵医嘱定时监测血糖、血钠和渗透压的变化。

(3)急救配合与护理:①立即开放两条静脉通路,准确执行医嘱,输入胰岛素,按照正确的顺序和速度输入液体。②绝对卧床休息,注意保暖,给予患者持续低流量吸氧。③加强生活护理,尤其是口腔护理、皮肤护理。④昏迷者按昏迷常规护理。

3.糖尿病足的预防与护理

（1）足部观察与检查：①每天检查双足1次，视力不佳者，亲友可代为检查。②了解足部有无感觉减退、麻木、刺痛感；观察足部的皮肤温度、颜色及足背动脉搏动情况。③注意检查趾甲、趾间、足底皮肤有无红肿、破溃、坏死等损伤。④定期做足部保护性感觉的测试，常用尼龙单丝测试。

（2）日常保护措施：保持足部清洁，避免感染，每天清洗足部1次，10分钟左右；水温适宜，不能烫脚；洗完后用柔软的浅色毛巾擦干，尤其是脚趾间；皮肤干燥者可涂护肤软膏，但不要太油，不能常用。

（3）预防外伤：①指导患者不能赤足走路，外出时不能穿拖鞋和凉鞋，不能光脚穿鞋，禁忌穿高跟鞋和尖头鞋，防止脚受伤。②应帮助视力不好的患者修剪趾甲，趾甲修剪与脚趾平齐，并锉圆边缘尖锐部分。③冬天不要使用热水袋、电热毯或烤灯保暖，防止烫伤，同时应注意预防冻伤。夏天注意避免蚊虫叮咬。④避免足部针灸、修脚等，防止意外感染。

（4）选择合适的鞋袜：①指导患者选择厚底、圆头、宽松、系鞋带的鞋子；鞋子的面料以软皮、帆布或布面等透气性好的面料为佳；购鞋时间最好是下午，需穿袜子试穿，新鞋第1次穿20～30分钟，之后再延长穿鞋时间。②袜子选择以浅色、弹性好、吸汗、透气及散热好的棉质袜子为佳，大小适中、无破洞和不粗糙。

（5）促进肢体血液循环：①指导患者步行和进行腿部运动（如提脚尖，即脚尖提起、放下，重复20次。试着以单脚承受全身力量来做）。②避免盘腿坐或跷二郎腿。

（6）积极控制血糖，说服患者戒烟：足溃疡的教育应从早期指导患者控制和监测血糖开始。同时告知患者戒烟，因吸烟会导致局部血管收缩而促进足溃疡的发生。

（7）及时就诊：如果伤口出现感染或久治不愈，应及时就医，进行专业处理。

（四）心理护理

糖尿病患者常见的心理特征有否定、怀疑、恐惧紧张、焦虑烦躁、悲观抑郁、轻视麻痹、愤怒拒绝和内疚混乱等。针对以上特征，护理人员应对患者进行有针对性的心理护理。糖尿病患者的心理护理因人而异，但对每一个患者，护士都要做到以和蔼可亲的态度进行耐心细致、科学专业的讲解。

（1）当患者拒绝承认患病事实时，护士应耐心主动地向患者讲解糖尿病相关的知识，使患者消除否定、怀疑、拒绝的心理，并积极主动地配合治疗。

（2）有轻视、麻痹心理的患者，应耐心地向患者讲解不重视治疗的后果及各种并发症的严重危害，使患者积极地配合治疗。

（3）指导患者学习糖尿病自我管理的知识，帮助患者树立战胜疾病的信心，使患者逐渐消除上述心理。

（4）寻求社会支持，动员糖尿病患者的亲友学习糖尿病相关知识，理解糖尿病患者的困境，全面支持患者。

（宋 玲）

第二节 肥 胖 症

肥胖症指体内脂肪堆积过多和/或分布异常、体重增加,是包括遗传和环境因素在内的多种因素相互作用所引起的慢性代谢性疾病。肥胖症分单纯性肥胖症和继发性肥胖症两大类。临床上无明显内分泌及代谢性病因所致的肥胖症,称单纯性肥胖症。若作为某些疾病的临床表现之一,称为继发性肥胖症,约占肥胖症的1%。

一、病因与发病机制

病因未明,被认为是包括遗传和环境因素在内的多种因素相互作用的结果。总的来说,脂肪的积聚是由于摄入的能量超过消耗的能量。

(一)遗传因素

肥胖症有家族聚集倾向,但遗传基础未明,也不能排除共同饮食、活动习惯的影响。

(二)中枢神经系统

体重受神经系统和内分泌系统双重调节,最终影响能量摄取和消耗的效应器官而发挥作用。

(三)内分泌系统

肥胖症患者均存在血中胰岛素升高,高胰岛素血症可引起多食和肥胖。

(四)环境因素

通过饮食习惯和生活方式的改变,如坐位生活方式、体育运动少、体力活动不足使能量消耗减少、进食多、喜甜食或油腻食物,使摄入能量增多。

(五)其他因素

1.与棕色脂肪组织(BAT)功能异常有关

可能由于棕色脂肪组织产热代谢功能低下,使能量消耗减少。

2.肥胖症与生长因素有关

幼年起病者多为增生型或增生肥大型,肥胖程度较重,且不易控制;成年起病者多为肥大型。

3.调定点说

肥胖者的调定点较高,具体机制仍未明了。

二、临床表现

肥胖症可见于任何年龄,女性较多见。多有进食过多和/或运动不足,肥胖家族史。引起肥胖症的病因不同,其临床表现也不相同。

(一)体型变化

脂肪堆积是肥胖的基本表现。脂肪组织分布存在性别差异,通常男性型主要分布在腰部以上,以颈项部、躯干部为主,称为苹果型。女性型主要分布在腰部以下,以下腹部、臀部、大腿部为主,称为梨型。

(二)心血管疾病

肥胖患者血容量、心排血量均较非肥胖者增加而加重心脏负担,引起左心室肥厚、扩大;心肌脂肪沉积导致心肌劳损,易发生心力衰竭。由于静脉回流障碍,患者易发生下肢静脉曲张、栓塞性静脉炎和静脉血栓形成。

(三)内分泌与代谢紊乱

常有高胰岛素血症、动脉粥样硬化、冠心病等,且糖尿病发生率明显高于非肥胖者。

(四)消化系统疾病

胆石症、胆囊炎发病率高,慢性消化不良、脂肪肝、轻至中度肝功能异常较常见。

(五)呼吸系统疾病

由于胸壁肥厚,腹部脂肪堆积,使腹内压增高、横膈升高而降低肺活量,引起呼吸困难。严重者导致缺氧、发绀、高碳酸血症,可发生肺动脉高压和心力衰竭。还可引起睡眠呼吸暂停综合征及睡眠窒息。

(六)其他

恶性肿瘤发生率升高,如女性子宫内膜癌、乳腺癌;男性结肠癌、直肠癌、前列腺癌发生率均升高。因长期负重易发生腰背及关节疼痛。皮肤皱褶易发生皮炎、擦烂、并发化脓性或真菌感染。

三、辅助检查

肥胖症的评估包括测量身体肥胖程度、体脂总量和脂肪分布,其中后者对预测心血管疾病危险性更为准确。常用测量方法如下。

(一)体质指数(BMI)

测量身体肥胖程度,BMI=体重(kg)/身长(m)^2,是诊断肥胖症最重要的指标。我国成年人BMI值≥24为超重,≥28为肥胖。

(二)腰围(WC)

目前认为测定腰围更为简单可靠,是诊断腹部脂肪积聚最重要的临床指标。WHO建议男性WC>94 cm、女性WC>80 cm为肥胖。中国肥胖问题工作组建议,我国成年男性WC≥85 cm、女性WC≥80 cm为腹部脂肪积蓄的诊断界限。

(三)腰臀比(WHR)

反映脂肪分布。腰围测量髂前上棘和第12肋下缘连线的中点水平,臀围测量环绕臀部的骨盆最突出点的周径。正常成人WHR男性<0.90,女性<0.85,超过此值为中央性(又称腹内型或内脏型)肥胖。

(四)CT或MRI

计算皮下脂肪厚度或内脏脂肪量。

(五)其他

身体密度测量法、生物电阻抗测定法、双能X线(DEXA)吸收法测定体脂总量等。

四、诊断要点

目前国内外尚未统一。根据病史、临床表现和判断指标即可诊断。在确定肥胖后,应鉴别单纯性或继发性肥胖症,并注意肥胖症并非单纯体重增加。

五、治疗

治疗要点:减少热量摄取、增加热量消耗。

（一）行为治疗

教育患者采取健康的生活方式,改变饮食和运动习惯,并自觉地长期坚持。

（二）营养治疗

控制总进食量,采用低热卡、低脂肪饮食。对肥胖患者应制订能为之接受、长期坚持下去的个体化饮食方案,使体重逐渐减轻到适当水平,再继续维持。

（三）体力活动和体育运动

体力活动和体育运动与医学营养治疗相结合,并长期坚持,尽量创造多活动的机会、减少静坐时间,鼓励多步行。运动方式和运动量应适合患者具体情况,注意循序渐进,有心血管并发症和肺功能不好的患者必须更为慎重。

（四）药物治疗

长期用药可能产生药物不良反应及耐药性,因而选择药物必须十分慎重,减重药物应根据患者个体情况在医师指导下应用。

（五）外科治疗

外科治疗仅用于重度肥胖、减重失败、又有能通过体重减轻而改善的严重并发症者。对伴有糖尿病、高血压和心肺功能疾病的患者应给予相应监测和处理。可选择使用吸脂术、切脂术和各种减少食物吸收的手术,如空肠回肠分流术、胃气囊术、小胃手术或垂直结扎胃成形术等。

（六）继发性肥胖

应针对病因进行治疗。

六、护理诊断

（一）营养失调

高于机体需要量与能量摄入和消耗失衡有关。

（二）身体形像紊乱

身体形像紊乱与肥胖对身体外形的影响有关。

（三）有感染的危险

与机体抵抗力下降有关。

七、护理措施

（一）安全与舒适管理

肥胖症患者的体育锻炼应长期坚持,并提倡进行有氧运动,包括散步、慢跑、游泳、跳舞、太极拳、球类活动等,运动方式根据年龄、性别、体力、病情及有无并发症等情况确定。

1.评估患者的运动能力和喜好

帮助患者制定每天活动计划并鼓励实施,避免运动过度和过猛。

2.指导患者固定每天运动的时间

每次运动 30～60 分钟,包括前后 10 分钟的热身及整理运动,持续运动 20 分钟左右。如出现头昏、眩晕、胸闷或胸痛、呼吸困难、恶心、丧失肌肉控制能力等应停止活动。

（二）饮食护理

1.评估

评估患者肥胖症的发病原因,仔细询问患者单位时间内体重增加的情况,饮食习惯,了解患者每天进餐量及次数,进食后感觉和消化吸收情况,排便习惯。有无气急、行动困难、腰痛、便秘、怕热、多汗、头晕、心悸等伴随症状及其程度。是否存在影响摄食行为的精神心理因素。

2.制定饮食计划和目标

与患者共同制定适宜的饮食计划和减轻体重的具体目标,饮食计划应为患者能接受并长期坚持的个体化方案,护士应监督和检查计划执行情况,使体重逐渐减轻(每周降低0.5～1 kg)直到理想水平并保持。

(1)热量的摄入:采用低热量、低脂肪饮食,控制每天总热量的摄入。

(2)采用混合的平衡饮食,合理分配营养比例,进食平衡饮食:饮食中蛋白质占总热量的15%～20%,碳水化合物占50%～55%,脂肪占30%以下。

(3)合理搭配饮食:饮食包含适量优质蛋白质、复合糖类(如谷类)、足量的新鲜蔬菜(400～500 g/d)和水果(100～200 g/d)、适量维生素及微量营养素。

(4)养成良好的饮食习惯:少食多餐、细嚼慢咽、蒸煮替代煎炸、粗细搭配、少脂肪多蔬菜、多饮水、停止夜食及饮酒、控制情绪化饮食。

(三)疾病监测

定期评估者营养状况和体重的控制情况,观察生命体征、睡眠、皮肤状况,动态观察实验室有关检查的变化。注意热量摄入过低可引起衰弱、脱发、抑郁甚至心律失常,应严密观察并及时按医嘱处理。对于焦虑的患者,应观察焦虑感减轻的程度,有无焦虑的行为和语言表现;对于活动无耐力的患者,应观察活动耐力是否逐渐增加,能否耐受日常活动和一般性运动。

(四)用药护理

对使用药物辅助减肥者,应指导患者正确服用,并观察和处理药物的不良反应。

(1)服用西布曲明患者可出现头痛、口干、畏食、失眠、便秘、心率加快,血压轻度升高等不良反应,故禁用于冠心病、充血性心力衰竭、心律失常和脑卒中的患者。

(2)奥利司他主要不良反应为胃肠胀气、大便次数增多和脂肪便。由于粪便中含有脂肪多而呈烂便、脂肪泻、恶臭,肛门常有脂滴溢出而容易污染内裤,应指导患者及时更换,并注意肛周皮肤护理。

(五)心理护理

鼓励患者表达自己的感受;与患者讨论疾病的治疗及预后,增加战胜疾病的信心;鼓励患者自身修饰;加强自身修养,提高自身的内在气质;及时发现患者情绪问题,及时疏导,严重者建议心理专科治疗。

(六)健康指导

1.预防疾病

加强患者的健康教育,特别是有肥胖家族史的儿童,妇女产后及绝经期,男性中年以上或病后恢复期尤应注意。说明肥胖对健康的危害,使其了解肥胖症与心血管疾病、高血压、糖尿病、血脂异常等密切相关。告知肥胖患者体重减轻5%～10%,就能明显改善以上与肥胖相关的心血管病危险因素以及并发症。

2.管理疾病

向患者宣讲饮食、运动对减轻体重及健康的重要性,指导患者坚持运动,并养成良好的进食习惯。

3.康复指导

运动要循序渐进并持之以恒,避免运动过度或过猛,避免单独运动;患者运动期间,不要过于严格控制饮食;运动时注意安全,运动时有家属陪伴。

(宋　玲)

第三节　痛　风

痛风是由于单钠尿酸盐沉积在骨关节、肾脏和皮下等部位,引发的急、慢性炎症与组织损伤,与嘌呤代谢紊乱及(或)尿酸排泄减少所导致的高尿酸血症直接相关。其临床特点为高尿酸血症、反复发作的痛风性急性关节炎、间质性肾炎和痛风石形成,严重者可导致关节畸形及功能障碍,常伴有尿酸性尿路结石。根据病因可分为原发性及继发性两大类,其中原发性痛风占绝大多数。

一、病因与发病机制

由于地域、民族、饮食习惯的不同,高尿酸血症的发病率也明显不同。其中原发性痛风属遗传性疾病,由先天性嘌呤代谢障碍所致,多数有阳性家族史。继发性痛风可由肾病、血液病、药物及高嘌呤食物等多种原因引起。

(一)高尿酸血症的形成

痛风的生化标志是高尿酸血症。尿酸是嘌呤代谢的终产物,血尿酸的平衡取决于嘌呤的生成和排泄。高尿酸血症的形成原因:①尿酸生成过多:当嘌呤核苷酸代谢酶缺陷和/或功能异常时,引起嘌呤合成增加,尿酸升高,这类患者在原发性痛风中不足20%。②肾对尿酸排泄减少:这是引起高尿酸血症的重要因素,在原发性痛风中80%～90%的个体有尿酸排泄障碍。事实上尿酸的排泄减少和生成增加常是伴发的。

(二)痛风的发生

高尿酸血症只有5%～15%发生痛风,部分患者的高尿酸血症可持续终生但却无痛风性关节炎发作。当血尿酸浓度过高或在酸性环境下,尿酸可析出结晶,沉积在骨关节、肾脏及皮下组织等,引起痛风性关节炎、痛风肾及痛风石等。

二、临床表现

痛风多见于40岁以上的男性,女性多在绝经期后发病,近年发病有年轻化趋势,常有家族遗传史。

(一)无症状期

本期突出的特点为仅有血尿酸持续性或波动性升高,无任何临床表现。一般从无症状的高尿酸血症发展至临床痛风需要数年,有些甚至可以终生不出现症状。

(二)急性关节炎期

急性关节炎期常于夜间突然起病,并可因疼痛而惊醒。初次发病往往为单一关节受累,继而累及多个关节。以第一跖趾关节为好发部位,其次为足、踝、跟、膝、腕、指和肘。症状一般在数小时内进展至高峰,受累关节及周围软组织呈暗红色,明显肿胀,局部发热,疼痛剧烈,常有关节活动受限,大关节受累时伴有关节腔积液。可伴有体温升高、头痛等症状。

(三)痛风石及慢性关节炎期

痛风石是痛风的特征性临床表现,典型部位在耳郭,也可见于反复发作的关节周围。外观为大小不一、隆起的黄白色赘生物,表面菲薄,破溃后排出白色豆渣样尿酸盐结晶,很少引起继发感染。关节内大量沉积的痛风石可导致骨质破坏、关节周围组织纤维化及继发退行性改变等,临床表现为持续的关节肿痛、畸形、关节功能障碍等。

(四)肾脏改变

肾脏改变主要表现在两个方面。

1.痛风性肾病

早期表现为尿浓缩功能下降,可出现夜尿增多、低分子蛋白尿和镜下血尿等。晚期发展为慢性肾功能不全、高血压、水肿、贫血等。少数患者表现为急性肾衰竭,出现少尿甚至无尿,尿中可见大量尿酸晶体。

2.尿酸性肾石病

有 10%～25% 的痛风患者出现肾尿酸结石。较小者呈细小泥沙样结石并可随尿液排出,较大的结石常引起肾绞痛、血尿、排尿困难及肾盂肾炎等。

三、辅助检查

(一)尿尿酸测定

经过 5 天限制嘌呤饮食后,24 小时尿尿酸排泄量超过 3.57 mmol(600 mg),即可认为尿酸生成增多。

(二)血尿酸测定

男性血尿酸正常值为 208～416 μmol/L;女性为 149～358 μmol/L,绝经后接近男性。男性及绝经期后女性血尿酸＞420 μmol/L,绝经前女性＞350 μmol/L,可诊断为高尿酸血症。

(三)滑囊液或痛风石内容物检查

偏振光显微镜下可见双折光的针形尿酸盐结晶。

(四)X 线检查

急性关节炎期可见非特异性软组织肿胀;慢性关节炎期可见软骨缘破坏,关节面不规则,特征性变化为穿凿样、虫蚀样圆形或弧形的骨质透亮缺损。

(五)CT 与 MRI

CT 扫描受损部位可见不均匀的斑点状高密度痛风石影像;MRI 的 T_1 和 T_2 加权图像呈斑点状低信号。

四、治疗要点

痛风防治原则:控制高尿酸血症,预防尿酸盐沉积;控制急性关节炎发作;预防尿酸结石形成和肾功能损害。

(一)无症状期的处理

一般无须药物治疗,积极寻找病因及相关因素。如一些利尿药、体重增加、饮酒、高血压、血脂异常等。适当调整生活方式,以减低血尿酸水平。此期的患者需定期监测血尿酸水平。

（二）急性关节炎期的治疗

此期治疗目的是迅速终止关节炎发作。

1.非甾体抗炎药

为急性痛风关节炎的一线药物,代表药物有吲哚美辛、双氯芬酸、依托考昔。

2.秋水仙碱

为痛风急性关节炎期治疗的传统药物,其机制是抑制致炎因子释放,对控制痛风急性发作具有非常显著的疗效,但不良反应较大。

3.糖皮质激素

上述两类药无效或禁忌时用,一般尽量不用。

（三）间歇期及慢性关节炎期的治疗

主要治疗目的是降低血尿酸水平。抑制尿酸合成的药物有别嘌醇;促进尿酸排泄的药物有丙磺舒、磺吡酮、苯溴马隆等;碱性药物有碳酸氢钠,目的是碱化尿液。

（四）继发性痛风的治疗

除治疗原发病外,对于痛风的治疗原则同前面阐述。

五、护理措施

（一）一般护理

改变生活方式,饮食应以低嘌呤食物为主,鼓励多饮水,每天饮水量至少在 1 500 mL,最好 >2 000 mL。限制烟酒,坚持运动和控制体重等。

（二）病情观察

观察关节疼痛的部位、性质、间隔时间等。观察受累关节红肿热痛的变化和功能障碍。观察有无过度疲劳、受凉、潮湿、饮酒、饱餐、精神紧张、关节扭伤等诱发因素。有无痛风石体征,结石的部位,有无溃破,有无症状。观察药物疗效及不良反应,及时反馈给医师,调整用药。卧床患者做好口腔、皮肤护理,预防压疮发生。观察患者体温的变化,有无发热。监测血尿酸、尿尿酸、肾功能的变化。

（三）关节疼痛的护理

急性发作时应卧床休息,抬高患肢,避免受累关节负重。也可在病床上安放支架支托盖被,减少患部受压。也可给予 25% 硫酸镁于受累关节处湿敷,消除关节的肿胀和疼痛。如痛风石溃破,则要注意保持受损部位的清洁,避免发生感染。

（四）用药护理

指导患者正确用药,观察药物的疗效,及时发现不良反应并反馈给医师,给予处理。

1.秋水仙碱

口服给药常有胃肠道反应,若患者一开始口服即出现恶心、呕吐、水样腹泻等严重的消化道反应,可静脉给药。但是静脉给药可能发生严重的不良反应,如肝损害、骨髓抑制、弥散性血管内凝血(DIC)、脱发、肾衰竭、癫痫样发作甚至死亡。应用时要密切观察患者状态,一旦出现不良反应立即停药。此外静脉给药时要特别注意切勿外漏,以免引起组织坏死。

2.非甾体抗炎药

要注意有无活动性消化道溃疡或消化道出血的发生。

3.别嘌醇

除有可能出现皮疹、发热、胃肠道反应外,还可能出现肝损害、骨髓抑制等,要密切关注。对于肾功能不全者,使用别嘌醇宜减量。

4.丙磺舒、磺吡酮、苯溴马隆

可能出现皮疹、发热、胃肠道反应等。

5.糖皮质激素

要观察其疗效,是否出现"反跳"现象。

(五)健康指导

给予患者健康指导及心理指导,讲解疾病相关知识,提高患者防病治病的意识,提高治疗依从性。

(1)培养良好的生活习惯,肥胖的患者要减轻体重,避免劳累、受凉、感染、外伤等诱发因素。

(2)限制进食高嘌呤食物,多饮水,尤其是碱性水,多食碱性食物,有助于尿酸的排出。

(3)适度活动与保护关节:急性期避免运动。运动后疼痛超过 1 小时,则暂时停止此项运动。不要长时间持续进行重体力劳动或工作,可选择交替完成轻、重不同的工作。不时改变姿势,使受累关节保持舒适,若局部红肿,应尽可能避免活动。

(4)促进局部血液循环,可通过局部按摩、泡热水澡等促进局部血液循环,避免尿酸盐结晶形成。

(5)自我观察病情,如经常用手触摸耳郭及手足关节,检查是否有痛风石形成。

(6)定期复查血尿酸及门诊随访。

(宋 玲)

第四节 尿 崩 症

尿崩症(DI)是指精氨酸加压素(AVP)[又称抗利尿激素(ADH)],严重缺乏或部分缺乏(称中枢性尿崩症),以及肾脏对 AVP 不敏感,致肾远曲小管和集合管对水的重吸收减少(称肾性尿崩症),从而引起多尿、烦渴、多饮与低密度尿为特征的一组综合征。正常人每天尿量仅 1.5 L 左右。任何情况使 ADH 分泌不足或不能释放,或肾脏对 ADH 不反应都可使尿液无法浓缩而有多尿,随之有多饮。尿崩症可发生于任何年龄,但以青少年为多见。男性多于女性,男女之比为2:1。

一、病因分类

(一)中枢性尿崩症

任何导致 AVP 合成、分泌与释放受损的情况都可引起本症的发生,中枢性尿崩症的病因有原发性、继发性与遗传性 3 种。

1.原发性

病因不明者占 1/3～1/2。此型患者的下丘脑视上核与室旁核内神经元数目减少,Nissil 颗粒耗尽。AVP 合成酶缺陷,神经垂体缩小。

2.继发性

中枢性尿崩症可继发于下列原因导致的下丘脑-神经垂体损害,如颅脑外伤或手术后、肿瘤等;感染性疾病,如结核、梅毒、脑炎等;浸润性疾病,如结节病、肉芽肿病;脑血管病变,如血管瘤;自身免疫性疾病,有人发现患者血中存在针对下丘脑 AVP 细胞的自身抗体;Sheehan 综合征等。

3.遗传性

一般症状轻,可无明显多饮多尿。临床症状包括尿崩症、糖尿病、视神经萎缩和耳聋,是一种常染色体隐性遗传疾病,常为家族性,患者从小多尿,本症可能因为渗透压感受器缺陷所致。

(二)肾性尿崩症

肾脏对 AVP 产生反应的各个环节受到损害导致肾性尿崩症,病因有遗传性与继发性两种。

1.遗传性

呈 X 连锁隐性遗传方式,由女性遗传,男性发病,多为家族性。近年已把肾性尿崩症基因即 G 蛋白耦联的 AVP-V2R 基因精确定位于 X 染色体长臂端粒 Xq28 带上。

2.继发性

肾性尿崩症可继发于多种疾病导致的肾小管损害,如慢性肾盂肾炎、阻塞性尿路疾病、肾小管性酸中毒、肾小管坏死、淀粉样变、骨髓瘤、肾脏移植与氮质血症。代谢紊乱如低钾血症、高钙血症也可导致肾性尿崩症。多种药物可致肾性尿崩症,如庆大霉素、头孢唑林、诺氟沙星、阿米卡星、链霉素、大剂量地塞米松、过期四环素、碳酸锂等。应用碳酸锂的患者中 20%～40% 可致肾性尿崩症,其机制可能是锂盐导致了细胞 cAMP 生成障碍,干扰肾脏对水的重吸收。

二、诊断要点

(一)临床特征

(1)大量低密度尿,尿量超过 3 L/d。

(2)因鞍区肿瘤过大或向外扩展者,常有蝶鞍周围神经组织受压表现,如视力减退、视野缺失。

(3)有渴觉障碍者,可出现脱水、高钠血症、高渗状态、发热、抽搐等,甚至脑血管意外。

(二)实验室检查

(1)尿渗透压:50～200 mOsm/L,明显低于血浆渗透压,血浆渗透压可高于 300 mOsm/L(正常参考值为 280～295 mOsm/L)。

(2)血浆抗利尿激素值:降低(正常基础值为 1～1.5 pg/mL),尤其是禁水和滴注高渗盐水时仍不能升高,提示垂体抗利尿激素储备能力降低。

(3)禁水试验:最常用的诊断垂体性尿崩症的功能试验。

方法:试验前测体重、血压、尿量、尿密度、尿渗透压。以后每 2 小时排尿,测尿量、尿密度、尿渗透压、体重、血压等,至尿量无变化、尿密度及尿渗透压持续两次不再上升为止。抽血测定血浆渗透压,并皮下注射抗利尿激素(水剂)5 U,每小时再收集尿量,测尿密度、尿渗透压 1～2 次。一般需禁水 8～12 小时以上。如有血压下降、体重减轻 3 kg 以上时,应终止试验。

三、鉴别要点

(一)精神性多饮性多尿

有精神刺激史,主要表现为烦渴、多饮、多尿、低密度尿,与尿崩症极相似,但 AVP 并不缺乏,禁水试验后尿量减少,尿密度增高,尿渗透压上升,注射加压素后尿渗透压和尿密度变化不明显。

(二)糖尿病多饮多尿

糖尿病为高渗性利尿,尿糖阳性,尿密度高,血糖高。

(三)高钙血症

甲旁亢危象时血钙增高。尿钙增高,肾小管对抗利尿激素反应下降,产生多饮多尿,亦是高渗利尿,尿密度增高。

(四)其他

如慢性肾功能不全、肾上腺皮质功能减退。

四、治疗

(一)中枢性尿崩症

1.病因治疗

针对各种不同的病因积极治疗有关疾病,以改善继发于此类疾病的尿崩症病情。

2.药物治疗

轻度尿崩症患者仅需多饮水,如长期多尿,每天尿量大于 4 000 mL 时因可能造成肾脏损害而致肾性尿崩症,需要药物治疗。

(1)抗利尿激素制剂。①1-脱氨-8-右旋精氨酸血管升压素(DDAVP):为目前治疗尿崩症的首选药物,可由鼻黏膜吸入,每天 2 次,每次 10～20 μg(儿童患者为每次 5 μg,每天 1 次),肌内注射制剂每毫升含 4 μg,每天 1～2 次,每次 1～4 μg(儿童患者每次 0.2～1 μg)。②鞣酸升压素油剂注射液:每毫升油剂注射液含 5 U,从 0.1 mL 开始肌内注射,必要时可加至 0.2～0.5 mL。疗效持续 5～7 天。长期应用 2 年左右可因产生抗体而减效,过量则可引起水潴留,导致水中毒。故因视病情从小剂量开始,逐渐调整用药剂量与间隔时间。③粉剂升压素:每次吸入 20～50 mg,每 4～6 小时 1 次。长期应用可致萎缩性鼻炎,影响吸收或过敏而引起支气管痉挛,疗效亦减弱。④赖氨酸血管升压素粉剂:人工合成粉剂,由鼻黏膜吸入,疗效持续 3～5 小时,每天吸入 2～3 次。长期应用亦可发生萎缩性鼻炎。⑤神经垂体后叶素水剂:每次 5～10 μg,每天 2～3 次,皮下注射。作用时间短,适用于一般尿崩症,注射后有头痛、恶心、呕吐及腹痛不适等症状,故多数患者不能坚持用药。⑥抗利尿素纸片:每片含 AVP 10 μg,可于白天或睡前舌下含化,使用方便,有一定的疗效。⑦神经垂体后叶素喷雾剂:赖氨酸血管升压素与精氨酸血管升压素均有此制剂,疗效与粉剂相当,久用亦可致萎缩性鼻炎。

(2)口服治疗尿崩症药物:①氢氯噻嗪:小儿每天 2 mg/kg,成人每次 25 mg,每天 3 次,或 50 mg,每天 2 次,服药过程中应限制钠盐摄入,同时应补充钾(每天 60 mg 氯化钾)。②氯磺丙脲:每次 0.125～0.25 g,每天 1～2 次,一般每天剂量不超过 0.5 g。服药 24 小时后开始起作用,4 天后出现最大作用,单次服药 72 小时后恢复疗前情况。③氯贝丁酯:用量为每次 0.5～0.75 g,每天 3 次,24～48 小时迅速起效,可使尿量下降,尿渗透压上升。④卡马西平:抗癫痫药物,其抗尿崩作用机制大致同氯磺丙脲,用量每次 0.2 g,每天 2～3 次,作用迅速,尿量可减至 2 000～3 000 mL,不良反应为头痛、恶心、疲乏、眩晕、肝损害与白细胞减低等。⑤吲达帕胺:利尿、降压药物,其抗尿崩作用机制可能类似于氢氯噻嗪。用量为每次 2.5～5 mg,每天 1～2 次。用药期间应监测血钾变化。

（二）肾性尿崩症

由药物引起的或代谢紊乱所致的肾性尿崩症，只要停用药物，纠正代谢紊乱，就可以恢复正常。如果为家族性的，治疗相对困难，可限制钠盐摄入，应用噻嗪类利尿剂、前列腺素合成酶抑制剂（如吲哚美辛），上述治疗可将尿量减少80%。

五、护理措施

按内科及本系统疾病的一般护理常规。

（一）病情观察

（1）准确记录患者尿量、尿比重、饮水量，观察液体出入量是否平衡，以及体重变化。

（2）观察饮食情况，如食欲缺乏以及便秘、发热、皮肤干燥、倦怠、睡眠不佳等症状。

（3）观察脱水症状，如头痛、恶心、呕吐、胸闷、虚脱、昏迷。

（二）对症护理

（1）对于多尿、多饮者应给予扶助与预防脱水，根据患者的需要供应水。

（2）测尿量、饮水量、体重，从而监测液体出入量，正确记录，并观察尿色、尿比重等及电解质、血渗透压情况。

（3）患者因夜间多尿而失眠、疲劳以及精神焦虑等，应给予护理照料。

（4）注意患者出现的脱水症状，一旦发现要尽早补液。

（5）保持皮肤、黏膜的清洁。

（6）有便秘倾向者及早预防。

（7）药物治疗及检查时，应注意观察疗效及不良反应，嘱患者准确用药。

（三）一般护理

（1）患者夜间多尿，白天容易疲倦，要注意保持安静舒适的环境。

（2）在患者身边经常备足温开水。

（3）定时测血压、体温、脉搏、呼吸及体重，以了解病情变化。

（四）健康指导

（1）患者由于多尿、多饮，要嘱患者在身边备足温开水。

（2）注意预防感染，尽量休息，适当活动。

（3）指导患者记录尿量及体重变化。

（4）准确遵医嘱给药，不得自行停药。

（5）门诊定期随访。

（宋　玲）

第五节　腺垂体功能减退症

腺垂体功能减退症是由多种病因引起一种或多种腺垂体激素减少或缺乏所致的一系列临床综合征。腺垂体功能减退症可原发于垂体病变，或继发于下丘脑病变，表现为甲状腺、肾上腺、性腺等功能减退症和/或蝶鞍区占位性病变。由于病因多，涉及的激素种类和数量多，故临床症状变化大,但补充所缺乏激素治疗后症状可快速缓解。

一、病因与发病机制

(一)垂体瘤

成人最常见的原因,大都属于良性肿瘤。肿瘤可分为功能性和无功能性。腺瘤增大可压迫正常垂体组织,引起垂体功能减退或功能亢进,并与腺垂体功能减退症同时存在。

(二)下丘脑病变

如肿瘤、炎症、浸润性病变(如淋巴瘤、白血病等)、肉芽肿(如结节病)等,可直接破坏下丘脑神经内分泌细胞,使释放激素分泌减少。

(三)垂体缺血性坏死

妊娠期垂体呈生理性肥大,血供丰富,若围生期前置胎盘、胎盘早期剥离、胎盘滞留、子宫收缩无力等引起大出血、休克、血栓形成,可使腺垂体大部分缺血坏死和纤维化,致腺垂体功能低下,临床称为希恩综合征。糖尿病血管病变使垂体供血障碍也可导致垂体缺血性坏死。

(四)蝶鞍区手术、放疗和创伤

垂体瘤切除、术后放疗及乳腺癌做垂体切除治疗等,均可导致垂体损伤。颅底骨折可损毁垂体柄和垂体门静脉血液供应。鼻咽癌放疗也可损坏下丘脑和垂体,引起腺垂体功能减退。

(五)感染和炎症

细菌、病毒、真菌等感染引起的脑炎、脑膜炎、流行性出血热、梅毒或疟疾等均可损伤下丘脑和垂体。

(六)糖皮质激素长期治疗

可抑制下丘脑-垂体-肾上腺皮质轴,突然停用糖皮质激素后可出现医源性腺垂体功能减退,表现为肾上腺皮质功能减退。

(七)先天遗传性

腺垂体激素合成障碍可有基因遗传缺陷,转录因子突变可见于特发性垂体单一或多激素缺乏症患者。

(八)垂体卒中

垂体瘤内突然出血,瘤体骤然增大,压迫正常垂体组织和邻近视神经束,可出现急症危象。

(九)其他

自身免疫性垂体炎、空泡蝶鞍、颞动脉炎、海绵窦处颈内动脉瘤均可引起腺垂体功能减退。

二、临床表现

垂体组织破坏达95%临床表现为重度,75%临床表现为中度,破坏60%为轻度,破坏50%以下者不出现功能减退症状。促性腺激素、生长激素(GH)和催乳素(PRL)缺乏为最早表现;促甲状腺激素(TSH)缺乏次之;然后可伴有促皮质素(ACTH)缺乏。希恩综合征患者往往因围生期大出血休克而有全垂体功能减退症,即垂体激素均缺乏,但无占位性病变发现。腺垂体功能减退主要表现为相应靶腺(性腺、甲状腺、肾上腺)功能减退。

(一)靶腺功能减退表现

1.性腺(卵巢、睾丸)功能减退

性腺(卵巢、睾丸)功能减退常最早出现。女性多数有产后大出血、休克、昏迷病史,表现为产后无乳、绝经、乳房萎缩、性欲减退、不育、性交痛、阴道炎等。查体见阴道分泌物减少,外阴、子宫和阴道萎缩,毛发脱落,尤以阴毛、腋毛为甚。成年男子表现为性欲减退、勃起功能障碍、无男性气质等,查体见肌力减弱、皮脂分泌减少、睾丸松软缩小、胡须稀少、骨质疏松等。

2.甲状腺功能减退

表现与原发性甲状腺功能减退症相似,但通常无甲状腺肿。

3.肾上腺功能减退

表现与原发性慢性肾上腺皮质功能减退症相似,所不同的是本病由于缺乏黑素细胞刺激素,故皮肤色素减退,表现为面色苍白、乳晕色素浅淡,而原发性慢性肾上腺功能减退症则表现为皮肤色素加深。

4.生长激素不足

成人一般无特殊症状,儿童出现生长障碍,表现为侏儒症。

(二)垂体内或其附近肿瘤压迫症群

最常见的为头痛及视神经交叉受损引起的偏盲甚至失明。

(三)垂体功能减退性危象

在全垂体功能减退症基础上,各种应激如感染、败血症、腹泻、呕吐、失水、饥饿、寒冷、急性心肌梗死、脑血管意外、手术、外伤、麻醉及使用镇静药、安眠药、降糖药等均可诱发垂体功能减退性危象(简称垂体危象)。临床表现:①高热型(体温>40 ℃)。②低温型(体温<30 ℃)。③低血糖型。④低血压、循环虚脱型。⑤水中毒型。⑥混合型。各种类型可伴有相应的症状,突出表现为消化系统、循环系统和神经精神方面的症状,如高热、循环衰竭、休克、恶心、呕吐、头痛、神志不清、谵妄、抽搐、昏迷等严重垂危状态。

三、辅助检查

(一)性腺功能测定

女性有血雌二醇水平降低,没有排卵及基础体温改变,阴道涂片未见雌激素作用的周期性改变;男性见血睾酮水平降低或正常低值,精液检查精子数量减少,形态改变,活动度差,精液量少。

(二)甲状腺功能测定

游离 T_4、血清总 T_4 均降低,而游离 T_3、总 T_3 可正常或降低。

(三)肾上腺皮质功能测定

24 小时尿 17-羟皮质类固醇及游离皮质醇输出量减少;血浆皮质醇浓度降低,但节律正常;葡萄糖耐量试验显示血糖曲线低平。

(四)腺垂体分泌激素测定

如 FSH、LH、TSH、ACTH、GH、PRL 均减少。

(五)腺垂体内分泌细胞的储备功能测定

可采用 TRH、PRL 和 LRH 兴奋试验。胰岛素低血糖激发试验忌用于老年人、冠心病、惊厥和黏液性水肿的患者。

(六)其他检查

通过 X 线、CT、MRI 无创检查来了解、辨别病变部位、大小、性质及其对邻近组织的侵犯程度。肝、骨髓和淋巴结等活检,可用于判断原发性疾病的原因。

四、诊断要点

本病诊断须根据病史、症状、体征,结合实验室检查和影像学发现进行全面分析,排除其他影响因素和疾病后才能明确。

五、治疗

(一)病因治疗

肿瘤患者可通过手术、放疗或化疗等措施缓解症状,对于鞍区占位性病变,首先必须解除压迫及破坏作用,减轻和缓解颅内高压症状;出血、休克而引起的缺血性垂体坏死,预防是关键,应加强产妇围生期的监护。

(二)靶腺激素替代治疗

需长期甚至终身维持治疗。

1.糖皮质激素

为预防肾上腺危象发生,应先补糖皮质激素。常用氢化可的松,20～30 mg/d,服用方法按照生理分泌节律为宜,剂量根据病情变化做相应调整。

2.甲状腺激素

常用左甲状腺素 50～150 μg/d,或甲状腺干粉片 40～120 mg/d。对于冠心病、老年人、骨密度低的患者,用药从最小剂量开始缓慢递增剂量,防止诱发危象。

3.性激素

育龄女性病情较轻者可采用人工月经周期治疗,维持第二性征和性功能;男性患者可用丙酸睾酮治疗,以改善性功能与性生活。

六、护理诊断

(一)性功能障碍

与促性腺激素分泌不足有关。

(二)自我形象紊乱

与身体外观改变有关。

(三)体温过低

与继发性甲状腺功能减退有关。

(四)潜在并发症

垂体危象。

七、护理措施

(一)安全与舒适管理

根据自身体力情况安排适当的活动量,保持情绪稳定,注意生活规律,避免感染、饥饿、寒冷、手术、外伤、过劳等诱因。更换体位时注意动作易缓慢,以免发生晕厥。

(二)疾病监测

1.常规监测

观察有无视力障碍,脑神经压迫症状及颅内压增高征象。

2.并发症监测

严密观察患者生命体征、意识、瞳孔变化,一旦出现低血糖、低血压、高热或体温过低、谵妄、恶心、呕吐、抽搐甚至昏迷等垂体危象的表现,立即通知医生并配合抢救。

(三)对症护理

对于性功能障碍的患者,应安排恰当的时间与患者沟通,了解患者目前的性功能、性活动与性生活情况。向患者解释疾病及药物对性功能的影响,为患者提供信息咨询服务的途径,如专业医师、心理咨询师、性咨询门诊等。鼓励患者与配偶交流感受,共同参加性健康教育及阅读有关性健康教育的材料。女性患者若存在性交痛,推荐使用润滑剂。

(四)用药护理

向患者介绍口服药物的名称、剂量、用法、剂量不足和过量的表现;服甲状腺激素应观察心率、心律、体温及体重的变化;嘱患者避免服用镇静剂、麻醉剂等药物。应用激素替代疗法的患者,应使其认识到长期坚持按量服药的重要性和随意停药的危险性。严重水中毒水肿明显者,应用利尿剂应注意观察药物治疗效果,加强皮肤护理,防止擦伤,皮肤干燥者涂以油剂。

(五)垂体危象护理

急救配合:立即建立静脉通路,维持输液通畅,保证药物、液体输入;保持呼吸道通畅,氧气吸入;做好对症护理,低温者可用热水袋或电热毯保暖,但要注意防止烫伤;高热者应进行降温处理,如乙醇擦浴、冰敷或遵医嘱用药。加强基础护理,如口腔护理、皮肤护理,防止感染。

(六)健康指导

1.预防疾病

保持皮肤清洁,注意个人卫生,督促患者勤换衣、勤洗澡。保持口腔清洁,避免到人多拥挤的公共场所。鼓励患者活动,减少皮肤感染和皮肤完整性受损的机会;告知患者要注意休息,保持心情愉快,避免精神刺激和情绪激动。

2.管理疾病

指导患者定期复查,发现病情加重或有变化时及时就诊。嘱患者外出时随身携带识别卡,以便发生意外时能及时救治。

3.康复指导

遵医嘱定时、定量服用激素,勿随意停药。若需要生育者,可在医生指导下使用性激素替代疗法,以期精子(卵子)生成。

(宋　玲)

第六节　甲状腺功能亢进症

甲状腺功能亢进症(简称甲亢)指由多种病因导致的甲状腺激素(TH)分泌过多,引起各系统兴奋性增高和代谢亢进为主要表现的一组临床综合征。其中以毒性弥漫性甲状腺肿(Graves病)最多见。

一、病因

(一)遗传因素
弥漫性毒性甲状腺肿是器官特异性自身免疫病之一,有显著的遗传倾向。

(二)免疫因素
弥漫性毒性甲状腺肿的体液免疫研究较为深入。最明显的体液免疫特征为血清中存在甲状腺细胞促甲状腺激素(TSH)受体抗体。即甲状腺细胞增生,TH 合成及分泌增加。

(三)环境因素
环境因素对本病的发生、发展有重要影响,如细菌感染、性激素、应激等,可能是该病发生和恶化的重要诱因。

二、临床表现

(一)一般临床表现
1.甲状腺激素分泌过多综合征

(1)高代谢综合征:多汗怕热、疲乏无力、体重锐减、低热和皮肤温暖潮湿。

(2)精神神经系统:焦躁易怒、神经过敏、紧张忧虑、多言好动、失眠不安、思想不集中和记忆力减退等。

(3)心血管系统:心悸、胸闷、气短,严重者可发生甲亢性心脏病。

(4)消化系统:常表现为食欲亢进,多食消瘦。重者可有肝功能异常,偶有黄疸。

(5)肌肉骨骼系统:部分患者有甲亢性肌病、肌无力和周期性瘫痪。

(6)生殖系统:女性月经常有减少或闭经。男性有勃起功能障碍,偶有乳腺发育。

(7)内分泌系统:早期血促肾上腺皮质激素(ACTH)及 24 小时尿 17-羟皮质类固醇升高,继而受过高 T_3、T_4 抑制而下降。

(8)造血系统:血淋巴细胞升高,白细胞计数偏低,血容量增大,可伴紫癜或贫血,血小板寿命缩短。

2.甲状腺肿

(1)弥漫性、对称性甲状腺肿大。

(2)质地不等、无压痛。

(3)肿大程度与甲亢轻重无明显关系。

(4)甲状腺上下可触及震颤,闻及血管杂音,为诊断本病的重要体征。

3.眼征

(1)单纯性突眼:眼球轻度突出,瞬目减少,眼裂增宽。

(2)浸润性突眼:眼球突出明显,眼睑肿胀,眼球活动受限,结膜充血水肿,严重者眼睑闭合不全、眼球固定、角膜外露而形成角膜溃疡、全眼炎,甚至失明。

(二)特殊临床表现
(1)甲亢危象:①高热(40 ℃以上);②心率快(>140 次/分);③烦躁不安、呼吸急促、大汗、恶心、呕吐和腹泻等,严重者可出现心力衰竭、休克及昏迷。

(2)甲状腺毒症性心脏病主要表现为心排血量增加、心动过速、心房颤动和心力衰竭。

(3)淡漠型甲状腺功能亢进症:①多见于老年患者,起病隐袭;②明显消瘦、乏力、头晕、淡漠、昏厥等;③厌食、腹泻等消化系统症状。

(4)T_3型甲状腺毒症多见于碘缺乏地区和老年人,实验室检查:血清总三碘甲腺原氨酸(TT_3)与游离三碘甲腺原氨酸(FT_3)均增高,而血清总甲状腺素(TT_4)、血清游离甲状腺素(FT_4)正常。

(5)亚临床型甲状腺功能亢进症血清 FT_3、FT_4 正常,促甲状腺激素(TSH)降低。

(6)妊娠期甲状腺功能亢进症:①妊娠期甲状腺激素结合球蛋白增高,引起 TT_4 和 TT_3 增高。②一过性甲状腺毒症。③新生儿甲状腺功能亢进症。④产后由于免疫抑制的解除,弥漫性毒性甲状腺肿易于发生,称为产后弥漫性毒性甲状腺肿。

(7)胫前黏液性水肿多发生在胫骨前下 1/3 部位,也见于足背、踝关节、肩部、手背或手术瘢痕处,偶见于面部,皮损大多为对称性。

(8)Graves 眼病(甲状腺相关性眼病)。

三、辅助检查

(一)实验室检查

检测血清游离甲状腺素(FT_4)、游离三碘甲腺原氨酸(FT_3)和促甲状腺激素(TSH)。

(二)影像学及其他检查

放射性核素扫描、CT 检查、B 超检查、MRI 检查等有助于甲状腺、异位甲状腺肿和球后病变性质的诊断,可根据需要选用。

四、治疗

(一)抗甲状腺药物

口服抗甲状腺药物是治疗甲亢的基础措施,也是手术和 ^{131}I 治疗前的准备阶段。常用的抗甲状腺药物包括硫脲类(丙硫氧嘧啶、甲硫氧嘧啶等)和咪唑类(甲巯咪唑、卡比马唑等)。

(二)^{131}I 治疗甲亢

目的是破坏甲状腺组织,减少甲状腺激素产生。该方法简单、经济,治愈率高,尚无致畸、致癌、不良反应增加的报道。

(三)手术治疗

通常采取甲状腺次全切术,两侧各留下 2～3 g 甲状腺组织。

五、护理评估

(一)病史

详细询问过去健康情况,有无甲亢家族史,有无病毒感染,应激因素,诱发因素,生活方式,饮食习惯,排便情况;查询上次住院的情况,药物使用情况,以及出院后病情控制情况;询问最近有无疲乏无力、怕热多汗、大量进食却容易饥饿、甲状腺肿大、眼部不适、高热的症状。

(二)身体状况

评估生命体征的变化,包括体温是否升高,脉搏是否加快,脉压是否增大等;情绪是否发生变化;有无体重下降,是否贫血。观察和测量突眼度;观察甲状腺肿大的程度,是否对称,有无血管杂音等。

(三)心理-社会评估

询问对甲状腺疾病知识的了解情况,患病后对日常生活的影响,是否有情绪上的变化,如急躁易怒,易与身边的人发生冲突或矛盾;了解所在社区的医疗保健服务情况。

六、护理措施

(一)饮食护理

(1)给予高蛋白、高维生素、矿物质丰富、高热量饮食。

(2)适量增加奶类、蛋类、瘦肉类等优质蛋白以纠正体内的负氮平衡,多摄取新鲜蔬菜和水果。

(3)多饮水,保证每天2 000~3 000 mL,以补充腹泻、出汗等所丢失的水分。若患者并发心脏疾病应避免大量饮水,以预防水肿和心力衰竭的发生。

(4)为避免引起患者精神兴奋,不宜摄入刺激性的食物及饮料,如浓茶、咖啡等。

(5)为减少排便次数,不宜摄入过多的粗纤维食物。

(6)限制含碘丰富的食物,不宜食海带、紫菜等海产品,慎食卷心菜、甘蓝等易致甲状腺肿的食物。

(二)用药护理

(1)指导患者正确用药,不可自行减量或停药。

(2)观察药物不良反应:①粒细胞缺乏症多发生在用药后2~3个月。定期复查血常规,如血白细胞计数低于$3×10^9/L$或中性粒细胞计数低于$1.5×10^9/L$,应考虑停药,并给予升白药物。②如伴咽痛、发热、皮疹等症状须立即停药。③药疹较常见,可用抗组胺药控制,不必停药,发生严重皮疹时应立即停药,以免发生剥脱性皮炎。④发生肝坏死、中毒性肝炎、精神病、狼疮样综合征、胆汁淤滞综合征、味觉丧失等应立即停药进行治疗。

(三)休息与活动

评估患者目前的活动情况,与患者共同制订日常活动计划。不宜剧烈活动,活动时以不感疲劳为好,适当休息,保证充足睡眠,防止病情加重。如有心力衰竭或严重感染者应严格卧床休息。

(四)环境

保持病室安静,避免嘈杂,限制探视时间,告知家属不宜提供兴奋、刺激的信息,以减少患者激动、易怒的精神症状。甲亢患者因怕热多汗,应安排通风良好的环境,夏天使用空调,保持室温凉爽而恒定。

(五)生活护理

协助患者完成日常的生活护理,如洗漱、进餐、如厕等。对大量出汗的患者,加强皮肤护理,应随时更换浸湿的衣服及床单,防止受凉。

(六)心理护理

耐心细致地解释病情,提高患者对疾病的认知水平,让患者及其家属了解其情绪、性格改变是暂时的,可因治疗而得到改善,鼓励患者表达内心感受,理解和同情患者,建立互信关系。与患者共同探讨控制情绪和减轻压力的方法,指导和帮助患者正确处理生活中的突发事件。

(七)病情观察

观察患者精神状态和手指震颤情况,注意有无焦虑、烦躁、心悸等甲亢加重的表现,必要时使用镇静剂。

(八)眼部护理

采取保护措施,预防眼睛受到刺激和伤害。外出戴深色眼镜,减少光线、灰尘和异物的侵害。经常用眼药水湿润眼睛,避免过度干燥;睡前涂抗生素眼膏,眼睑不能闭合者用无菌纱布或眼罩覆盖双眼。指导患者当眼睛有异物感、刺痛或流泪时,勿用手直接揉眼睛。睡眠或休息时,抬高头部,使眶内液回流减少,减轻球后水肿。

(九)健康指导

1.疾病知识指导

为患者讲解有关甲亢的疾病知识,指导患者注意加强自我保护,上衣领宜宽松,避免压迫甲状腺,严禁用手挤压甲状腺以免 TH 分泌过多,加重病情。对有生育需要的女性患者,应告知其妊娠可加重甲亢,宜治愈后再妊娠。育龄女性在^{131}I治疗后的 6 个月内应当避孕。妊娠期间监测胎儿发育。鼓励患者保持身心愉快,避免精神刺激或过度劳累,建立和谐的人际关系和良好的社会支持系统。

2.患者用药指导

坚持遵医嘱按剂量、按疗程服药,不可随意减量或停药。对妊娠期甲亢患者,应指导其避免各种对母亲及胎儿造成影响的因素,宜选用抗甲状腺药物治疗,禁用^{131}I治疗,慎用普萘洛尔。产后如需继续服药,则不宜哺乳。

3.定期监测及复查

指导患者服用抗甲状腺药物,开始 3 个月,每周检查血常规 1 次,每隔 1～2 个月做甲状腺功能测定,每天清晨卧床时自测脉搏,定期测量体重。脉搏减慢、体重增加是治疗有效的标志。若出现高热、恶心、呕吐、不明原因腹泻、突眼加重等症状,警惕甲状腺危象可能,应及时就诊。指导患者出院后定期复查甲状腺功能、甲状腺彩超等。

（宋　玲）

第七节　甲状腺功能减退症

甲状腺功能减退症(简称甲减)是由各种原因导致的甲状腺激素合成和分泌减少(低甲状腺激素血症),或组织利用不足(甲状腺激素抵抗)而引起的全身性低代谢并伴各系统功能减退的综合征。其病理征表现为黏液性水肿。起病于胎儿或新生儿的甲减称为呆小病,常伴有智力障碍和发育迟缓。起病于成人者称成年型甲减。本节主要介绍成年型甲减。

一、病因

(一)自身免疫损伤

常见于自身免疫性甲状腺炎引起 TH 合成和分泌减少。

(二)甲状腺破坏

甲状腺切除术后、^{131}I治疗后导致的甲状腺功能减退。

（三）中枢性甲减

由垂体外照射、垂体大腺瘤、颅咽管瘤及产后大出血引起的促甲状腺激素释放激素（TRH）和促甲状腺激素（TSH）产生和分泌减少所致。

（四）碘过量

可引起具有潜在性甲状腺疾病者发生甲减，也可诱发和加重自身免疫性甲状腺炎。

（五）抗甲状腺药物使用

硫脲类药物、锂盐等可抑制 TH 合成。

二、临床表现

甲减多病程较长、病情轻或早期可无症状，其临床表现与甲状腺激素缺乏的程度有关。

（一）一般表现

1.基础代谢率降低

体温偏低、怕冷、易疲倦、无力、水肿、体重增加，反应迟钝、健忘、嗜睡等。

2.黏液性水肿面容

面部虚肿、面色苍白或呈姜黄色，部分患者鼻唇增厚、表情淡漠、声音低哑、说话慢且发音不清。

3.皮肤及附属结构

皮肤苍白、干燥、粗糙少光泽，肢体凉。少数病例出现胫前黏液性水肿。指甲生长缓慢、厚脆，表面常有裂纹，毛发稀疏干燥、眉毛外 1/3 脱落。

（二）各系统表现

1.心血管系统

主要表现为心肌收缩力减弱、心动过缓、心排血量降低。久病者由于胆固醇增高，易并发冠心病，10％的患者伴发高血压。

2.消化系统

主要表现为便秘、腹胀、畏食等，严重者可出现麻痹性肠梗阻或黏液水肿性巨结肠。

3.内分泌生殖系统

主要表现为性欲减退，女性常有月经过多或闭经情况。

4.肌肉与关节

主要表现为肌肉乏力，暂时性肌强直、痉挛和疼痛等。

5.血液系统

主要表现为贫血。

6.黏液水肿性昏迷

主要表现为低体温（<35 ℃）、嗜睡、呼吸减慢、心动过缓、血压下降、四肢肌肉松弛、腱反射减弱或消失、血压明显降低，甚至发生昏迷、休克而危及生命。

三、辅助检查

（一）实验室检查

血常规检查、血生化检查、尿常规检查、甲状腺功能检查。

(二)影像学及其他检查

颈部 B 超检查、心电图检查、胸部 X 线检查、头 MRI 检查、头 CT 检查。

四、治疗

(一)替代治疗

首选左甲状腺素钠片口服。替代治疗时,需从最小剂量开始用药,之后根据 TSH 目标调整剂量,逐渐纠正甲减而不产生明显不良反应,使血 TSH 和 TH 水平恒定在正常范围内。

(二)对症治疗

有贫血者补充铁剂、维生素 B_{12}、叶酸等。胃酸分泌过少者补充稀盐酸,与 TH 合用疗效好。

(三)亚临床甲减的处理

亚临床甲减引起的血脂异常可导致动脉粥样硬化,部分亚临床甲减也可发展为临床甲减。目前认为只要患者有高胆固醇血症、血清 TSH>10 mU/L,就需要给予左甲状腺素钠片进行替代治疗。

(四)黏液性水肿昏迷的治疗

(1)立即静脉补充 TH,清醒后改口服维持治疗。

(2)保持呼吸道通畅,吸氧,同时给予保暖。

(3)糖皮质激素持续静脉滴注,待患者清醒后逐渐减量、停药。根据需要补液。

(4)祛除诱因,治疗原发病。

五、护理评估

(一)病史

(1)详细了解患者患病的起始时间,有无诱因,发病的缓急,主要症状及其特点。

(2)评估患者有无进食异常或营养异常,有无排泄功能异常和体力减退等。

(3)评估患者有无失眠、瞌睡、记忆力下降、注意力不集中、畏寒、手足搐搦、四肢感觉异常或麻痹等症状。

(4)评估患者既往检查情况,是否遵从医嘱治疗,用药及治疗效果。

(5)询问患者家族有无类似疾病发生。

(二)身体状况

(1)观察有无体温降低、脉搏减慢等体征。

(2)观察患者有无记忆力减退、反应迟钝和表情淡漠等表现。

(3)观察患者皮肤有无干燥发凉、粗糙脱屑、毛发脱落和黏液性水肿等表现。

(4)有无畏食、腹胀和便秘等。

(5)有无肌肉乏力、暂时性肌强直、痉挛、疼痛等表现,有无关节病变。

(6)有无心肌收缩力减弱、心动过缓、心排血量下降等表现。

(三)心理-社会状况

(1)评估患者患病后的精神、心理变化。

(2)评估疾病对患者日常生活、学习或工作、家庭的影响,是否适应角色的转变。

(3)评估患者对疾病的认知程度。

(4)评估社会支持系统,如家庭成员、经济状况等能否满足患者的医疗护理需求。

六、护理措施

(一)心理护理

多与患者接触交流,鼓励患者表达其感受,交谈时语言温和,耐心倾听,消除患者的陌生感和紧张感。耐心向患者解释病情,消除紧张和顾虑,保持一个健康的心态,积极面对疾病,使其积极配合治疗,树立信心。

(二)饮食护理

给予高维生素、高蛋白、低钠、低脂饮食。宜进食粗纤维食物,促进排便。桥本甲状腺炎所致的甲减应避免摄取含碘食物和药物,以免诱发严重的黏液性水肿。

(三)低体温护理

(1)保持室内空气新鲜,每天通风,调节室温在22~24℃,注意保暖。可通过添加衣服,包裹毛毯,睡眠时加盖棉被,冬季外出时戴手套、穿棉鞋,以避免着凉。

(2)注意监测生命体征变化,观察有无体温过低、心律失常等表现,并给予及时处理。

(四)便秘护理

指导患者每天定时排便,养成规律的排便习惯。适当地按摩腹部,多进食富含粗纤维的蔬菜、水果、全麦制品。根据患者病情、年龄进行适度的运动,如慢走、慢跑,促进胃肠蠕动。

(五)用药护理

通常需要终身服药,从小剂量开始,逐渐加量至达到完全替代剂量。空腹或餐前30分钟口服,一般与其他药物分开服用。如用泻剂,观察排便的次数、量,有无腹痛、腹胀等麻痹性肠梗阻的表现。

(六)黏液水肿昏迷的护理

(1)应立即建立静脉通路,给予急救药物。

(2)保持呼吸道通畅,给予吸氧,必要时配合气管插管术或气管切开术。

(3)监测生命体征和动脉血气分析的变化,记录24小时出入液量。

(4)给予保暖,避免局部热敷,以免烫伤和加重循环不良。

(九)健康指导

1.疾病知识指导

讲解疾病发生原因及注意事项,如地方性缺碘者可采用碘化盐。药物引起者应调整剂量或停药。注意个人卫生,注意保暖,避免在人群集中的地方停留时间过长,预防感染和创伤。慎用催眠、镇静、止痛等药物。

2.饮食原则

遵循高蛋白、高维生素、低钠、低脂肪的饮食原则。

3.药物指导

向其解释终身坚持服药的必要性。不可随意停药或更改剂量,否则可能导致心血管疾病,如心肌缺血、心肌梗死或充血性心力衰竭。替代治疗效果最佳的指标为血TSH恒定在正常范围内,长期行替代治疗者宜每6~12个月检测1次。对有心脏病、高血压、肾炎的患者,注意剂量的调整。服用利尿药时,指导患者记录24小时出入量。

4.病情观察

观察患者的症状和体征改善情况,如出现明显的药物不良反应或并发症,应及时给予处置。

讲解黏液性水肿昏迷发生的原因及表现,若出现低血压、心动过缓、体温<35 ℃等,应及时就医。指导患者自我监测甲状腺激素服用过量的症状,如出现多食消瘦、脉搏>100 次/分、心律失常、体重减轻、发热、大汗、情绪激动等情况,及时报告医师。指导患者定期复查肝肾功能、甲状腺功能、血常规、心电图等。

5.定期复查甲状腺功能

药物治疗开始后 4～8 周或剂量调整后检测 TSH,TSH 恢复正常后每 6～12 个月检查 1 次甲状腺功能。监测体重,以了解病情控制情况,及时调整用药剂量。

(宋　玲)

第八节　皮质醇增多症

皮质醇增多症是由于各种原因使肾上腺皮质分泌过多的糖皮质激素(多为皮质醇)所致的一系列疾病。

一、病因

(一)依赖性促肾上腺皮质激素(ACTH)的皮质醇增多症

1.库欣病

最常见,约占皮质醇增多症的 70%,是指垂体性皮质醇增多症,由垂体促肾上腺皮质激素细胞瘤分泌大量 ACTH。

2.异位 ACTH 分泌综合征

垂体以外肿瘤分泌过量 ACTH,刺激肾上腺皮质增生分泌过多的皮质醇。

(二)不依赖 ACTH 的综合征

(1)肾上腺皮质腺瘤占皮质醇增多症的 15%～20%,多见于成人,男性相对多见。

(2)肾上腺皮质癌约占皮质醇增多症的 5% 以下,病情重,进展快。

(3)不依赖 ACTH 的双侧肾上腺小结节性增生,可伴或不伴 Carney 综合征。

(4)不依赖 ACTH 的双侧肾上腺大结节性增生。

二、临床表现

(一)向心性肥胖

满月脸,水牛背,多血质外貌,面圆而呈暗红色,颈、胸、腹、背部脂肪甚厚。疾病后期,因肌肉消耗,四肢显得瘦小。

(二)皮肤表现

皮肤薄,微血管脆性增加,轻微损伤即可引起瘀斑。手、脚、指(趾)甲、肛周常出现真菌感染。异位 ACTH 综合征者及较重库欣病患者皮肤色素沉着、颜色加深。

(三)代谢障碍

大量皮质醇促进肝糖原异生,使血糖升高,部分患者出现继发性糖尿病。大量皮质醇有潴钠、排钾作用,低血钾使患者乏力加重,部分患者因潴钠出现轻度水肿。同时病程长者可出现身材变矮、骨质疏松等。

(四)心血管表现

高血压常见,常伴有动脉硬化。长期高血压可并发左心室肥大、心力衰竭和脑血管意外。易发生动、静脉血栓,使心血管并发症发生率增加。

(五)感染

肺部感染多见。患者在感染后,炎症反应往往不显著,发热不明显,易于漏诊而造成严重后果。

(六)性功能障碍

女性患者大多出现月经减少、不规则或停经;痤疮常见;明显男性化(乳房萎缩、生须、喉结增大、阴蒂肥大)者少见。男性患者性欲可减退,睾丸变软、阴茎缩小。

(七)全身肌肉及神经系统

肌无力,下蹲后起立困难。不同程度的精神、情绪变化,严重者精神变态,个别可发生类偏狂。

三、辅助检查

(一)实验室检查

血、尿、粪便常规检查,血生化检查和血皮质醇检查。

(二)影像学及其他检查

肾上腺 B 超检查、CT 检查、MRI 检查,蝶鞍区断层摄片、鞍区 CT 检查及 MRI 检查,心电图及超声心动图检查和骨密度检查。

(三)地塞米松抑制试验

1.小剂量地塞米松抑制试验

尿 17-羟皮质类固醇不能降至对照值的 50% 以下,或尿游离皮质醇不能降至 55 nmol/24 h 以下者,表示不能被抑制。

2.大剂量地塞米松抑制试验

尿 17-羟皮质类固醇或尿游离皮质类固醇能降至对照组的 50% 以下者,表示被抑制。

(四)ACTH 兴奋试验

垂体性库欣病和异位 ACTH 综合征者常有反应,原发性肾上腺皮质肿瘤者多数无反应。

四、治疗

根据不同病因行相应治疗。在病因治疗前,对病情严重的患者,宜先对症治疗以防止并发症的发生。

(一)库欣病

(1)经蝶窦切除垂体微腺瘤为治疗本病的首选疗法。

(2)如经蝶窦手术未能发现并摘除垂体微腺瘤或某种原因不能做垂体手术,对病情严重者,宜做一侧肾上腺全切,另一侧肾上腺大部分或全切除术,术后做激素替代治疗。

(3)对垂体大腺瘤患者,需做开颅手术治疗,尽可能切除肿瘤。

(4)影响神经递质的药物可做辅助治疗,对于催乳素升高者,可用溴隐亭治疗。

(5)必要时行双侧肾上腺切除术,术后行激素替代治疗。

（二）肾上腺腺瘤

手术切除可根治，术后需使用激素行替代治疗。在肾上腺功能逐渐恢复时，氢化可的松的剂量也随之递减，大多数患者于 6 个月至 1 年或更久可逐渐停用替代治疗。

（三）不依赖 ACTH 的小结节性或大结节性双侧肾上腺增生

行双侧肾上腺切除术，术后行激素替代治疗。

（四）异位 ACTH 综合征

应治疗原发性恶性肿瘤，视具体病情做手术、放疗和化疗。如能根治，皮质醇增多症可以缓解；如不能根治，则需要用肾上腺皮质激素合成阻滞剂。

五、护理评估

（一）病史

（1）详细了解患者患病的起始时间，有无诱因，发病的缓急，主要症状及其特点。

（2）评估患者有无进食异常或营养异常，有无排泄功能异常和体力减退等。

（3）评估患者有无失眠、瞌睡、记忆力减退、注意力不集中，有无下蹲后起立困难，肌无力症状等。

（4）评估患者既往检查情况，是否遵从医嘱治疗，用药及治疗效果。

（5）评估婚姻状况及生育情况，了解患者是否有性功能异常等问题。

（二）身体状况

（1）评估患者有无血压升高、向心性肥胖、满月脸等。

（2）评估患者有无皮肤、黏膜色素沉着、痤疮、多毛等。

（3）评估患者有无脊椎压缩变形、身材矮小、肌无力等。

（4）评估患者腹部皮肤有无紫纹。

（5）评估患者有无外生殖器发育异常。

（三）心理-社会状况

（1）评估患者患病后的精神、心理变化。

（2）评估疾病对日常生活、学习、工作和家庭的影响，是否适应患者角色的转变，对疾病的认知程度。

（3）评估社会支持系统，如家庭成员、经济状况等能否满足患者的医疗护理需求。

六、护理措施

（一）心理护理

讲解疾病的有关知识，给患者提供有关疾病的资料，向患者说明身体外形的改变是疾病发生、发展过程的表现，消除患者的紧张和焦虑情绪。经常巡视病房，了解患者的需要，帮助解决问题。多与患者接触和交流，鼓励患者表达其感受，交谈时语言要温和，耐心倾听。使患者正确认识疾病所导致的形体和外观改变，提高对形体改变的认识和适应能力，需要积极配合检查和治疗，帮助其树立自信心。

（二）饮食护理

给予低钠、高钾、高蛋白、低碳水化合物、低热量的饮食，预防和控制水肿。鼓励患者摄取富含钙及维生素 D 的食物，如牛奶、紫菜、虾皮、坚果等以预防骨质疏松。鼓励患者多食柑橘类、枇杷、香蕉、南瓜等含钾高的食物。

(三)生活护理

保持病室环境清洁,避免患者暴露在污染的环境中,减少感染机会。保持室内适宜的温度和相对湿度。严格执行无菌操作,尽量减少侵入性治疗,以降低发生感染及交叉感染的危险。指导患者和家属学习预防感染的知识,如注意保暖,减少或避免到公共场所,以防上呼吸道感染。给予皮肤与口腔护理,协助患者做好个人卫生,避免皮肤擦伤和感染。长期卧床者宜定期翻身,注意保护骨隆突处,预防压疮发生。病重者做好口腔护理。

(四)安全护理

提供安全、舒适的环境,移除环境中不必要的家具或摆设,浴室应铺上防滑脚垫。避免剧烈运动,变换体位时动作宜轻柔,防止因跌倒或碰撞引起骨折。

(五)健康指导

1.疾病知识指导

指导患者在日常生活中注意预防感染,保持皮肤清洁,避免外伤、骨折等各种可能导致病情加重或诱发并发症的因素存在。

2.药物指导

指导患者正确用药并掌握对药物疗效和不良反应的观察,了解激素替代治疗的有关注意事项,尤其是识别激素过量或不足的症状和体征,并告诫患者随意停用激素会引起致命的肾上腺危象。若发生虚弱、头晕、发热、恶心、呕吐等情况应立即就诊。

3.定期复查

教会患者自我护理措施,适当从事力所能及的活动,以增强患者的自信心和自尊感,定期门诊复查。

(宋 玲)

第六章

心血管外科患者的护理

第一节　心　脏　损　伤

心脏损伤是暴力作为一种能量作用于机体,直接或间接转移到心脏所造成的心肌及其结构的损伤,直至心脏破裂。心脏损伤又有闭合性和穿透性损伤的区别。

一、闭合性心脏损伤

心脏闭合性损伤又称非穿透性心脏损伤或钝性心脏损伤。实际发病率远比临床统计的要高。许多外力作用都可以造成心脏损伤,包括:①暴力直接打击胸骨传递到心脏。②车轮碾压过胸廓,心脏被挤压于胸骨椎之间。③腹部或下肢突然受到暴力打击,通过血管内液压作用到心脏。④爆炸时高击的气浪冲击。

(一)心包损伤

心包损伤指暴力导致的心外膜和/或壁层破裂和出血。

1.分类

心包是一个闭合纤维浆膜,分为脏、壁两层。心包伤分为胸膜-心包撕裂伤和膈-心包撕裂伤。

2.临床表现

单纯心包裂伤或伴少量血心包时,大多数无症状,但如果出现烦躁不安、气急、胸痛,特别当出现循环功能不佳、低血压和休克时,则应想到急性心脏压塞的临床征象。

3.诊断

(1)ECG:低电压、ST 段和 T 波的缺血性改变。

(2)二维 UCG:心包腔有液平段,心排幅度减弱,心包腔内有纤维样物沉积。

4.治疗

心包穿刺术(图 6-1)、心包开窗探查术(图 6-2)、开胸探查术。

(二)心肌损伤

所有因钝性暴力所致的心脏创伤,如果无原发性心脏破裂或心内结构(包括间隔、瓣膜、腱束或乳头肌)损伤,统称心肌损伤。

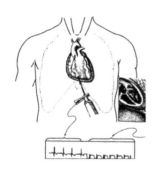

图 6-1　心包穿刺示意图

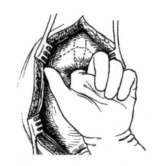

图 6-2　心包探查示意图

1.原因

一般是由于心脏与胸骨直接撞击,心脏被压缩所造成的不同程度心肌损伤,最常见的原因是汽车突然减速时方向盘的撞击。

2.临床表现

主要症状取决于创伤造成心肌损伤的程度和范围。轻度损伤可无明显症状;中度损伤出现心悸、气短或一过性胸骨后疼痛;重度可出现类似心绞痛症状。

3.检查方法

ECG 轻度无改变,异常 ECG 分两类:①心律失常和传导阻滞。②复极紊乱。X 线片一般无明显变化。UCG 可直接观测心脏结构和功能变化,在诊断心肌挫伤以评估损伤程度上最简便、快捷、实用。

4.治疗

主要采用非手术治疗。

(1)一般心肌挫伤的处理:观察 24 小时,充分休息检查 ECG 和 CPK-MD。

(2)有 CDA 者:在 ICU 监测病情变化,可进行血清酶测定除外 CAD。

(3)临床上有低心排血量或低血压者:常规给予正性肌力药,必须监测 CVP,适当纠正血容量,避免输液过量。

(三)心脏破裂

闭合性胸部损伤导致心室或心房全层撕裂,心腔内血液进入心包腔和经心包裂口流进胸膜腔。患者可因急性心脏压塞或失血性休克而死亡。

1.原因

一般认为外力作用于心脏后,心腔易发生变形并吸收能量,当外力超过心脏耐受程度时,即出现原发性心脏破裂。

2.临床表现

血压下降、中心静脉压高、心动过速、颈静脉扩张、发绀、对外界无反应;伴胸部损伤,胸片显示心影增宽。

3.诊断

(1)ECG:观察 ST 段和 T 段的缺血性改变或有无心梗图形。

(2)X 线和 UCG:可提示有无心包积血和大量血胸的存在。

4.治疗

紧急开胸解除急性心脏压塞和修补心脏损伤是抢救心脏破裂唯一有效的治疗措施。

二、穿透性心脏损伤

该损伤以战时多见,按致伤物质不同可分为火器伤和刃器伤两大类。

(一)心脏穿透伤

1.临床表现

主要表现为失血性休克和急性心脏压塞。前者早期有口渴、呼吸浅、脉搏细、血压下降、烦躁不安和出冷汗;后者有呼吸急促、面唇发绀、血压下降、脉搏细速、颈静脉怒张并有奇脉。

2.诊断

(1)ECG:血压下降 ST 段和 T 波改变。

(2)UCG:诊断价值较大。

(3)心包穿刺:对急性心脏压塞的诊断和治疗都有价值。

3.治疗

快速纠正血容量,并迅速进行心包穿刺或同时在急诊室紧急气管内插管进行开胸探查。

(二)冠状动脉穿透伤

冠状动脉穿透伤是心脏损伤的一种特殊类型,即任何枪弹或锐器在损伤心脏的同时也刺伤冠状动脉,主要表现为心外膜下的冠状动脉分支损伤,造成损伤远侧冠状动脉供血不足。

1.临床表现

单纯冠脉损伤,可出现急性心脏压塞或内出血征象。冠状动脉瘘者心前区可闻及连续性心脏杂音。

2.诊断

较小分支损伤很难诊断;较大冠脉损伤,ECG 主要表现为创伤相应部位出现心肌缺血和心肌梗死图形。若心前区出现均匀连续性心脏杂音,则提示有外伤性冠状动脉瘘存在。

3.治疗

冠脉小分支损伤可以结扎;主干或主要分支损伤可予以缝线修复;如已断裂则应紧急行 CAB 术。

三、护理诊断

(一)疼痛

疼痛与心肌缺血有关。

(二)有休克的危险

休克与大量出血有关。

四、护理措施

(一)维持循环功能,配合手术治疗

(1)迅速建立静脉通路。

(2)在中心静脉压及肺动脉楔压监测下,快速补充血容量,积极抗休克治疗并做好紧急手术准备。

（二）维持有效的呼吸

（1）半卧位,吸氧;休克者取平卧位或中凹卧位。

（2）清除呼吸道分泌物,保持呼吸道通畅。

（三）急救处理

（1）心脏压塞的急救:一旦发生,应迅速进行心包穿刺减压术。

（2）凡确诊为心脏破裂者,应做好急症手术准备,充分备血。

（3）出现心脏停搏立即进行心肺复苏术。

（4）备好急救设备及物品。

（四）心理护理

严重心脏损伤者常出现极度窘迫感,应提供安静舒适的环境,采取积极果断的抢救措施,向患者解释治疗的过程和治疗计划,使患者情绪稳定。

（刘响花）

第二节　主动脉夹层

主动脉夹层(aortic dissection,AD)又叫主动脉夹层血肿,本病是主动脉内的血液经内膜撕裂口流入囊样变性的中层,形成夹层血肿,随血流压力的驱动,逐渐在主动脉中层内扩展,是主动脉中层的解离过程。主动脉夹层最常用的分型方法为 DeBakey 分型,根据夹层的起源及受累部位分为 3 型。Ⅰ型:夹层起源于升主动脉,扩展超过主动脉弓到降主动脉,甚至腹主动脉,此型最多见。Ⅱ型:夹层起源并局限于升主动脉。Ⅲ型:病变起源于降主动脉左锁骨下动脉开口远端,并向远端扩展,可直至腹主动脉。病变涉及升主动脉的约占夹层的 2/3,即 DeBakeyⅠ、Ⅱ型,又称 Stanford A 型,病变不涉及升主动脉的约占夹层的 1/3,即 DeBakeyⅢ型,又称 Stanford B 型。以升主动脉涉及与否的 Stanford 分型有利于治疗方法的选择。主动脉夹层凶险度远远超过任何肿瘤,破裂后引起猝死,24 小时内破裂者 50％的患者迅速死亡,1 周内死亡率 70％,1 个月内死亡率 90％,1 年内能够幸存患者不到 1％。因此,早发现、早治疗极其重要。

一、疾病特点

（一）病因

1.高血压

长期高血压可引起平滑肌细胞肥大、变性及中层坏死。

2.主动脉中层囊样退行性病变

即胶原和弹力组织退化变质,常伴囊性改变。

3.结缔组织遗传性疾病

如马方综合征。

4.医源性损伤

如安置主动脉内球囊泵,主动脉内造影剂注射误伤内膜,妊娠,严重外伤,重体力劳动也是常见原因。

5.外伤

直接外伤可引起主动脉夹层,钝挫伤可致主动脉局部撕裂、血肿而形成主动脉夹层。

(二)症状及体征

1.疼痛

为本病突出的特征性的症状,表现为突发、急起、剧烈而持续且不能耐受的疼痛,与心肌梗死不同的是疼痛逐渐加重但不如其剧烈。

2.高血压

患者因剧痛而有休克表现,焦虑不安、大汗淋漓、面色苍白、心率加速,但血压常不低或反而升高,有 $80\%\sim90\%$ 的远端夹层和部分近端夹层有高血压。部分原有高血压患者起病后疼痛使血压更高。低血压多数是心脏压塞或急性重度主动脉瓣关闭不全所致。两侧肢体血压及脉搏明显不对称,通常高度提示主动脉夹层。

3.其他系统损害

由于夹层血肿的扩展可压迫邻近组织或波及主动脉大分支,从而出现不同的症状与体征,致使临床表现错综复杂。

(1)心血管系统:包括最常见主动脉瓣关闭不全和心力衰竭;心肌梗死;心脏压塞。

(2)其他:神经、呼吸、消化及泌尿系统均可受累,昏迷、瘫痪,声音嘶哑,胸腹腔积血,大量咯血或呕血,这种情况常在数分钟内死亡,肠坏死急腹症,急性腰痛、血尿,急性肾衰竭或肾性高血压,下肢缺血以致坏死。

(三)辅助检查

1.胸片

普通胸片就可以提供诊断的线索,对于急性胸背部撕裂样疼痛,伴有高血压的患者,如果发现胸片中上纵隔影增宽,或主动脉影增宽,一定要进行进一步 CTA 等检查,明确诊断。

2.主动脉 CTA

是目前最常用的术前影像学评估方法,其敏感性达 90% 以上,其特异性接近 100%。CTA 断层扫描可观察到夹层隔膜将主动脉分割为真假两腔,重建图像可提供主动脉全程的二维和三维图像,其主要缺点是要注射造影剂,可能会出现相应的并发症,而主动脉搏动产生的伪影也会干扰图像和诊断。

3.主动脉 MRA

对主动脉夹层患者的诊断敏感性和特异性与 CTA 接近,磁共振所使用的增强剂无肾毒性;缺点是扫描时间较长,不适用于循环状态不稳定的急诊患者,而且也不适用于体内有磁性金属植入物的患者。

4.超声检查

无创,无须造影剂,可定位内膜裂口,显示真、假腔的状态及血流情况,还可显示并发的主动脉瓣关闭不全、心包积液及主动脉弓分支动脉的阻塞等情况。但同时也受患者的肥胖等情况限定。

(四)鉴别诊断

主动脉夹层急性期极易误诊,除与心绞痛、急性心肌梗死鉴别外,还需与急性心包炎、急性胸膜炎、肺动脉栓塞、急腹症以及急性下肢动脉栓塞鉴别。

（五）治疗

一旦疑为本病,应争分夺秒的明确诊断和治疗。主动脉夹层的治疗手段主要包括保守治疗、介入治疗和外科手术治疗。其中腔内介入修复技术丰富了主动脉夹层的治疗手段,并且使手术的创伤性减小,安全性增加。

1.非手术治疗

无论哪型 AD 均应首先进行相应的药物治疗,目的是控制疼痛、降低血压及心室收缩率,防止夹层进一步扩展或破裂及其他严重并发症的发生。通常需要应用强有力的药物,如降压药硝普钠、镇痛药吗啡等。

2.外科手术

目的是切除内膜撕裂口,防止夹层破裂所致大出血,重建因内膜片或假腔造成的血管阻塞区域的血流。孙氏手术是目前治疗 Stanford A 型夹层的主要方法。Stanford B 型急性期出现下列情况应紧急手术:动脉瘤破裂出血、进行性血胸及严重的内脏和肢体缺血、无法控制的疼痛和高血压、正规药物治疗后夹层动脉瘤进行性扩展等。手术方式包括破口切除人工血管置换术、主动脉成形术、内膜开窗术和各种血管旁路手术等。

3.血管腔内治疗

主要针对 Stanford B 型夹层,目的是封堵主动脉内膜破口,从而消除假腔的血流,使假腔血栓形成。腔内支架治疗 Stanford B 型夹层在国内开展较为广泛,作为微创治疗的方法,可以基本替代传统的外科手术方法,成为 Stanford B 型夹层治疗的首选方法,疗效满意。

二、主动脉夹层的护理

（一）一般护理

将患者安置在 CCU 病房,严密监测其血压、心电、呼吸、血氧饱和度;高流量吸氧 4～6 L/min;绝对卧床休息,保持病房安静。加强日常生活护理,如协助洗漱、进食、大小便等;做好口腔、皮肤等护理,翻身动作宜轻柔。给予清淡易消化的半流质或软食,嘱多食水果、蔬菜等高维生素、粗纤维的食物,禁食含咖啡因等刺激性食物。忌用力排便,必要时给予通便药以保持大便通畅。

（二）迅速建立静脉通道

对于血压升高患者应用降压药物,以降低血压、减低左心室收缩力及射血速度,减少血流搏动波对主动脉壁的冲击。常用硝普钠、艾司洛尔等静脉滴注,并根据血压、心率调整滴速;对于夹层血肿破裂出血导致休克者,给予抗休克治疗,并予以输血或血浆。

（三）用药的护理

疼痛时用镇痛剂,须注意用药后的疗效及不良反应和药物成瘾性的发生;用硝普钠降低心脏前后负荷时,采用输液泵控制静脉滴速,以避免血压忽高忽低,并随时根据血压调整滴速,使收缩压降至 13.3～14.6 kPa 以下,只要能满足脏器灌注即可。但发生休克时,应注意血压不宜降至过低,以免因有效循环血量不足引起生命危险。

（四）心理护理

由于发病突然,呈撕裂样胸痛,患者表现恐惧、焦虑,加上对监护环境及仪器的陌生及要求其绝对卧床,更增加了患者对预后的担忧。而不良的心理状态又不利于血压、心率的控制。因此,我们在抢救过程中要沉着、冷静,严禁高声喧哗。在配合有效止痛及降压治疗时加强巡视,注意观察患者的情绪变化及心理需求,并及时采取相应措施。如患者疼痛剧烈时,以亲切恰当的语言给予患者关怀和安慰,避免患者因情绪紧张而加重病情。

(五)病情观察及护理

1.疼痛的观察

突发剧烈疼痛是本病发病时最常见的症状,性质为搏动样、刀割样、撕裂样疼痛,常伴有血管迷走神经兴奋,表现为大汗淋漓、晕厥等,疼痛的部位有助于初步判断剥离的起始部位,如前胸剧痛,多发于胸主动脉近端夹层,而肩胛间区剧痛(后背痛),更多发于远端夹层。疼痛一般是沿着血管夹层分离的走向可放射至头颈、腹部、背部,累及肾动脉时常可引起腰痛。如果疼痛减轻后反复出现提示夹层分离继续扩展,疼痛突然加重则提示血肿有破溃趋势,血肿溃入血管腔,疼痛可骤然减轻,因此,护士应密切观察疼痛的强度、部位,性质等有无改变,并注意使用镇痛剂的效果。一般强效镇痛剂对主动脉夹层常常无效,但可以减轻患者的焦虑恐惧心理,使其配合治疗。

2.血压、心率的观察与护理

急性期,患者因剧痛常表现为面色苍白、四肢湿冷、脉搏快而弱、呼吸急促等休克表现,但此时血压不下降,反而升高,这种血压与休克呈不平行的关系为本病的特殊性。有效地降血压、适当抑制左心室收缩功能及镇痛是治疗的关键。为了稳定地降血压、心率,防止血压波动,静脉给药需要用输液泵控制,并根据血压、心率的变化调整药物的滴速,使收缩压维持在 $13.3 \sim 14.7$ kPa($100 \sim 110$ mmHg),心率控制在 $60 \sim 75$ 次/分。如果患者突然出现低血压,常因夹层分离导致心包压塞成血肿破溃入胸腔、腹腔。因此,严密观察患者的血压、心率等变化尤为重要。在测量血压时,应左右上肢、左右下肢同时测量,并详细记录,以早期发现由于动脉内膜撕裂血肿压迫致一侧血压降低,使患者双侧肢体血压不对称的现象。

3.动脉搏动的观察

由于动脉血肿使主动脉分支(包括颈动脉在内)阻塞,应密切观察颈、肱、桡、股、足背动脉搏动的变化。如有搏动减弱、消失或两侧强弱不等,两侧血压差别较大、上下肢血压差减小或消失等,应即刻报告医师。

4.尿量的观察

主动脉夹层的患者当肾动脉受累时,可引起尿量减少,严重时,致肾小球坏死而出现肾衰竭,护士应密切观察尿量的改变,准确记录 24 小时液体出入量,以协助诊治。

5.神经症状的观察

由于病变累及中枢神经系统的动脉和肢体动脉,或休克可造成肢体麻木、下肢无力、感觉异常、反射消失、偏瘫、截瘫、视觉改变、精神错乱、昏迷等;肾动脉受累时肾功能不全,使硝普钠的代谢产物在体内蓄积而中毒,也会出现神经系统症状。因而护士要密切观察患者的肢体活动及反射、意识、瞳孔、末梢循环等,发现异常,及时通知医师,及时处理。

(郑 瑶)

第七章

普外科患者的护理

第一节　急性乳腺炎

一、疾病概述

急性乳腺炎是乳腺的急性化脓性感染。多发生于产后 3～4 周的哺乳期妇女,以初产妇最常见。主要致病菌为金黄色葡萄球菌,少数为链球菌。

(一)相关病理生理

急性乳腺炎开始时局部出现炎性肿块,数天后可形成单房或多房性的脓肿。表浅脓肿可向外破溃或破入乳管自乳头流出;深部脓肿不仅可向外破溃,也可向深部穿至乳房与胸肌间的疏松结缔组织中,形成乳房后脓肿。感染严重者,还可并发脓毒血症。

(二)病因与诱因

1.乳汁淤积

乳汁是细菌繁殖的理想培养基,引起乳汁淤积的主要原因:①乳头发育不良(过小或凹陷)妨碍哺乳;②乳汁过多或婴儿吸乳过少导致乳汁不能完全排空;③乳管不通(脱落上皮或衣服纤维堵塞),影响乳汁排出。

2.细菌入侵

当乳头破损时,细菌沿淋巴管入侵是感染的主要途径。细菌也可直接侵入乳管,上行至腺小叶而致感染。细菌主要来自婴儿口腔、母亲乳头或外周皮肤。多数发生于初产妇,因其缺乏哺乳经验;也可发生于断奶时,6 个月以后的婴儿已经长牙,易致乳头损伤。

(三)临床表现

1.局部表现

初期患侧乳房红、肿、胀、痛,可有压痛性肿块,随病情发展症状进行性加重,数天后可形成单房或多房性的脓肿。脓肿表浅时局部皮肤可有波动感和疼痛,脓肿向深部发展可穿至乳房与胸肌间的疏松结缔组织中,形成乳房后脓肿和腋窝脓肿,并出现患侧腋窝淋巴结肿大、压痛。局部表现可有个体差异,应用抗生素治疗的患者,局部症状可被掩盖。

2.全身表现

感染严重者,可并发败血症,出现寒战、高热、脉快、食欲减退、全身不适、白细胞计数上升等症状。

(四)辅助检查

1.实验室检查

白细胞计数及中性粒细胞比例增多。

2.B超检查

确定有无脓肿及脓肿的大小和位置。

3.诊断性穿刺

在乳房肿块波动最明显处或压痛最明显的区域穿刺,抽出脓液可确诊脓肿已经形成。脓液应做细菌培养和药敏试验。

(五)治疗原则

主要原则为控制感染,排空乳汁。脓肿形成以前以抗菌药治疗为主,脓肿形成后,需及时切开引流。

1.非手术治疗

(1)一般处理:①患乳停止哺乳,定时排空乳汁,消除乳汁淤积。②局部外敷,用25％硫酸镁湿敷,或采用中药蒲公英外敷,也可用物理疗法促进炎症吸收。

(2)全身抗菌治疗:原则为早期、足量应用抗生素。针对革兰阳性球菌有效的药物,如青霉素、头孢菌素等。由于抗生素可被分泌至乳汁,故避免使用对婴儿有不良影响的抗菌药,如四环素、氨基苷类、磺胺类和甲硝唑。如治疗后病情无明显改善,则应重复穿刺以了解有无脓肿形成,或根据脓液的细菌培养和药敏试验结果选用抗生素。

(3)中止乳汁分泌:患者治疗期间一般不停止哺乳,因停止哺乳不仅影响婴儿的喂养,且提供了乳汁淤积的机会。但患侧乳房应停止哺乳,并以吸乳器或手法按摩排出乳汁,局部热敷。若感染严重或脓肿引流后并发乳瘘(切口常出现乳汁)需回乳,常用方法:①口服溴隐亭1.25 mg,每天2次,服用7～14天;或口服己烯雌酚1～2 mg,每天3次,2～3天。②肌内注射苯甲酸雌二醇,每次2 mg,每天1次,至乳汁分泌停止。

2.手术治疗

脓肿形成后切开引流。于压痛、波动最明显处先穿刺抽吸取得脓液后,于该处切开放置引流,脓液做细菌培养及药物敏感试验。脓肿切开引流时注意:①切口一般呈放射状,避免损伤乳管引起乳瘘;乳晕部脓肿沿乳晕边缘做弧形切口;乳房深部较大脓肿或乳房后脓肿,沿乳房下缘做弧形切口,经乳房后间隙引流。②分离多房脓肿的房间隔以利引流。③为保证引流通畅,引流条应放在脓腔最低部位,必要时另加切口作对口引流。

二、护理评估

(一)一般评估

1.生命体征

评估是否有体温升高,脉搏加快。急性乳腺炎患者通常有发热,可有低热或高热;发热时呼吸、脉搏加快。

2.患者主诉

询问患者是否为初产妇,有无乳腺炎、乳房肿块、乳头异常溢液等病史;询问有无乳头内陷;评估有无不良哺乳习惯,如婴儿含乳睡觉、乳头未每天清洁等;询问有无乳房胀痛,浑身发热、无力、寒战等症状。

3.相关记录

体温、脉搏、皮肤异常等记录结果。

(二)身体评估

1.视诊

乳房皮肤有无红、肿、破溃、流脓等异常情况;乳房皮肤红肿的开始时间、位置、范围、进展情况。

2.触诊

评估乳房乳汁淤积的位置、范围、程度及进展情况;乳房有无肿块,乳房皮下有无波动感,脓肿是否形成,脓肿形成的位置、大小。

(三)心理-社会评估

评估患者心理状况,是否担心婴儿喂养与发育、乳房功能及形态改变。

(四)辅助检查阳性结果评估

患者血常规检查示血白细胞计数及中性粒细胞比例升高提示有炎症的存在;根据 B 超检查的结果判断脓肿的大小及位置,诊断性穿刺后方可确诊脓肿形成;根据脓液的药物敏感试验选择抗生素。

(五)治疗效果的评估

1.非手术治疗评估要点

应用抗生素是否有效果,乳腺炎症是否得到控制,患者体温是否恢复正常;回乳措施是否起效,乳汁淤积情况有无改善,患者乳房肿胀疼痛有无减轻或加重;患者是否了解哺乳卫生和预防乳腺炎的知识,情绪是否稳定。

2.手术治疗评估要点

手术切开排脓是否彻底;伤口愈合情况是否良好。

三、护理诊断

(一)疼痛

疼痛与乳汁淤积、乳房急性炎症使乳房压力显著增加有关。

(二)体温过高

体温过高与乳腺急性化脓性感染有关。

(三)知识缺乏

与不了解乳房保健和正确哺乳知识有关。

(四)潜在并发症

乳瘘。

四、护理措施

(一)对症处理

定时测患者体温、脉搏、呼吸、血压,监测白细胞计数及分类变化,必要时做血培养及药物敏感试验。密切观察患者伤口敷料引流、渗液情况。

(1)高热者,给予冰袋、乙醇擦浴等物理降温措施,必要时遵医嘱应用解热镇痛药;脓肿切开引流后,保持引流通畅,定时更换切口敷料。

(2)缓解疼痛:①患乳暂停哺乳,定时用吸乳器吸空乳汁。若乳房肿胀过大,不能使用吸乳器,应每天坚持用手揉挤乳房以排空乳汁,防止乳汁淤积。②用乳罩托起肿大的乳房以减轻疼痛。③疼痛严重时遵医嘱给予止痛药。

(3)炎症已经发生:①消除乳汁淤积用吸乳器吸出乳汁或用手顺乳管方向加压按摩,使乳管通畅。②局部热敷,每次 20～30 分钟,促进血液循环,利于炎症消散。

(二)饮食与运动

给予高蛋白、高维生素、低脂肪食物,保证足量水分摄入。注意休息,适当运动,劳逸结合。

(三)用药护理

遵医嘱早期使用抗菌药,根据药物敏感试验选择合适的抗菌药,注意评估患者有无药物不良反应。

(四)心理护理

观察了解患者心理状况,给予必要的疾病有关的知识宣教,抚慰其紧张急躁情绪。

(五)健康教育

1.保持乳头和乳晕清洁

每次哺乳前后清洁乳头,保持局部干燥清洁。

2.纠正乳头内陷

妊娠期每天挤捏、提拉乳头。

3.养成良好的哺乳习惯

定时哺乳,每次哺乳时让婴儿吸净乳汁,如有淤积及时用吸乳器或手法按摩排出乳汁;培养婴儿不含乳头睡眠的习惯;注意婴儿口腔卫生,及时治疗婴儿口腔炎症。

4.及时处理乳头破损

乳晕破损或皲裂时暂停哺乳,用吸乳器吸出乳汁哺乳婴儿;局部用温水清洁后涂以抗菌药软膏,待愈合后再行哺乳;症状严重时及时诊治。

五、护理效果评价

(1)患者的乳汁淤积情况有改善,学会正确排出淤积乳汁的方法,坚持每天挤出已经淤积的乳汁,回乳措施产生效果,乳房胀痛逐渐减轻。

(2)患者乳房皮肤的红肿情况好转,乳房皮肤无溃烂,乳房肿块消失。

(3)患者应用抗生素后体温恢复正常,炎症消退,炎症无进一步发展为脓肿。

(4)患者脓肿及时切开引流,伤口愈合情况良好。

(5)患者了解哺乳卫生和预防乳腺炎的知识,焦虑情绪改善。

(张艳霞)

第二节 乳腺良性肿瘤

一、乳腺纤维腺瘤

(一)疾病概述

乳腺纤维腺瘤是乳腺疾病中最常见的良性肿瘤,可发生于青春期后的任何年龄,多在 20～30 岁。其发生与雌激素刺激有关,所以很少发生在月经来潮前或绝经期后的妇女。单侧或双侧均可发生。少数可发生恶变,一般为单发,但有 15%～20% 的病例可以多发。

1.病因

本病产生的原因是小叶内纤维细胞对雌激素的敏感性异常增高,可能与纤维细胞所含雌激素受体的量或质的异常有关。

2.临床表现

除肿块外,患者常无明显自觉症状。肿块增大缓慢,质似硬橡皮球的弹性感,表面光滑,易于推动。

3.治疗原则

手术切除是治疗纤维腺瘤唯一有效的方法。

(二)护理要点

(1)心理护理:向患者介绍疾病的性质及治疗方法,打消患者的顾虑,消除其紧张恐惧心理,积极配合治疗。

(2)完善术前准备。

(3)术后注意生命体征的观察。

(4)术后伤口护理注意保护切口,观察切口有无渗血渗液。

(5)术后管路护理保持创腔引流通畅,妥善固定引流管,观察引流液的颜色、性质及量。

(三)健康教育

1.术前健康教育

(1)饮食指导:患者应合理饮食,加强营养,宜进食富含蛋白质、维生素、易消化的食物,增强机体抵抗力。

(2)呼吸道准备:吸烟者需戒烟,进行深呼吸、咳嗽等练习。

(3)饮食与营养:合理饮食,加强营养,食富含蛋白质、维生素且易消化的食物,增强机体抵抗力。

(4)术前一天准备:术区备皮。术前一天晚 22:00 后禁食、禁水。

(5)手术当天晨准备:术晨监测生命体征,若患者体温升高或女患者月经来潮,及时通知医师;高血压、糖尿病患者需口服药物者,术日晨 6:00 饮 5 mL 温水将药物吞服;协助患者更衣,检查活动性义齿是否取下,避免佩戴手表及饰物。

2.术后健康教育

(1)患者清醒后取半卧位,生命体征稳定,无头晕等不适,应早期下床活动。

（2）病情观察：给予鼻导管吸氧 3 L/min，应用心电监护仪监测心率、血压及血氧饱和度情况。

（3）伤口护理：注意保护切口，观察敷料是否干燥，如有大量渗血及时通知医师给予处理，术后第二天即可佩戴文胸，以减轻切口张力。

（4）管路护理：保持创腔引流管通畅，妥善固定。连接空针者，护士会定时抽吸引流液。

（5）并发症的预防和护理：观察伤口局部有无渗血、渗液，伤口周围有无瘀斑，患者应体会有无胀痛的感觉，保持引流的通畅，有异常及时通知医师。

（6）心理护理：保持心情开朗，学会自我调整，积极参加社会活动。

3.出院健康教育

（1）休息与运动：注意劳逸结合，通常术后 1 周即可参加轻体力劳动。

（2）饮食指导：饮食合理搭配，进高蛋白、高热量、富含维生素的饮食。

（3）康复指导：保持切口敷料干燥，特别在夏季要避免出汗，1 周后切口愈合良好方可沐浴，定期进行乳房自检。

（4）复诊须知：1 周复诊检查切口愈合情况。

二、乳管内乳头状瘤

乳管内乳头状瘤多见于 40～50 岁妇女，本病恶变率为 6%～8%，75% 发生在大乳管近乳头的壶腹部，瘤体很小，且有很多壁薄的血管，容易出血。

（一）临床表现

一般无自觉症状，乳头溢出血性液为主要表现。因瘤体小，常不能触及；偶可在乳晕区扪及质软、可推动的小肿块，轻压此肿块，常可见乳头溢出血性液。

（二）治疗原则及要点

诊断明确者以手术治疗为主，行乳腺区段切除并作病理学检查，若有恶变应施行根治性手术。

（三）护理措施

（1）告之患者乳头溢液的病因、手术治疗的必要性，解除患者的思想顾虑。

（2）术后保持切口敷料清洁干燥，按时回院换药。

（3）定期回院复查。

（张艳霞）

第三节 肝 脓 肿

一、细菌性肝脓肿

当全身性细菌感染，特别是腹腔内感染时，细菌侵入肝脏，如果患者抵抗力弱，可发生细菌性肝脓肿。细菌可以从下列途径进入肝脏。①胆道：细菌沿着胆管上行，是引起细菌性肝脓肿的主要原因。包括胆石、胆囊炎、胆道蛔虫、其他原因所致胆管狭窄与阻塞等。②肝动脉：体内任何部位的化脓性病变,细菌可经肝动脉进入肝脏。如败血症、化脓性骨髓炎、痈、疖等。③门静脉:已较少见,如坏疽性阑尾炎、细菌性痢疾等,细菌可经门静脉入肝。④肝开放性损伤:细菌可直接经伤口进入肝,引起感染而形成脓肿。细菌性肝脓肿的致病菌多为大肠埃希菌、金黄色葡萄球菌、厌氧链球菌等。肝脓肿可以是单个脓肿,也可以是多个小脓肿,数个小脓肿可以融合成为一个大脓肿。

(一)护理评估

1.健康史

注意询问有无胆道感染和胆道疾病、全身其他部位的化脓性感染特别是肠道的化脓性感染、肝脏外伤病史。是否有肝脓肿病史,是否进行过系统治疗。

2.身体状况

通常继发于某种感染性先驱疾病,起病急,主要症状为骤起寒战、高热、肝区疼痛和肝大。体温可高达40 ℃,多表现为弛张热,伴有大汗、恶心、呕吐、食欲缺乏。肝区疼痛多为持续性钝痛或胀痛,有时可伴有右肩牵涉痛,右下胸及肝区叩击痛,增大的肝有压痛。肝前下缘比较表浅的脓肿,可有右上腹肌紧张和局部明显触痛。巨大的肝脓肿可使右季肋区呈饱满状态,甚至可见局限性隆起,局部皮肤可出现凹陷性水肿。严重时或并发胆道梗阻者,可出现黄疸。

3.心理-社会状况

细菌性肝脓肿起病急剧,症状重,如果治疗不彻底容易反复发作转为慢性,并且细菌性肝脓肿极易引起严重的全身性感染,导致感染性休克,患者产生焦虑。

4.辅助检查

(1)血液检查:化验检查白细胞计数及中性粒细胞增多,有时出现贫血。肝功能检查可出现不同程度的损害和低蛋白血症。

(2)胸腹部X线检查:右叶脓肿可见右膈肌升高,运动受限;肝影增大或局限性隆起;有时伴有反应性胸膜炎或胸腔积液。

(3)B超:在肝内可显示液平段,可明确其部位和大小,阳性诊断率在96%以上,为首选的检查方法。必要时可做CT检查。

(4)诊断性穿刺:抽出脓液即可证实本病。

(5)细菌培养:脓液细菌培养有助于明确致病菌,选择敏感的抗生素,并与阿米巴性肝脓肿相鉴别。

5.治疗要点

(1)全身支持疗法:给予充分营养,纠正水和电解质及酸碱平衡失调,必要时少量多次输血和血浆以纠正低蛋白血症,增强机体抵抗力。

(2)抗生素治疗:应使用大剂量抗生素。由于肝脓肿的致病菌以大肠埃希菌、金黄色葡萄球菌和厌氧性细菌最为常见,在未确定病原菌之前,可首选对此类细菌有效的抗生素,然后根据细菌培养和抗生素敏感试验结果选用有效的抗生素。

(3)经皮肝穿刺脓肿置管引流术:适用于单个较大的脓肿。在B型超声引导下进行穿刺。

(4)手术治疗:对于较大的单个脓肿,估计有穿破可能,或已经穿破胸腹腔;胆源性肝脓肿;位于肝左外叶脓肿,穿刺易污染腹腔;慢性肝脓肿,应施行经腹切开引流。病程长的慢性局限性厚壁脓肿,也可行肝叶切除或部分肝切除术。多发性小脓肿不宜行手术治疗,但对其中较大的脓肿,也可行切开引流。

（二）护理诊断

1.营养失调

低于机体需要量与高代谢消耗或慢性消耗病程有关。

2.体温过高

其与感染有关。

3.急性疼痛

其与感染及脓肿内压力过高有关。

4.潜在并发症

急性腹膜炎、上消化道出血、感染性休克。

（三）护理目标

患者能维持适当营养，维持体温正常，疼痛减轻；无急性腹膜炎休克等并发症发生。

（四）护理措施

1.术前护理

（1）病情观察，配合抢救中毒性休克。

（2）高热护理：保持病室空气新鲜、通风、温湿度合适，物理降温。衣着适量，及时更换汗湿衣。

（3）维持适当营养：对于非手术治疗和术前的患者，给予高蛋白、高热量饮食，纠正水、电解质平衡失调和低蛋白血症。

（4）遵医嘱正确应用抗生素。

2.术后护理

（1）经皮肝穿刺脓肿置管引流术术后护理：术前做术区皮肤准备，协助医师进行穿刺部位的准确定位。术后向医师询问术中情况及术后有无特殊观察和护理要求。患者返回病房后，观察引流管固定是否牢固，引流液性状，引流管道是否密闭。术后第二天或数天开始进行脓腔冲洗，冲洗液选用等渗盐水（或遵医嘱加用抗生素）。冲洗时速度缓慢，压力不宜过高，估算注入液与引出液的量。每次冲洗结束后，可遵医嘱向脓腔内注入抗生素。待到引流出或冲洗出的液体变清澈，B 型超声检查脓腔直径小于 2 cm 即可拔管。

（2）切开引流术术后护理：切开引流术术后护理遵循腹部手术术后护理的一般要求。除此之外，每天用生理盐水冲洗脓腔，记录引流液量，少于 10 mL 或脓腔容积小于 15 mL，即考虑拔除引流管，改凡士林纱布引流，致脓腔闭合。

3.健康指导

为了预防肝脓肿疾病的发生，应教育人们积极预防和治疗胆道疾病，及时处理身体其他部位的化脓性感染。告知患者应用抗生素和放置引流管的目的和注意事项，取得患者的信任和配合。术后患者应加强营养和提高抵抗力，定期复查。

（五）护理效果评价

患者是否能维持适当营养，体温是否正常；疼痛是否减轻，有无急性腹膜炎、上消化道出血、感染性休克等并发症发生。

二、阿米巴性肝脓肿

阿米巴性肝脓肿是阿米巴肠病的并发症，阿米巴原虫从结肠溃疡处经门静脉血液或淋巴管侵入肝内并发脓肿。常见于肝右叶顶部,多数为单发性。原虫产生溶组织酶,导致肝细胞坏死、液化组织和血液、渗液组成脓肿。

(一)护理评估

1.健康史

注意询问有无阿米巴痢疾病史。

2.身体状况

阿米巴性肝脓肿有着跟细菌性肝脓肿相似的表现,两者的区别详见表7-1。

表 7-1 细菌性肝脓肿与阿米巴性肝脓肿的鉴别

鉴别要点	细菌性肝脓肿	阿米巴性肝脓肿
病史	继发于胆道感染或其他化脓性疾病	继发于阿米巴痢疾后
症状	病情急骤严重,全身中毒症状明显,有寒战、高热	起病较缓慢,病程较长,可有高热,或不规则发热、盗汗
血液化验	白细胞计数及中性粒细胞可明显增加。血液细菌培养可阳性	白细胞计数可增加,如无继发细菌感染液细菌培养阴性。血清学阿米巴抗体检查阳性
粪便检查	无特殊表现	部分患者可找到阿米巴滋养体或结肠溃面(乙状结肠镜检)黏液或刮取涂片可找阿米巴滋养体或包囊
脓液	多为黄白色脓液,涂片和培养可发现细菌	大多为棕褐色脓液,无臭味,镜检有时可看到阿米巴滋养体。若无混合感染,涂片和培养无细菌
诊断性治疗	抗阿米巴药物治疗无效	抗阿米巴药物治疗有好转
脓肿	较小,常为多发性	较大,多为单发,多见于肝右叶

3.心理-社会状况

由于病程长,忍受较重的痛苦,担忧预后或经济拮据等原因,患者常有焦虑、悲伤或恐惧反应。

4.辅助检查

基本同细菌性肝脓肿。

5.治疗要点

阿米巴性肝脓肿以非手术治疗为主。应用抗阿米巴药物,加强支持疗法纠正低蛋白、贫血等,无效者穿刺置管闭式引流或手术切开引流,多可获得良好的疗效。

(二)护理诊断

1.营养失调

低于机体需要量与高代谢消耗或慢性消耗病程有关。

2.急性疼痛

急性疼痛与脓肿内压力过高有关。

3.潜在并发症

合并细菌感染。

(三)护理措施

1.非手术疗法和术前护理

(1)加强支持疗法:给予高蛋白、高热量和高维生素饮食,必要时少量多次输新鲜血、补充丙种球蛋白,增强抵抗力。

（2）正确使用抗阿米巴药物，注意观察药物的不良反应。

2.术后护理

除继续做好非手术疗法护理外，重点做好引流的护理。宜用无菌水封瓶闭式引流，每天更换消毒瓶，接口处保持无菌，防止继发细菌感染。如继发细菌感染需使用抗生素。

（张艳霞）

第四节 胆 囊 炎

胆囊炎是最常见的胆囊疾病，常与胆石症同时存在。女性多于男性。胆囊炎分为急性和慢性两种。

一、临床表现

急性胆囊炎可出现右上腹撑胀疼痛，体位改变和呼吸时疼痛加剧，右肩或后背部放射性疼痛，高热，寒战，并可有恶心、呕吐。慢性胆囊炎常出现消化不良、上腹不适或钝痛，可有恶心、腹胀及嗳气，进食油腻食物后加剧。

胆囊炎并发胆石症者，结石嵌顿时，可引起穿孔，导致腹膜炎，疼痛加重，甚至出现中毒性休克或衰竭。胆囊炎胆石症可加重或诱发冠心病，引起心肌缺血性改变。专家认为：胆囊结石是诱发胆囊癌的重要因素之一。胆囊炎胆石症常可引起胰腺炎，由胆管疾病引起的急性胰腺炎约占 50%。

二、治疗

（1）无症状的胆囊结石患者根据结石大小数目，胆囊壁病变确定是否手术及手术时机。应择期行胆囊切除术，有条件医院应用腹腔镜行胆囊切除术。

（2）有症状的胆囊结石患者用开放法或腹腔镜方法。

（3）胆囊结石伴有并发症时，如急性胆囊积液或积脓、急性胆石性胰腺炎、胆管结石或胆管炎，应即刻行胆囊切除术。

三、护理措施

（一）术前护理

（1）按一般外科术前常规护理。

（2）低脂饮食。

（3）急性期应给予静脉输液，以纠正电解质紊乱，输血或血浆，以改善全身情况。

（4）患者如有中毒性休克表现，应先补足血容量，用升压药等纠正休克，待病情好转后手术治疗。

（5）黄疸严重者，有皮肤瘙痒，做好皮肤护理，防止瘙痒时皮肤破损，出现皮肤感染，同时注意黄疸患者由于胆管内胆盐缺乏，维生素 K 吸收障碍，容易引起凝血功能障碍，术前应注射维生素 K。出现高热者，按高热护理常规护理。

(6)协助医师做好各项检查,如肝功能、心电图、凝血酶原时间测定、超声波、胆囊造影等,肝功能损害严重者应给予保肝治疗。

(7)需做胆总管与胆管吻合术时,应做胆管准备。

(8)手术前一天晚餐禁食,术晨按医嘱留置胃管,抽尽胃液。

(二)术后护理

(1)按一般外科手术后护理常规及麻醉后护理常规护理。

(2)血压平稳后改为半坐卧位,以利于引流。

(3)禁食期间,给予静脉输液,维持水、电解质平衡。

(4)停留胃管,保持胃管通畅,观察引流液性质并记录量,术后2~3天肠蠕动恢复正常,可拔除胃管,进食流质,以后逐渐改为低脂半流质,注意患者进食后反应。

(5)注意腹部伤口渗液,如渗液多应及时更换敷料。

(6)停留T管引流,保持胆管引流管通畅,并记录24小时引流量及性质。

(7)引流管停留时间长,引流量多者,要注意患者饮食及消化功能,食欲缺乏者,可口服去氧胆酸、胰酶片或中药。

(8)胆总管内有残存结石或泥沙样结石,术后两周可行T管冲洗。

(9)防止T管脱落,除手术时要固定牢靠外,应将T管用别针固定于腹带上。

(10)防止逆行感染。T管引流所接的消毒引流瓶(袋)每周更换2次,更换引流袋要在无菌操作下进行。腹壁引流伤口每天更换敷料1次。

(11)注意水、电解质平衡,注意有无低钾、低钠症状出现,注意黄疸消退情况。

(12)拔T管指征及注意事项:一般术后10~14天,患者无发热、无腹痛、大便颜色正常,黄疸消退,胆汁引流量逐日减少至50 mL以下,胆汁颜色正常,呈金黄色、澄清时,用低浓度的胆影葡胺做T管造影,以了解胆管远端是否通畅,如通畅可试行钳夹T管或提高T管距离腋后线10~20 mL,如有上腹胀痛、发热、黄疸加深等情况出现,说明胆管下端仍有梗阻,应立即开放引流管,继续引流,如钳夹T管48小时后无任何不适,方可拔管。拔管后1~2天可有少量胆汁溢出,应及时更换敷料,如有大量胆汁外溢应报告医师处理。拔管后还应观察患者食欲以及腹胀、腹痛、黄疸、体温和大便情况。

（刘 洁）

第五节 脾 破 裂

一、疾病概述

脾脏是一个血供丰富而质脆的实质性器官,脾脏是腹部脏器中最容易受损伤的器官,发生率占各种腹部损伤的40%左右。它被与其包膜相连的诸韧带固定在左上腹的后方,尽管有下胸壁、腹壁和膈肌的保护,但外伤暴力很容易使其破裂引起内出血。以真性破裂多见,约占85%。根据不同的病因,脾破裂分成两大类:①外伤性破裂,占绝大多数,都有明确的外伤史,裂伤部位以脾脏的外侧凸面为多,也可在内侧脾门处,主要取决于暴力作用的方向和部位。②自发性破裂,极少见,且主要发生在病理性肿大(门静脉高压症、血吸虫病、淋巴瘤等)的脾脏;如仔细追询病史,多数仍有一定的诱因,如剧烈咳嗽、打喷嚏或突然改变体位等。

二、护理评估

(一)健康史

了解患者腹部损伤的时间、地点以及致伤源、伤情、就诊前的急救措施、受伤至就诊之间的病情变化,如果患者神志不清,应询问目击人员。患者一般有上腹火器伤、锐器伤或交通事故、工伤等外伤史或病理性(门静脉高压症、血吸虫病、淋巴瘤等)的脾脏肿大病史。

(二)临床表现

脾破裂的临床表现以内出血及腹膜刺激征为特征,并常与出血量和出血速度密切相关。出血量大而速度快的很快就出现低血容量性休克,伤情十分危急;出血量少而慢者症状轻微,除左上腹轻度疼痛外,无其他明显体征,不易诊断。随着时间的推移,出血量越来越大,才出现休克前期的表现,继而发生休克。由于血液对腹膜的刺激而有腹痛,起始在左上腹,慢慢涉及全腹,但仍以左上腹最为明显,同时有腹部压痛、反跳痛和腹肌紧张。

(三)诊断及辅助检查

创伤性脾破裂的诊断主要依赖:①损伤病史或病理性脾脏肿大病史。②临床有内出血的表现。③腹腔诊断性穿刺抽出不凝固血液等。④对诊断确有困难、伤情允许的病例,采用腹腔灌洗、B超、核素扫描、CT或选择性腹腔动脉造影等帮助明确诊断。B超是一种常用检查,可明确脾脏破裂程度。⑤实验室检查发现红细胞、血红蛋白和血细胞比容进行性降低,提示有内出血。

(四)治疗原则

随着对脾功能认识的深化,在坚持"抢救生命第一,保留脾第二"的原则下,尽量保留脾的原则已被绝大多数外科医师接受。彻底查明伤情后尽可能保留脾脏,方法有生物胶黏合止血、物理凝固止血、单纯缝合修补、部分脾切除等,必要时行全脾切除术。

(五)心理、社会因素

导致脾破裂的原因均是意外,患者痛苦大、病情重,且在创伤、失血之后,处于紧张状态,患者常有恐惧、急躁、焦虑,甚至绝望,又担心手术能否成功,对手术产生恐惧心理。

三、护理诊断

(一)体液不足

体液不足与损伤致腹腔内出血、失血有关。

(二)组织灌注量减少

组织灌注量减少与导致休克的因素依然存在有关。

(三)疼痛

疼痛与脾部分破裂、腹腔内积血有关。

(四)焦虑或恐惧

焦虑或恐惧与意外创伤的刺激、出血及担心预后有关。

(五)潜在并发症

出血。

四、护理目标

(1)患者体液平衡能得到维持,不发生失血性休克。

(2)患者神志清楚,四肢温暖、红润,生命体征平稳。

(3)患者腹痛缓解。

(4)患者焦虑或恐惧程度缓解。

(5)护士要密切观察病情变化,如发现异常,及时报告医师,并配合处理。

五、护理措施

(一)一般护理

(1)严密观察监护伤员病情变化:把患者的脉率、血压、神志、氧饱和度(SaO$_2$)及腹部体征作为常规监测项目,建立治疗时的数据,为动态监测患者生命体征提供依据。

(2)补充血容量:建立 2 条静脉通路,快速输入平衡盐液及血浆或代用品,扩充血容量,维持水、电解质及酸碱平衡,改善休克状态。

(3)保持呼吸道通畅:及时吸氧,改善因失血而导致的机体缺氧状态,改善有效通气量,并注意清除口腔中异物、义齿,防止误吸,保持呼吸道通畅。

(4)密切观察患者尿量变化:怀疑脾破裂患者应常规留置导尿管,观察单位时间的尿量,如尿量＞30 mL/h,说明患者休克已纠正或处于代偿期。如尿量＜30 mL/h 甚至无尿,则提示患者已进入休克或肾衰竭期。

(5)术前准备:观察中如发现继续出血(48 小时内输血超过 1 200 mL)或有其他脏器损伤,应立即做好药物皮试、备血、腹部常规备皮等手术前准备。

(二)心理护理

对患者要耐心做好心理安抚,让患者知道手术的目的、意义及手术效果,消除紧张恐惧心理,还要尽快通知家属并取得其同意和配合,使患者和家属都有充分的思想准备,积极主动配合抢救和治疗。

(三)术后护理

1.体位

术后应去枕平卧,头偏向一侧,防止呕吐物吸入气管,如清醒后血压平稳,病情允许可采取半卧位,以利于腹腔引流。患者不得过早起床活动。一般需卧床休息 10～14 天。以 B 超或 CT 检查为依据,观察脾脏愈合程度,确定能否起床活动。

2.密切观察生命体征变化

按时测血压、脉搏、呼吸、体温,观察再出血倾向。部分脾切除患者,体温持续在 38～40 ℃ 2～3 周,化验检查白细胞计数不高,称为"脾热"。对"脾热"的患者,按高热护理及时给予物理降温,并补充水和电解质。

3.管道护理

保持大静脉留置管输液通畅,保持无菌,定期消毒。保持胃管、导尿管及腹腔引流管通畅,妥善固定,防止脱落,注意引流物的量及性状的变化。若引流管引流出大量的新鲜血性液体,提示活动性出血,及时报告医师处理。

4.改善机体状况,给予营养支持

术后保证患者有足够的休息和睡眠,禁食期间补充水、电解质,避免酸碱平衡失调,肠功能恢复后方可进食。应给予高热量、高蛋白、高维生素饮食,静脉滴注复方氨基酸、血浆等,保证机体需要,促进伤口愈合,减少并发症。

(四)健康教育

(1)患者住院2~3周出院,出院时复查CT或B超,嘱患者每月复查1次,直至脾损伤愈合,脾脏恢复原形态。

(2)嘱患者若出现头晕、口干、腹痛等不适,均应停止活动并平卧,及时到医院检查治疗。

(3)继续注意休息,脾损伤未愈合前避免体力劳动,避免剧烈运动,如弯腰、下蹲、骑摩托车等。注意保护腹部,避免外力冲撞。

(4)避免增加腹压,保持排便通畅,避免剧烈咳嗽。

(5)脾切除术后,患者免疫力低下,注意保暖,预防感冒,避免进入拥挤的公共场所。坚持锻炼身体,提高机体免疫力。

(姜莎莎)

第八章

骨外科患者的护理

第一节　肱骨干骨折

一、疾病概述

肱骨干骨折是发生在肱骨外髁颈下 1～2 cm 至肱骨髁上 2 cm 段内的骨折。在肱骨干中下 1/3 段后外侧有桡神经沟,此处骨折最容易发生桡神经损伤。

(一)相关病理生理

1.骨折的愈合过程

(1)血肿炎症极化期:在伤后 48～72 小时,血肿在骨折部位形成。由于创伤后,骨骼的血液供应减少,可引起骨坏死。死亡细胞促进成纤维细胞和成骨细胞向骨折部位移行,迅速形成纤维软骨,形成骨的纤维愈合。

(2)原始骨痂形成期:由于血管和细胞的增殖,骨折后的 2～3 周骨折断端的周围形成骨痂。随着愈合的继续,骨痂被塑造成疏松的纤维组织,伸向骨内。常发生在骨折后 3 周至 6 个月内。

(3)骨板形成塑形期:在骨愈合的最后阶段,过多的骨痂被吸收,骨连接完成。随着肢体的负重,骨痂不断得到加强,损伤的骨组织逐渐恢复到损伤前的结构强度和形状。这个过程最早发生在骨折后 6 周,可持续 1 年。

2.影响愈合的因素

(1)全身因素:如年龄、营养和代谢因素、健康状况。

(2)局部因素:如骨折的类型和数量、骨折部位的血液供应、软组织损伤程度、软组织嵌入以及感染等。

(3)治疗方法:如反复多次的手法复位、骨折固定不牢固、过早和不恰当的功能锻炼、治疗操作不当等。

(二)病因与诱因

肱骨干骨折可由直接暴力或间接暴力引起。直接暴力常由外侧打击肱骨干中部,致横形或粉碎性骨折。间接暴力常由于手部或肘部着地,外力向上传导,加上身体倾斜所产生的剪式应力,多导致中下1/3骨折。

（三）临床表现

1.症状

患侧上臂出现疼痛、肿胀、皮下瘀斑，上肢活动障碍。

2.体征

患侧上臂可见畸形、反常活动、骨摩擦感、骨擦音。若合并桡神经损伤，可出现患侧垂腕畸形、各手指关节不能背伸、拇指不能伸直、前臂旋后障碍、手背桡侧皮肤感觉减退或消失。

（四）辅助检查

X线拍片可确定骨折类型、移位方向。

（五）治疗原则

1.手法复位外固定

在止痛、持续牵引和肌肉放松的情况下复位，复位后可选择石膏或小夹板固定。复位后比较稳定的骨折，可用U形石膏固定。中、下段长斜形或长螺旋形骨折因手法复位后不稳定，可采用上肢悬垂石膏固定，宜采用轻质石膏，以免因重量太大导致骨折端分离。选择小夹板固定者可屈肘90°角位，用三角巾悬吊，成人固定6～8周，儿童固定4～6周。

2.切开复位内固定

在切开直视下复位后用加压钢板螺钉内固定或带锁髓内针固定。内固定可在半年以后取出，若无不适也可不取。

二、护理评估

（一）一般评估

1.健康史

（1）一般情况：了解患者的年龄、职业特点、运动爱好、日常饮食结构、有无酗酒等。

（2）受伤情况：了解患者受伤的原因、部位和时间，受伤时的体位和环境，外力作用的方式、方向与性质，骨折轻重程度及有无合并桡神经损伤，急救处理的过程等。

（3）既往史：重点了解与骨折愈合有关的因素，如患者有无骨折史，有无药物滥用、服用特殊药物及药物过敏史，有无手术史等。

2.生命体征

按护理常规监测生命体征。

3.患者主诉

受伤的原因、时间、外力方式与性质、骨折轻重程度及有无合并桡神经损伤、受伤时的体位和环境、急救处理的过程等。

4.相关记录

外伤情况及既往史；X线片及实验室检查等结果记录。

（二）身体评估

1.术前评估

（1）视诊：患侧上臂出现疼痛、肿胀、皮下瘀斑，可见畸形，若合并桡神经损伤，可出现患侧垂腕畸形。

（2）触诊：患侧有触痛，骨摩擦感或骨擦音，若合并桡神经损伤，手背桡侧皮肤感觉减退或消失。

（3）动诊：可见反常活动，若合并桡神经损伤，各手指关节不能背伸，拇指不能伸直，前臂旋后障碍。

（4）量诊：患肢有无短缩、双侧上肢周径大小、关节活动度。

2.术后评估

（1）视诊：患侧上臂出现肿胀、皮下瘀斑减轻或消退；外固定清洁、干燥，保持有效固定。

（2）触诊：患侧触痛减轻或消退；若合并桡神经损伤者，手背桡侧皮肤感觉改善或恢复正常。

（3）动诊：反常活动消失；若合并桡神经损伤者，各手指关节能背伸，拇指能伸直，前臂旋后正常。

（4）量诊：患肢无短缩、双侧上肢周径大小相等、关节活动度无差异。

（三）心理-社会评估

患者突然受伤骨折，患侧肢体活动障碍，生活自理能力下降，疼痛刺激以及外固定的使用，易产生焦虑、紧张及自身形象紊乱等心理变化。

（四）辅助检查阳性结果评估

X 线片结果确定骨折类型、移位方向。

（五）治疗效果的评估

（1）局部无压痛及纵向叩击痛。

（2）局部无反常活动。

（3）X 线片显示骨折处有连续骨痂通过，骨折线已模糊。

（4）拆除外固定后，成人上肢能胸前平举 1 kg 重物持续达 1 分钟。

（5）连续观察 2 周骨折处不变形。

三、护理诊断

（一）疼痛

疼痛与骨折、软组织损伤、肌痉挛和水肿有关。

（二）潜在并发症

肌萎缩、关节僵硬。

四、护理措施

（一）病情观察与体位护理

1.疼痛护理

及时评估患者疼痛程度，遵医嘱给予止痛药物。

2.体位

用吊带或三角巾将患肢托起，以促进静脉回流，减轻肢体肿胀、疼痛。

（二）饮食护理

指导患者进食高蛋白、高维生素、高热量、高钙和高铁的食物。

（三）生活护理

指导患者进行力所能及的活动，必要时为其帮助。

（四）心理护理

向患者和家属解释骨折的愈合是一个循序渐进的过程，充分固定能为骨折断端连接提供良好的条件。正确的功能锻炼可以促进断端生长愈合和患肢功能恢复。

(五)健康教育

1.指导功能锻炼

复位固定后尽早开始手指屈伸活动,并进行上臂肌肉的主动舒缩运动,但禁止做上臂旋转运动。2~3周后,开始主动的腕、肘关节屈伸活动和肩关节的外展、内收活动,逐渐增加活动量和活动频率。6~8周后加大活动量,并做肩关节旋转活动,以防肩关节僵硬或萎缩。

2.复查

告知患者若骨折远端肢体肿胀或疼痛明显加重,肢体感觉麻木、肢端发凉,夹板或外固定松动,应立即到医院复查并评估功能恢复情况。

3.安全指导

指导患者及家属评估家庭环境的安全性,妥善放置可能影响患者活动的障碍物。

五、护理效果评价

(1)患者主诉骨折部位疼痛减轻或消失,感觉舒适。

(2)患侧肢端能维持正常的组织灌注,皮肤温度和颜色正常,末梢动脉搏动有力。

(3)能避免出现肌萎缩、关节僵硬等并发症发生。一旦发生,能及时发现和处理。

(4)患者在指导下能按计划进行有效的功能锻炼,患肢功能恢复情况及无活动障碍。

(刘瑞丽)

第二节　肱骨髁上骨折

一、疾病概述

肱骨髁上骨折是指肱骨干与肱骨髁交接处发生的骨折。在肱骨干中下 1/3 段后外侧有桡神经沟,此处骨折最容易发生桡神经损伤。肱骨髁上骨折多发生于 10 岁以下儿童,占小儿肘部骨折的 30%~40%。

(一)相关病理生理

在肱骨髁内、前方有肱动脉和正中神经,肱骨髁的内侧和外侧分别有尺神经和桡神经,骨折断端向前移位或侧方移位可损伤相应神经血管。在儿童期,肱骨下端有骺,若骨折线穿过骺板,有可能影响骨骺发育,导致肘内翻或外翻畸形。

骨筋膜室综合征:骨筋膜室是由骨、骨间膜、肌间膜和深筋膜形成的密闭腔隙。骨折时,骨折部位骨筋膜室内的压力增高,导致肌肉和神经因急性缺血而产生一系列早期综合征,主要表现为"5P"征:疼痛(pain)、苍白(pallor)、感觉异常(paresthesia)、麻痹(paralysis)及脉搏消失(pulseless)。

(二)病因和诱因

肱骨髁上骨折多为间接暴力引起。根据暴力类型和骨折移位方向,可分为屈曲型和伸直型。

(三)临床表现

1.症状

受伤后肘部出现疼痛、肿胀和功能障碍,肘后凸起,患肢处于半屈曲位,可有皮下瘀斑。

2.体征

局部明显压痛和肿胀,有骨擦音及反常活动,肘部可扪到骨折断端,肘后三角关系正常。

(四)辅助检查

肘部正、侧位 X 线拍片能够确定骨折的存在以及骨折移位情况。

(五)治疗原则

1.手法复位外固定

对受伤时间短,局部肿胀轻,没有血液循环障碍者,可进行手法复位外固定。复位后用后侧石膏托在屈肘位固定 4～5 周,屈肘角度以能清晰地扪到桡动脉搏动,无感觉运动障碍为宜。伤后时间较长,局部组织损伤严重,出现骨折部严重肿胀时,应卧床休息,抬高患肢,或用尺骨鹰嘴悬吊牵引,牵引重量 1～2 kg,同时加强手指活动,待 3～5 天肿胀消退后进行手法复位。

2.切开复位内固定

手法复位失败或有神经血管损伤者,在切开直视下复位后内固定。

二、护理评估

(一)一般评估

1.健康史

(1)一般情况:了解患者的年龄、运动爱好、日常饮食结构等。

(2)受伤情况:了解患者受伤的原因、部位和时间,受伤时的体位和环境,外力作用的方式、方向与性质,骨折轻重程度及有无合并神经血管损伤,急救处理的过程等。

(3)既往史:重点了解与骨折愈合有关的因素,如患者有无骨折史,有无药物过敏史,有无手术史等。

2.生命体征

按护理常规监测生命体征。

3.患者主诉

受伤的原因、时间、外力方式与性质,骨折轻重程度及有无合并桡神经损伤、受伤时的体位和环境、急救处理的过程等。

4.相关记录

外伤情况及既往史;X 线拍片及实验室检查等结果记录。

(二)身体评估

1.术前评估

(1)视诊:受伤后肘部出现肿胀和功能障碍,患肢处于半屈曲位,可有皮下瘀斑。若肱动脉挫伤或受压,可因前臂缺血而表现为局部肿胀、剧痛、皮肤苍白、发凉、麻木。

(2)触诊:患肢有触痛、骨摩擦音,肘部可扪到骨折断端,肘后关系正常。若合并正中神经、尺神经或桡神经损伤,可有手臂感觉异常。

(3)动诊:可见反常活动,若合并正中神经、尺神经或桡神经损伤,可有运动障碍。

(4)量诊:患肢有无短缩、双侧上肢周径大小、关节活动度。

2.术后评估

(1)视诊:受伤后肘部肿胀、皮下瘀斑减轻或消退;外固定清洁、干燥,保持有效固定。若肱动脉挫伤或受压者,前臂缺血改善,局部肿胀减轻或消退、皮肤的颜色、温度、感觉正常。

(2)触诊:患侧触痛减轻或消退;骨摩擦音消失;肘部可不能扪到骨折断端。若合并正中神经、尺神经或桡神经损伤者,手臂感觉恢复正常。

(3)动诊:反常活动消失。若合并正中神经、尺神经或桡神经损伤者,运动正常。

(4)量诊:患肢无短缩,双侧上肢周径大小相等、关节活动度无差异。

(三)心理-社会评估

患者突然受伤骨折,患侧肢体活动障碍,生活自理能力下降,疼痛刺激以及外固定的使用,易产生焦虑、紧张及自身形象紊乱等心理变化。

(四)辅助检查阳性结果评估

肘部正、侧位 X 线拍片结果确定骨折类型、移位方向。

(五)治疗效果的评估

(1)局部无压痛及纵向叩击痛。

(2)局部无反常活动。

(3)X 线片显示骨折处有连续骨痂通过,骨折线已模糊。

(4)拆除外固定后,成人上肢能胸前平举 1 kg 重物持续达 1 分钟。

(5)连续观察 2 周骨折处不变形。

三、护理诊断

(一)疼痛

疼痛与骨折、软组织损伤、肌痉挛和水肿有关。

(二)外周神经血管功能障碍的危险

外周神经血管功能障碍的危险与骨和软组织损伤、外固定不当有关。

(三)不依从行为

不依从行为与患儿年龄小、缺乏对健康的正确认识有关。

四、护理措施

(一)病情观察与体位护理

1.疼痛护理

及时评估患者疼痛程度,遵医嘱给予止痛药物。

2.体位

用吊带或三角巾将患肢托起,以促进静脉回流,减轻肢体肿胀疼痛。

3.患肢缺血护理

观察石膏绷带或夹板固定的松紧度,必要时及时调整,以免神经、血管受压,影响有效组织灌注。观察前臂肿胀程度及手的感觉运动功能,如出现高张力肿胀、手指发凉、感觉异常、手指主动活动障碍、被动伸直剧痛、桡动脉搏动减弱或消失,即可确定骨筋膜室高压存在,须立即通知医师,并做好手术准备。如已出现"5P"征,及时手术也难以避免缺血性肌挛缩,从而遗留爪形手畸形。

（二）饮食护理

指导患者进食高蛋白、高维生素、高热量、高钙和高铁的食物。

（三）生活护理

指导患者进行力所能及的活动,必要时为其帮助。

（四）心理护理

向患者和家属解释骨折的愈合是一个循序渐进的过程,充分固定能为骨折断端连接提供良好的条件。正确的功能锻炼可以促进断端生长愈合和患肢功能恢复。

（五）健康教育

1.指导功能锻炼

复位固定后尽早开始手指及腕关节屈伸活动,并进行上臂肌肉的主动舒缩运动,有利于减轻水肿。4～6周后外固定解除,开始肘关节屈伸活动。手术切开复位且内固定稳定的患者,术后2周即可开始肘关节活动。若患者为小儿,应耐心向患儿及家属解释功能锻炼的重要性,指导锻炼的方法,使家属能协助进行功能锻炼。

2.复查

告知患者及家属若骨折远端肢体肿胀或疼痛明显加重,肢体感觉麻木、肢端发凉,夹板或外固定松动,应立即到医院复查并评估功能恢复情况。

3.安全指导

指导患者及家属评估家庭环境的安全性,妥善放置可能影响患者活动的障碍物。

五、护理效果评价

（1）患者是否主诉骨折部位疼痛减轻或消失,感觉舒适。

（2）患侧肢端能否维持正常的组织灌注,皮肤温度和颜色正常,末梢动脉搏动有力。

（3）能否避免因缺血性肌挛缩导致爪形手畸形的发生。一旦发生骨筋膜室综合征,能否及时发现和处理。

（4）患者在指导下能否按计划进行有效的功能锻炼,患肢功能恢复情况及有无活动障碍。

（刘瑞丽）

第三节　股骨颈骨折

一、疾病概述

股骨颈骨折多发生在中老年人,以女性多见。常出现骨折不愈合（占 15%）和股骨头缺血性坏死（占 20%～30%）。

（一）相关病理生理

股骨颈骨折的发生常与骨质疏松导致骨质量下降有关,使患者在遭受轻微扭转暴力时即发生骨折。

(二)病因与分类

患者多在走路时滑倒,身体发生扭转倒地,间接暴力传导致股骨颈发生骨折。青少年股骨颈骨折较少见,常需较大暴力才会引起,且多为不稳定性骨折。

1.按骨折线部位分类

股骨头下骨折、经股骨颈骨折和股骨颈基底骨折。

2.按 X 线表现分类

内收骨折、外展骨折。

3.按移位程度分类

常采用 Garden 分型,可分为不完全骨折、完全骨折但不移位、完全骨折部分移位且股骨头与股骨颈有接触、完全移位的骨折。

(三)临床表现

1.症状

中老年人有摔倒受伤史,伤后感髋部疼痛,下肢活动受限,不能站立和行走。嵌插骨折患者受伤后仍能行走,但是数日后髋部疼痛逐渐加强,活动后更痛,甚至完全不能行走,提示可能由受伤时的稳定骨折发展为不稳定骨折。

2.体征

患肢缩短,出现外旋畸形,一般在 $45°\sim60°$ 角。患侧大转子突出,局部压痛和轴向叩击痛。患者较少出现髋部肿胀和瘀斑。

(四)辅助检查

髋部正侧位 X 线拍片可见明确骨折的部位、类型、移位情况,是选择治疗方法的重要依据。

(五)治疗原则

1.非手术治疗

无明显移位的骨折、外展型或嵌插型等稳定性骨折者,年龄过大、全身情况差。或合并有严重心、肺、肾、肝等功能障碍者,可选择非手术治疗。患者可穿防旋鞋,下肢 $30°$ 角外展中立位皮肤牵引,卧床 $6\sim8$ 周。对全身情况很差的高龄患者应以挽救生命和治疗并发症为主,骨折可不进行特殊治疗。尽管可能发生骨折不愈合,但患者仍能扶拐行走。

2.手术治疗

对内收型骨折和有移位的骨折,65 岁以上老年人的股骨头下型骨折、青少年股骨颈骨折、股骨陈旧骨折不愈合以及影响功能的畸形愈合等,应采用手术治疗。

(1)闭合复位内固定:对所有类型股骨颈骨折患者均可进行闭合复位内固定术。闭合复位成功后,在股骨外侧打入多根空心加压螺钉内固定或动力髋钉板固定。

(2)切开复位内固定:对闭合复位困难或复位失败者可行切开复位内固定术。经切口在直视下复位,用加压螺钉。

(3)人工关节置换术:对全身情况尚好的高龄患者股骨头下骨折,已合并骨关节炎或股骨头坏死者,可选择单纯人工股骨头置换术或全髋关节置换术。

二、护理评估

(一)一般评估

1.健康史

(1)一般情况:了解患者的年龄、职业特点、运动爱好、日常饮食结构、有无酗酒等。

（2）受伤史：有摔倒受伤后感髋部疼痛，下肢活动受限，不能站立和行走。

（3）既往史：重点了解与骨折愈合有关的因素，如患者有无骨折史，有无药物滥用、服用特殊药物及药物过敏史，有无手术史等。

2.生命体征

根据病情定时监测生命体征。

3.患者主诉

受伤的原因、时间、外力方式与性质，骨折轻重程度及有无合并桡神经损伤、受伤时的体位和环境、急救处理的过程等。

4.相关记录

外伤情况及既往史；X线拍片及实验室检查等结果记录。

（二）身体评估

1.术前评估

（1）视诊：患肢出现外旋畸形，股骨大转子突出。

（2）触诊：患肢局部压痛。

（3）叩诊：患肢局部纵向压痛。

（4）动诊：患肢活动受限。

（5）量诊：患肢有无短缩、双侧下肢周径大小、关节活动度。

2.术后评估

（1）视诊：患肢保持外展中立位；外固定清洁、干燥，保持有效固定。

（2）触诊：患肢局部压痛减轻或消退。

（3）叩诊：患肢局部纵向压痛减轻或消退。

（4）动诊：患肢根据愈合情况进行相应活动。

（5）量诊：患肢无短缩，双侧下肢周径大小相等、关节活动度无差异。

（三）心理-社会评估

患者受伤骨折，患侧肢体活动障碍，生活自理能力下降，疼痛刺激以及外固定的使用，易产生焦虑、紧张及自身形象紊乱等心理变化。

（四）辅助检查阳性结果评估

髋部正侧位 X 线拍片结果确定骨折的部位、类型、移位方向。

（五）治疗效果的评估

（1）局部无压痛及叩击痛。

（2）局部无反常活动。

（3）内固定治疗者，X 线拍片显示骨折处有连续骨痂通过，骨折线已模糊。

（4）X 线片证实骨折愈合后可正常行走或负重行走。

三、护理诊断

（一）躯体活动障碍

躯体活动障碍与骨折、牵引或石膏固定有关。

（二）失用综合征的危险

失用综合征的危险与骨折、软组织损伤或长期卧床有关。

(三)潜在并发症

下肢深静脉血栓、肺部感染、压疮、股骨头缺血坏死、骨折不愈合、关节脱位、关节感染等。

四、护理措施

(一)病情观察与并发症预防

1.搬运与移动

尽量避免搬运和移动患者。搬运时将髋关节与患肢整体托起,防止关节脱位或骨折断端移位造成新的损伤。在病情允许的情况下,指导患者借助吊架或床栏更换体位、坐起、转移到轮椅上以及使用助行器、拐杖行走的方法。

2.疼痛护理

及时评估患者疼痛程度,遵医嘱给予止痛药物。人工关节置换术后患者有中度至重度疼痛,术后用患者自控性止痛治疗、静脉或硬膜外止痛治疗可以控制疼痛。疼痛将逐渐减轻,到术后第3天,口服止痛药就可以充分缓解疼痛。口服止痛药在运动或体位改变前1.5小时服用为宜。

3.下肢深静脉血栓的预防

指导患者卧床时多做踝关节运动,鼓励患者术后早期运动和行走。人工关节置换术后患者要穿抗血栓长袜或充气压力长袜,术后第1天鼓励患者下床取坐位。

4.压疮的预防

保持床单的清洁、干燥,定时翻身并按摩受压的骨突部位,避免剪切力、摩擦力等损伤。

5.肺部感染的预防

鼓励患者进行主动咳嗽,可指导患者使用刺激性肺活量测定器(一种显示一次呼吸气量多少的塑料装置)来逐步增加患者的呼吸深度,调节深呼吸和咳嗽过程,防止肺炎。

6.关节感染的预防

保持关节腔内有效的负压吸引,引流管留置不应超过72小时,24小时引流量少于20 mL后才可拔管。若手术后关节持续肿胀疼痛、伤口有异常体液溢出、皮肤发红、局部皮温较高,应警惕是否为关节感染。关节感染虽然少见,但是最严重的并发症。

(二)饮食护理

指导患者进食高蛋白、高维生素、高热量、高钙和高铁的食物。对于手术或进食困难者,予以静脉营养支持。

(三)生活护理

指导患者进行力所能及的活动,必要时为其帮助,如协助进食、进水、排便和翻身等。

(四)心理护理

向患者和家属解释骨折的愈合是一个循序渐进的过程,充分固定能为骨折断端连接提供良好的条件。正确的功能锻炼可以促进断端生长愈合和患肢功能恢复。对可能遗留残疾的患者,应鼓励其表达自己的思想,减轻患者及其家属的心理负担。

(五)健康教育

1.非手术治疗

卧床期间保持患肢外展中立位,即平卧时两腿分开30°角,腿间放枕头,脚尖向上或穿"丁"字鞋。不可使患肢内收或外旋,坐起时不能交叉盘腿,以免发生骨折移位。翻身过程应由护士或家属协助,使患肢在上且始终保持外展中立位,然后在两大腿之间放1个枕头以防内收。指导患肢股四头肌等长收缩、踝关节和足趾屈伸旋转运动,在非睡眠状态下每小时练习 1 次,每次 5~20 分钟,以防止下肢深静脉血栓、肌萎缩和关节僵硬。在锻炼患肢的同时,指导患者进行双上肢及健侧下肢全范围关节活动和功能锻炼。

一般 8 周后复查 X 线片,若无异常可去除牵引后在床上坐起;3 个月后骨折基本愈合,可先双扶拐患肢不负重活动,后逐渐单拐部分负重活动;6 个月后复查 X 线检查显示骨折愈合牢固后,可完全负重行走。

2.内固定治疗

卧床期间不可使患肢内收,坐起不能交叉盘腿。若骨折复位良好,术后早期即可扶双拐下床活动,逐渐增加负重重量,X 线检查证实骨折愈合后可弃拐负重行走。

3.人工关节置换术

卧床期间两腿间垫枕,保持患肢外展中立位,同时进行患肢股四头肌等长收缩、踝关节和足趾屈伸旋转运动。骨水泥型假体置换术后第 1 天后,即可遵医嘱进行床旁坐、站及扶双拐行走练习。生物型假体置换者一般于术后 1 周开始逐步进行行走练习。根据患者个体情况不同,制订具体康复计划,如果活动后感觉到关节持续疼痛和肿胀,说明练习强度过大。

在术后 3 个月内,关节周围软组织没有充分愈合,为避免关节脱位,应尽量避免屈髋大于 90°角和下肢内收超过身体中线。因此,避免下蹲、坐矮凳、坐沙发、跪姿、盘腿、过度内收或外旋、交叉腿站立、跷二郎腿或过度弯腰拾物等动作;侧卧时应健侧在下,患肢在上,两腿间夹枕头;排便时使用坐便器。可以坐高椅、散步、骑车、跳舞和游泳等,上楼时健肢先上,下楼时患肢先下。另外,嘱患者尽量不做或少做有损人工关节的活动,如爬山、爬楼梯和跑步等;避免在负重状态下反复做髋关节屈伸运动,或做剧烈跳跃和急转急停运动。肥胖患者应控制体重,预防骨质疏松,避免过多负重。

警惕术后关节感染的发生。人工关节置换多年后关节松动或磨损,可在活动时出现关节疼痛、跛行、髋关节功能减退。患者摔倒或髋关节扭伤后髋部不能活动,伴有疼痛,双下肢不等长,可能出现了关节脱位。嘱患者出现以上情况应尽快就诊。

严格定期随诊,术后 1、2、3、6、12 个月以及以后每年,以便指导锻炼和了解康复情况。

4.安全指导

指导患者及家属评估家庭环境的安全性,妥善放置可能影响患者活动的障碍物。指导患者安全使用步行辅助器械或轮椅。行走练习时需有人陪伴,以防摔倒。

五、护理效果评价

(1)患者是否主诉骨折部位疼痛减轻或消失,感觉舒适。

(2)患侧肢端能否维持正常的组织灌注,皮肤温度和颜色正常,末梢动脉搏动有力。

(3)能否避免下肢深静脉血栓、肺部感染、压疮、股骨头缺血坏死、骨折不愈合、关节脱位、关节感染等并发症的发生。一旦发生,能否及时发现和处理。

(4)患者在指导下能否按计划进行有效的功能锻炼,患肢功能恢复情况及有无活动障碍。

(刘瑞丽)

第四节　股骨干骨折

一、疾病概述

股骨干骨折是至股骨转子以下、股骨髁以上部位的骨折,包括粗隆下 2～5 cm 至股骨髁上 2～5 cm 的骨干,约占全身骨折 6%。

(一)相关病理生理

股骨是人体最粗、最长、承受应力最大的管状骨,股骨干血运丰富,一旦骨折,常有大量失血。股骨干为 3 组肌肉所包围,其中伸肌群最大,由股神经支配;屈肌群次之,由坐骨神经支配;内收肌群最小,由闭孔神经支配,由于大腿的肌肉发达,骨折后多有错位及重叠。股骨干周围的外展肌群,与其他肌群相比其肌力稍弱,外展肌群位于臀部附着在大粗隆上,由于内收肌的作用,骨折远端常有向内收移位的倾向,已对位的骨折,常有向外弓的倾向,这种移位和成角倾向,在骨折治疗中应注意纠正和防止。

一般股骨上 1/3 骨折时,其移位方向比较规律,骨折近端因受外展、外旋肌群和髂腰肌的作用而出现外展、外旋和屈曲等向前、外成角突起移位,骨折远端则向内、向后、向上重叠移位。股骨中 1/3 骨折时,除原骨折端向上重叠外,移位多随暴力方向而异,一般远折端多向后向内移位。股骨下 1/3 骨折时,近折端因受内收肌的牵拉而向后倾斜成角突起移位,有损伤腘窝部动、静脉及神经的危险。

(二)病因与分类

多数骨折由强大的直接暴力所致,如撞击、挤压等;一部分骨折由间接暴力所致,如杠杆作用、扭转作用、由高处跌落等。正常股骨干在遭受强大外力才发生骨折。多数原因是车祸、行人相撞、摩托车车祸、坠落伤与枪弹伤等高能量损伤。

股骨干骨折由于部位不同可分为上 1/3 骨折,中 1/3 骨折和下 1/3 骨折,以中下 1/3 交界处骨折最为多见。

(三)临床表现

1.症状

受伤后患肢疼痛、肿胀,远端肢体异常扭曲,不能站立和行走。

2.体征

患肢明显畸形,可出现反常活动、骨擦音。单一股骨干骨折因失血较多者,可能出现休克前期表现;若合并多处骨折,或双侧股骨干骨折,发生休克的可能性很大,甚至可以出现休克表现。若骨折损伤腘动脉、腘静脉、胫神经或腓总神经,可出现远端肢体相应的血液循环、感觉和运动障碍。

(四)辅助检查

X 线正、侧位片可明确骨折部位、类型和移位情况。

(五)治疗原则

1.非手术治疗

(1)牵引法:①皮牵引,适用于 3 岁以下儿童。②骨牵引,适用于成人各类型股骨骨折。由于需长期卧床、住院时间长、并发症多,目前已逐渐少用。牵引现在更多的是作为常规的术前准备或其他治疗前使用。

(2)石膏支具:离床治疗和防止髋人字石膏引起膝关节、髋关节挛缩导致石膏支具的发展。石膏支具在理论上有许多特点,它允许逐渐负重,可以改善肌肉和关节的功能,增加骨骼的应力刺激,促进骨折愈合。

2.手术治疗

采用切开复位内固定。由于内固定器械的改进,手术技术的提高以及人们对骨折治疗观念的改变,股骨干骨折多趋向于手术治疗。内固定的选择应考虑到患者的全身情况、软组织情况及骨折损伤类型。内固定材料包括钢板螺钉固定和髓内钉固定。

二、护理评估

(一)一般评估

1.健康史

(1)一般情况:了解患者的年龄、职业特点、运动爱好、日常饮食结构、有无酗酒等。

(2)受伤情况:了解患者受伤的原因、部位和时间,受伤时的体位和环境,外力作用的方式、方向与性质,骨折轻重程度,急救处理的过程等。

(3)既往史:重点了解与骨折愈合有关的因素,如患者有无骨折史,有无药物滥用、服用特殊药物及药物过敏史,有无手术史等。

2.生命体征

密切观察患者的生命体征及神志,警惕休克的发生。

3.患者主诉

受伤的原因、时间、外力方式与性质,骨折轻重程度及有无合并血管神经损伤、受伤时的体位和环境、急救处理的过程等。

4.相关记录

外伤情况及既往史;X 线片及实验室检查等结果记录。

(二)身体评估

1.术前评估

(1)视诊:肢体肿胀,缩短,由于肌肉痉挛,常有明显的扭曲畸形。

(2)触诊:局部皮温可偏高,明显压痛。完全骨折有骨擦音。触诊患肢足背动脉、腘窝动脉搏动情况。

(3)动诊:可见反常活动,膝、髋关节活动受限,不能站立和行走。

(4)量诊:患肢有无短缩、双侧下肢周径大小、关节活动度。

2.术后评估

(1)视诊:牵引患者患肢保持外展中立位;外固定清洁、干燥,保持有效固定。

(2)触诊:患肢局部压痛减轻或消退。

(3)动诊:患肢根据愈合情况进行如活动足部、踝关节及小腿。

(4)量诊：患肢无短缩，双侧上肢周径大小相等、关节活动度无差异。

(三)心理-社会评估

评估心理状态，了解患者社会背景，致伤经过及家庭支持系统，对疾病的接受程度，是否承受心理负担，能否有效调节角色转换。

(四)辅助检查阳性结果评估

X线拍片结果明确骨折具体部位、类型、稳定性及损伤程度。

(五)治疗效果的评估

1.非手术治疗评估要点

(1)消肿处理效果的评估：观察患肢肿胀变化；使用冷疗技术后效果；末梢感觉异常者避免冻伤。联合药物静脉使用时密切观察穿刺部位，谨防药物外渗引起局部组织损害。

(2)保持有效牵引效果评估：骨牵引穿刺的针眼有无出现感染征，注意观察患者有无足下垂情况，并注意膝关节外侧腓总神经有无受压。小儿悬吊牵引时无故哭闹时仔细查找原因，调整牵引带，经常检查双足的血液循环和感觉有无异常，皮肤有无破损、溃疡。

(3)观察石膏松紧情况，有无松脱、过紧、污染、断裂。长期固定有无出现关节僵硬、肌肉萎缩、肺炎、压疮、泌尿系统感染等并发症。

2.手术治疗评估要点

(1)评估术区伤口敷料有无渗血、渗液，评估早期功能锻炼的掌握情况。

(2)观察患肢末梢血液循环、活动、感觉，及早发现术后并发症。

三、护理诊断

(一)疼痛

疼痛与骨折有关。

(二)躯体移动障碍

躯体移动障碍与骨折或牵引有关。

(三)潜在并发症

低血容量休克。

四、护理措施

(一)病情观察与并发症预防

1.病情观察

由于股骨干骨折失血量较大，观察患者有无脉搏增快、皮肤湿冷、血压下降等低血容量性休克表现。因骨折可损伤下肢重要神经或血管，观察患肢血液供应，如足背动脉搏动和毛细血管充盈情况，并与健肢比较，同时观察患肢是否出现感觉和运动障碍等。一旦发生异常，及时报告医师并协助处理。

2.疼痛护理

及时评估患者疼痛程度，遵医嘱给予止痛药物。

3.牵引护理

(1)保持有效牵引，定期测量下肢的长度和力线，以免造成过度牵引和骨端旋转。

(2)注意牵引针是否有移位，若有移位应消毒后调整。

（3）预防腓总神经损伤,在膝外侧腓骨头处垫纱布或棉垫,防止腓总神经受压,经常检查足部背伸运动,询问是否有感觉异常等情况。

（4）长期卧床者,骶尾处皮肤受压易发生压疮,给予睡气垫床,定时按摩受压处皮肤,足跟悬空。

(二)饮食

给予患者高热量、高蛋白、高纤维素、高钙、富含维生素及果胶成分饮食。如牛奶、鸡蛋、海米、虾皮、鱼汤、骨头汤、新鲜蔬菜和水果等。

(三)用药护理

了解药物不良反应,对症处理用药时观察其用药后效果。根据疼痛程度使用止痛药,并评估不良反应。

(四)心理护理

向患者和家属解释骨折的愈合是一个循序渐进的过程,充分固定能为骨折断端连接提供良好的条件。正确的功能锻炼可以促进断端生长愈合和患肢功能恢复。鼓励患者表达自己的思想,减轻患者及其家属的心理负担。

(五)健康教育

1.指导功能锻炼

患肢固定后,可在持续牵引下做股四头肌等长舒缩运动,并活动足部、踝关节和小腿。卧床期间鼓励患者利用牵引架拉手环或使用双肘、健侧下肢三点支撑抬起身体使局部减轻压力。在X线拍片证实有牢固的骨折愈合后,才能取消牵引,进行较大范围的运动。有条件时,也可在8～10周后,有外固定架保护,早起不负重活动,以后逐渐增加负重。股骨中段以上骨折,下床活动时始终应注意保持患肢的外展体位,以免因负重和内收肌的作用而发生继发性向外成角突起畸形。

2.复查

告知患者及家属若骨折远端肢体肿胀或疼痛明显加重,肢体感觉麻木、肢端发凉,应立即到医院复查并评估功能恢复情况。

3.安全指导

指导患者及家属评估家庭环境的安全性,妥善放置可能影响患者活动的障碍物。

五、护理效果评价

（1）患者是否主诉骨折部位疼痛减轻或消失,感觉舒适。

（2）患侧肢端能否维持正常的组织灌注,皮肤温度和颜色正常,末梢动脉搏动有力。

（3）能否避免低血容量休克等并发症的发生。一旦发生,能否及时发现和处理。

（4）患者在指导下能否按计划进行有效的功能锻炼,患肢功能恢复情况及有无活动障碍。

（刘瑞丽）

第九章

产科患者的护理

第一节 子宫破裂

子宫破裂是指在分娩期或妊娠晚期子宫体部或子宫下段发生破裂。子宫破裂是产科严重的并发症,若不及时诊治,可随时威胁母儿生命。

根据子宫破裂发生的时间可分为妊娠期破裂和分娩期破裂;根据子宫破裂发生的部位可分为子宫体部破裂和子宫下段破裂;根据子宫破裂发生的程度可分为完全性破裂和不完全性破裂。完全破裂是指子宫壁的全层破裂,导致宫腔内容物进入腹腔,破裂常发生于子宫下段。不完全破裂是指子宫内膜、肌层部分或全部破裂,而浆膜层完整,常发生于子宫下段,宫腔与腹腔不相通,而往往在破裂侧进入阔韧带之间,形成阔韧带血肿。

一、病因

(一)梗阻性难产

它是引起子宫破裂最常见的原因。骨盆狭窄、头盆不称、软产道阻塞(发育畸形、瘢痕或肿瘤等),胎位异常(肩先露、额先露),胎儿异常(巨大胎儿、胎儿畸形)等,均可以导致胎先露部下降受阻,子宫上段为克服产道阻力而强烈收缩,使子宫下段过分伸展变薄超过最大限度,而发生子宫破裂。

(二)瘢痕子宫

剖宫产、子宫修补术、子宫肌瘤剔除术等都会使术后子宫肌壁留有瘢痕,于妊娠晚期或者临产后因子宫收缩牵拉及宫腔内压力增高而致子宫瘢痕破裂。宫体部瘢痕多于妊娠晚期发生自发破裂,多为完全破裂;子宫下段瘢痕破裂多发生于临产后,为不完全破裂。前次手术后伴感染或愈合不良者,发生子宫破裂概率更大。

(三)宫缩剂使用不当

分娩前肌内注射缩宫素或过量静脉滴注缩宫素,使用前列腺素栓剂及其他子宫收缩药物使用不当,均可导致子宫收缩过强,造成子宫破裂。多产、高龄、子宫畸形或发育不良、多次刮宫史、宫腔感染等都会增加子宫破裂的概率。

(四)手术创伤

多发生于不适当或粗暴的阴道助产手术,如宫颈口未开全时行产钳或臀牵引术,强行剥离植入性胎盘或严重粘连胎盘,行毁胎术、穿颅术时器械、胎儿骨片伤及子宫等情况均可导致子宫破裂。

二、临床表现

子宫破裂多发生于分娩期,通常是个逐渐发展的过程,可分为先兆子宫破裂和子宫破裂两个阶段。其症状与破裂发生的时间、部位、范围、出血量、胎儿及子宫肌肉收缩情况有关。

(一)先兆子宫破裂

子宫病理性缩复环形成、下腹部压痛、胎心率异常、血尿,是先兆子宫破裂的四大主要表现。

1.症状

常见于产程长、有梗阻性难产因素的产妇。产妇通常在临产过程中,当宫缩愈强。但胎儿下降受阻,产妇表现为烦躁不安、疼痛难忍、下腹部拒按、呼吸急促、脉搏加快,同时膀胱受压充血,出现排尿困难及血尿。

2.体征

因胎先露部下降受阻,子宫收缩过强,子宫体部肌肉增厚变短,子宫下段肌肉变薄拉长,在两者间形成环状凹陷,称为病理性缩复环。可见该环逐渐上升至脐平或脐上,压痛明显(图9-1)。因子宫收缩过强过频,胎儿可能触不清,胎心率先加快后减慢或听不清,胎动频繁。

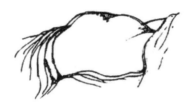

图9-1 病理性缩复环

(二)子宫破裂

1.症状

产妇突感下腹部撕裂样剧痛,子宫收缩停止,腹部稍感舒适。后因血液、羊水进入腹腔,出现全腹持续性疼痛,伴有面色苍白、冷汗淋漓、脉搏细速、呼吸急促等现象。

2.体征

产妇全腹压痛、反跳痛,腹壁下可扪及胎体,子宫位于侧方,胎心胎动消失。阴道出血可见鲜血流出,下降中的胎儿先露部消失,扩张的宫颈口回缩,部分产妇可扪及子宫下段裂口及宫颈。若为子宫不完全破裂者,上述体征不明显,仅在不全破裂处有压痛、腹痛,若破裂口累及两侧子宫血管,可致急性大出血或形成阔韧带内血肿,查体时可在子宫一侧扪及逐渐增大且有压痛的包块。

三、处理原则

(一)先兆子宫破裂

立即抑制宫缩,使用麻醉药物或者肌内注射哌替啶,即刻行剖宫产终止妊娠。

(二)子宫破裂

在输血、输液、吸氧等抢救休克的同时,无论胎儿是否存活,都尽快做好剖宫产的准备,进行手术治疗。根据产妇全身状况、破裂的部位和程度、破裂的时间、有无感染征象等决定手术方法。

四、护理

(一)护理评估

1.病史

收集产妇既往有无与子宫破裂相关的病史,如子宫手术瘢痕、剖宫产史;此次妊娠有无出现高危因素,如胎位不正、头盆不称等;临产期间有无滥用缩宫素。

2.身心状况

评估产妇目前的临床表现和生命体征、情绪变化。如宫缩的强度、间隔时间、腹部疼痛的性质,有无排尿困难、有无血尿、有无出现病理性缩复环,同时监测胎儿宫内情况,了解有无出现胎儿窘迫征象。产妇精神状态有无烦躁不安、恐惧、焦虑、衰竭等现象。

3.辅助检查

(1)腹部检查:可了解产妇腹部疼痛的部位和体征,从而判断子宫破裂的阶段。

(2)实验室检查:血常规检查可了解有无白细胞计数升高、血红蛋白下降等感染、出血征象;同时尿常规检查可了解有无肉眼血尿。

(3)超声检查:可协助发现子宫破裂的部位和胎儿的位置。

(二)护理诊断

1.疼痛

与产妇出现强直行宫缩、子宫破裂有关。

2.组织灌注无效

与子宫破裂后出血量多有关。

3.预感性悲哀

与担心自身预后和胎儿可能死亡有关。

(三)护理目标

(1)及时补充血容量,产妇低血容量予以纠正。

(2)能够抑制强直性子宫收缩,产妇疼痛略有缓解。

(3)产妇情绪能够得到安抚和平稳。

(四)护理措施

1.预防子宫破裂

向孕产妇宣教,做好计划生育工作,避免多次人工流产,减少多产。认真做好产前检查,如有瘢痕子宫、产道异常者提前入院待产。正确处理产程,严密观察产程进展,尽早发现先兆子宫破裂的征象并进行及时处理。严格掌握使用缩宫素的指征和禁忌证,避免滥用,滴注缩宫素时应有专人看护并记录,从小剂量起,逐渐增加,严防发生过强宫缩。

2.先兆子宫破裂的护理

密切观察产程进展,注意胎儿心率变化。待产时,如果宫缩过强过频,下腹部压痛明显,或出现病理性缩复环时,及时报告医师,停止缩宫素等一切操作,严密监测产妇生命体征,根据医嘱使用抑制宫缩药物。

3.子宫破裂的护理

迅速开放静脉通路,短时间内补充液体、输血,补足血容量,同时吸氧、保暖,纠正酸中毒,进行抗休克处理,根据医嘱做好手术前各项准备,严密监测产妇生命体征、24 小时出入量,各种实验室检查结果,评估出血量,根据医嘱使用抗生素防止感染。

4.心理支持

协助医师根据产妇的情况,向产妇及家属解释病情治疗计划,取得家属的支持和产妇的配合。如果出现胎儿死亡的产妇,要努力开解其悲伤的心情,鼓励其说出内心感受,为其提供安静的环境,同时给予关心和生活上的护理,努力帮助其接受现实,调整情绪,为产妇提供相应的产褥期休养计划,做好关于其康复的各种宣教。

(董　霞)

第二节　脐带异常

脐带异常是胎儿窘迫的首位因素,脐带是子宫-胎盘-胎儿联系的纽带,正常脐带长度 30～70 cm(平均为 55 cm),是血、氧供应及代谢交换的转运站。

一、病因

如果脐带的结构或位置异常,可因母儿血液循环障碍,造成胎儿宫内缺氧而窘迫,严重者可导致胎儿死亡。

二、临床表现

脐带异常可分为形态异常、生长异常、位置异常及脐带附着异常。形态异常如脐带扭转、打结、缠绕(绕颈、绕躯干、绕四肢),生长异常如脐带过长、过短、单脐动脉,位置异常如脐带先露、脐带脱垂。

(一)脐带缠绕

脐带围绕胎儿颈部、四肢或躯干者,称脐带缠绕是最为常见的脐带异常,其中以脐带绕颈最为多见。脐带缠绕对胎儿的危害主要是缠绕过紧时引起血氧交换循环障碍,而致胎儿缺氧,甚至窘迫或死亡。尤其在分娩过程中,胎头下降后脐带出现相对长度不足,拉紧脐带就会阻断血液循环,或引起胎先露入盆下降受阻、产程延长、胎盘早剥及子宫内翻等并发症。

(二)脐带扭转

脐带过度扭转发生于近胎儿脐轮部时,可使胎儿血运受阻。

(三)脐带打结

有脐带假结和真结两种。假结是由于脐静脉迂曲形似打结或脐血管较脐带长、血管在脐带中扭曲而引起,对胎儿没有危害。另一种是脐带真结,与胎儿活动有关,一般发生在怀孕中期,先是出现脐带绕体,后因胎儿穿过脐带套环而形成真结。如果真结处未拉紧则无症状,拉紧后就会阻断胎儿血液循环而引起宫内窒息或胎死宫内。

(四)脐带长度异常

脐带正常长度为 30～70 cm,平均 55 cm。脐带超过 80 cm 称为脐带过长,不足 30 cm 称为脐带过短。脐带过长易导致脐带缠绕、打结、脱垂、脐血管受压等并发症。脐带过短在妊娠期常无临床征象,临产后因脐带过短,引起胎儿下降受阻,产程延长或者是过度牵拉使脐带及血管过紧、破裂,胎儿血液循环受阻,胎心率失常致胎儿窘迫、胎盘早剥。

(五)单脐动脉

脐带血管中仅一条脐动脉、一条脐静脉称为单脐动脉,临床罕见,大多合并胎儿畸形或胎儿分娩过程中因脐带受压而突然死亡。

(六)脐带先露与脱垂

胎膜未破,脐带位于胎先露之前或一侧称脐带先露。胎膜已破,脐带位于胎先露与子宫下段之间称隐性脐带脱垂;脐带脱出子宫口外,降至阴道内,甚至露于外阴称脐带脱垂。胎先露与骨盆入口不衔接存在间隙(如胎先露异常、胎先露下降受阻、胎儿小、羊水过多、低置胎盘等)时可发生脐带脱垂。

(七)脐带附着异常

正常情况下脐带附着于胎盘的中央或侧方,如果脐带附着于胎盘之外的胎膜上,则脐血管裸露于宫腔内,称为脐带帆状附着,这种情况在双胞胎中较多见,单胎的发生率只有1%。如果帆状血管的位置在宫体较高处,对胎儿的影响很小,只有在分娩时牵拉脐带或者娩出胎盘时脐带附着处容易发生断裂,使产时出血的机会增高。如果帆状血管位于子宫下段或脐血管绕过子宫口,血管则容易受到压迫而发生血液循环阻断、血管破裂,对胎儿危害极大。

三、护理评估

(一)健康史
详细了解产前检查结果,有无羊水过多、胎儿过小、胎位异常、低置胎盘等。

(二)生理状况
1.症状
若脐带未受压可无明显症状,若脐带受压,产妇自觉胎动异常甚至消失。

2.体征
出现频繁的变异减速,上推胎先露部及抬高臀部后恢复,若胎儿缺氧严重可伴有胎心消失。胎膜已破者,阴道检查可在胎先露旁或其前方触及脐带,甚至脐带脱出于外阴。

3.辅助检查
(1)产科检查:在胎先露旁或其前方触及脐带,甚至脐带脱出于外阴。
(2)胎儿电子监护:伴有频繁的变异减速,甚至胎心音消失。
(3)B型超声检查:有助于明确诊断。

(三)心理-社会因素
评估孕产妇及家属有无焦虑、恐慌等心理问题,对脐带脱垂的认识程度及家庭支持度。

四、护理诊断

(一)有胎儿窒息的危险
其与脐带缠绕、受压、牵拉等导致胎儿缺氧等有关。

(二)焦虑
其与预感胎儿可能受到危害有关。

(三)知识缺乏

缺乏对脐带异常的认识。

五、护理措施

(1)脐带异常的判定：应告知孕妇密切注意宫缩、胎动等情况，特别是有胎位不正、骨盆异常、低置胎盘、胎儿过小等情况的孕妇，如果发现 12 小时内胎动数<10 次，或逐日下降 50％而不能复原，说明胎儿宫内窘迫，应立即就诊。B 超检查结合电子监护观察胎心变化可以确诊大部分脐带异常的情况。如果经阴道检查在前羊膜囊内摸到搏动的、手指粗的索状物，其搏动频率与胎心率一致而与孕妇的脉率不一致，则可以诊断为脐带先露。此时胎心大多已有明显异常，出现胎动突然频繁增强、胎心率明显减速等。

(2)存在脐带异常的孕妇在分娩前一般不会出现特殊不适，但孕妇在得知有关胎儿的异常情况时，都会出现紧张、担心等心理负担。应该及时、准确地将脐带异常相关知识告知孕妇，并注意安慰孕妇，避免因孕妇紧张焦虑等心理因素进一步影响胎儿。发现早期的脐带异常，如单纯的脐带过长、过短、缠绕、扭转等，如未引起宫内窘迫，应向孕妇讲明可以通过改变体位进行纠正。

(3)嘱孕妇注意卧床休息，一般以左侧卧位为主，床头抬高 15°，以缓解膨大子宫对下腔静脉压迫，以增加胎盘血供，改善胎盘循环，有时改变体位还能减少脐带受压。同时可根据情况给予低流量吸氧，通过胎儿电子监护仪观察胎儿宫内变化，并结合胎动计数，必要时行胎儿生物物理评分，能较早发现隐性胎儿宫内窘迫。

(4)如妊娠晚期，因脐带异常而不能继续妊娠时，应协助医师做好待产准备。对于临产的产妇，密切观察产程进展，根据医师要求做好阴道助产或剖宫产准备，对于脐带脱垂或宫内窘迫严重的胎儿应做好新生儿窒息抢救准备。

（白佳静）

第十章

儿科患者的护理

第一节　新生儿黄疸

新生儿黄疸(又称高胆红素血症)是由于新生儿时期血清胆红素浓度升高而引起皮肤、巩膜等黄染的临床现象,分为生理性黄疸及病理性黄疸两大类。严重者非结合胆红素进入脑部可引起胆红素脑病(核黄疸),危及生命或导致中枢神经系统永久性损害而留下智力落后、听力障碍等后遗症。

一、临床特点

(一)生理性黄疸

主要由于新生儿肝葡萄糖醛酸转移酶活力不足引起。黄疸一般生后 2～3 天开始出现,4～5 天达高峰,10～14 天消退,早产儿可延迟到 3～4 周。血清胆红素足月儿＜221 μmol/L(12.9 mg/dL),早产儿＜256.5 μmol/L(15 mg/dL)。一般情况良好,以血中非结合胆红素升高为主。

(二)病理性黄疸

1.一般特点

(1)黄疸出现早,一般在生后 24 小时内出现。

(2)黄疸程度重,血清胆红素足月儿＞221 μmol/L(12.9 mg/dL),早产儿＞256.5 μmol/L(15 mg/dL)。

(3)黄疸进展快,血清胆红素每天上升＞85 μmol/L(5 mg/dL)。

(4)黄疸持续时间长,足月儿超过 2 周或早产儿超过 4 周黄疸仍不退或退而复现。

(5)血清结合胆红素＞26 μmol/L(1.5 mg/dL)。

(6)重者可引起胆红素脑病(又称核黄疸)是由于血中游离非结合胆红素通过血-脑屏障引起脑组织的病理性损害。胆红素脑病一般发生在生后 2～7 天,早产儿更易发生。临床分警告期、痉挛期、恢复期、后遗症期。警告期表现:嗜睡、吸吮力减弱、肌张力低下,持续 12～24 小时。痉挛期表现:发热、两眼凝视、肌张力增高、抽搐、两手握拳、双臂伸直内旋、角弓反张,多数因呼吸衰竭或肺出血死亡,持续 12～48 小时。恢复期表现:抽搐减少或消失,恢复吸吮能力,反应好转,此期约持续 2 周。后遗症期于生后 2 个月或更晚时出现,表现为手足徐动、眼球运动障碍、听力障碍、牙釉质发育不良、智力障碍等。

2.胆红素来源增多引起病理性黄疸

以非结合胆红素增高为主。

(1)新生儿溶血:①同族免疫性溶血如新生儿 ABO 或 Rh 溶血症或其他血型不合溶血。ABO 或 Rh 溶血症往往于生后 24 小时内出现黄疸,并迅速加重,可有进行性贫血。ABO 溶血病可呈轻中度贫血或无明显贫血;Rh 溶血病贫血出现早且重,严重者死胎或出生时已有严重贫血、心力衰竭,部分患儿因抗体持续存在,可于生后 3~6 周发生晚期贫血。全身水肿,主要见于 Rh 溶血病;肝脾肿大,髓外造血活跃所致;低血糖,见于重症 Rh 溶血病大量溶血时造成还原型谷胱甘肽增高刺激胰岛素释放所致;重症者可有皮肤瘀点、瘀斑、肺出血等出血倾向;容易发生胆红素脑病。血型鉴定母婴 Rh 或 ABO 血型不合;血中有致敏红细胞及免疫性抗体,改良直接抗人球蛋白试验阳性,抗体释放试验阳性,游离抗体试验阳性。②红细胞酶缺陷溶血如葡萄糖 6-磷酸脱氢酶(G-6-PD)缺乏症,往往生理性黄疸持续不退或进行性加重、贫血、易发生胆红素脑病、高铁血红蛋白还原率下降。③红细胞形态异常如遗传性球形或椭圆形、口形红细胞增多症等。球形红细胞增多症可早期出现溶血性贫血,外周血直径较小的球形红细胞增多,红细胞脆性试验阳性,有家族史。④血红蛋白病如地中海贫血,可引起胎儿水肿综合征、低色素小细胞性贫血、黄疸、肝脾大。

(2)体内出血:头颅血肿、颅内出血、内脏出血等逸至血管外红细胞寿命会缩短而出现黄疸,有相应部位出血的表现。

(3)红细胞增多症:常见于宫内缺氧、胎-胎输血、脐带结扎延迟等。一般在生后 48 小时出现黄疸加深,患儿有多血貌或青紫,呼吸暂停,静脉血红细胞$>6\times10^{12}$/L,血红蛋白>220 g/L,血细胞比容$>65\%$。

(4)肠肝循环增加:①开奶延迟,吃奶少,大便排出延迟、排出少或不排(如肠闭锁等消化道畸形)使胆红素重吸收增加而出现黄疸。以非结合胆红素升高为主。②母乳性黄疸,见于母乳喂养儿,可能与母乳中 β-葡萄糖醛酸苷酶活性高使胆红素重吸收增加有关。黄疸于生后 3~8 天出现,1~3 周达高峰,6~12 周消退,停喂母乳 3~5 天黄疸明显减轻或消退,如重新母乳喂养黄疸可稍加重,患儿一般情况良好。

(5)其他:维生素 E 缺乏、低锌血症可影响红细胞膜功能;孕母分娩前静脉滴注催产素(>5 U)和不含电解质的葡萄糖溶液使胎儿处于低渗状态导致红细胞通透性及脆性增加而溶血,母亲有分娩前用药史。

3.肝摄取结合胆红素减少引起的黄疸

以非结合胆红素升高为主。

(1)葡萄糖醛酸转移酶受抑制:家族性、窒息、缺氧、低体温、低血糖、使用水合氯醛、婴儿室应用酚类清洁剂可抑制肝酶活力。患儿有血糖及体温异常、窒息、用药等相应病史,以非结合胆红素升高为主。

(2)先天性葡萄糖醛酸转移酶缺乏症(Crigler-Najjar 综合征):分两型。Crigler-NajjarⅠ型为葡萄糖醛酸转移酶完全缺乏,常染色体隐性遗传病,多于生后 3 天内出现明显黄疸,并持续终身,黄疸不能被光疗所控制,需换血再行光疗方能奏效,如不换血大多发生胆红素脑病,酶诱导剂无效。Crigler-NajjarⅡ型为葡萄糖醛酸转移酶部分缺乏,常染色体显性遗传病,酶诱导剂有效,个别发生胆红素脑病。

（3）家族性暂时性新生儿高胆红素血症（Lucey-Driscoll 综合征）：为母孕中、后期血清中一种能通过胎盘到达胎儿体内的孕激素抑制了葡萄糖醛酸转移酶所致。有明显家族史，多于生后48 小时内出现严重黄疸，如不及时换血可发生胆红素脑病，生后 2 周内黄疸逐渐消退。

（4）先天性非溶血性黄疸（Gilbert 综合征）：常染色体显性遗传病。肝细胞摄取胆红素功能障碍，也可伴有葡萄糖醛酸转移酶活性部分减低。一般黄疸轻，呈慢性或间歇性。

（5）酸中毒、低蛋白血症：影响非结合胆红素与清蛋白结合。血气分析 pH 降低或血清蛋白低。

（6）药物：磺胺类、水杨酸盐、维生素 K_3、吲哚美辛、毛花苷 C 与胆红素竞争 Y、Z 蛋白结合位点；噻嗪类利尿剂可使胆红素与清蛋白分离等。患儿有用药史。

（7）其他：甲状腺功能低下、脑垂体功能低下、先天愚型等常伴血胆红素升高或生理性黄疸消退延迟。甲状腺功能低下表现为少哭、喂奶困难、吸吮无力、肌张力低、腹膨大、便秘、生理性黄疸持续不退，血清 T_3、T_4 降低，TSH 增高。

4.胆红素排泄障碍引起的黄疸

引起结合胆红素增高或混合性高胆红素血症。

（1）肝细胞对胆红素的排泄障碍：①新生儿肝炎综合征，如 TORCH（T：弓形虫；R：风疹病毒；C：巨细胞病毒；H：单纯疱疹病毒；O：其他如乙肝病毒、梅毒螺旋体、EB 病毒等感染）引起，以巨细胞病毒感染最常见。感染可经胎盘传给胎儿或在通过产道时被感染，常在生后 1～3 周或更晚时出现黄疸，粪便色浅或灰白，尿色深黄，可有厌食、呕吐、肝脏肿大、肝功能异常；血清巨细胞病毒、疱疹病毒、风疹病毒、弓形虫 IgM 抗体阳性；巨细胞病毒（CMV）感染者还可有 CMV 特异性结构蛋白 PP65 阳性、尿 CMV-DNA 阳性；梅毒患儿梅毒螺旋体间接血凝试验（TPHA）及快速血浆反应素试验（RPR）阳性。②先天性代谢缺陷病，如半乳糖血症，患儿进食乳类后出现黄疸、呕吐、体重不增、白内障、低血糖和氨基酸尿，红细胞 1-磷酸半乳糖尿苷转移酶活性低，血半乳糖升高。③先天性遗传性疾病如家族性进行性胆汁淤积、先天性非溶血性黄疸（结合胆红素增高型）等。以结合胆红素升高为主。家族性进行性胆汁淤积初为间歇性黄疸，常诱发于感染，以后转变为慢性进行性胆汁淤积，肝硬化。

（2）胆管胆红素的排泄障碍：①新生儿先天性胆道闭锁，生后 1～3 周出现黄疸并逐渐加重，大便生后不久即呈灰白色，皮肤呈深黄绿色，肝脏明显增大，质硬，大多于 3～4 个月后发展为胆汁性肝硬化，以结合胆红素增高为主，腹部 B 超检查可发现异常。②先天性胆总管囊肿，呈间歇性黄疸、腹部肿块、呕吐、无黄色大便，超声检查可确诊。③胆汁黏稠综合征，严重新生儿溶血病时大量溶血造成胆总管被黏液或浓缩胆汁所阻塞。皮肤呈深黄绿色，大便呈灰白色，尿色深黄，以结合胆红素升高为主。④肝和胆道肿瘤、胆道周围淋巴结病压迫胆总管引起黄疸，以结合胆红素升高为主。腹部 B 超或 CT 协助诊断。

5.混合性病理性黄疸

如新生儿败血症，感染的病原体或病原体产生毒素破坏红细胞及抑制肝酶活性引起黄疸。常表现为生理性黄疸持续不退或退而复现或进行性加重，有全身中毒症状，有时可见感染灶，早期以非结合胆红素升高为主或两者均高，晚期有的以结合胆红素升高为主，血培养可阳性，白细胞计数、C 反应蛋白增高。

（三）辅助检查

（1）血常规：溶血者红细胞和血红蛋白降低（早期新生儿小于 145 g/L），网织红细胞显著增高（大于 6%），有核红细胞增高（大于 10/100 个白细胞）。

（2）血清总胆红素增高，结合和/或非结合胆红素升高。

二、护理评估

（一）健康史

了解母亲妊娠史（胎次、有无不明原因的流产、早产及死胎、死产史和输血史，妊娠并发症，产前有无感染和羊膜早破）；有无黄疸家族史；患儿的兄、姐有无在新生儿期死亡或者明确有新生儿溶血病；询问父母血型、母婴用药史；了解患儿喂养方式（母乳或人工喂养）、喂养量和大小便颜色、量；了解患儿有无接触樟脑丸、萘；询问黄疸出现时间及动态变化。

（二）症状、体征

评估黄疸程度、范围；有无皮肤黏膜苍白、水肿、肝脾大；评估患儿有无心率快等心力衰竭表现及嗜睡、角弓反张、抽搐等胆红素脑病的表现；检查有无头颅血肿；注意有无脓疱疹、脐部红肿等感染灶；注意大小便颜色及大便次数、量。

（三）社会、心理

评估家长对黄疸病因、预后、治疗、护理的认识程度；了解家长心理状态。有无认识不足和焦虑。

（四）辅助检查

了解母子血型，血红蛋白、网织红细胞、血清胆红素值尤其是非结合胆红素是否升高，抗人球蛋白试验、红细胞抗体释放试验等是否阳性。了解红细胞脆性试验、肝功能检查是否异常。高铁血红蛋白还原率是否小于 75%。了解血培养是否阳性、白细胞计数、C 反应蛋白是否增高。了解血、宫内感染病原学检查结果及腹部 B 超等检查结果。

三、护理诊断

（一）合作性问题
胆红素脑病。

（二）有体液不足的危险
与光照使失水增加有关。

（三）皮肤完整性受损
与光照疗法引起结膜炎、皮疹、腹泻致尿布疹有关。

（四）有感染的危险
与机体免疫功能低下有关。

（五）知识缺乏
家长缺乏黄疸的护理知识。

四、护理措施

（一）密切观察病情
（1）观察黄疸的进展和消退情况；监测胆红素值；观察皮肤黄染程度、范围及其变化；注意大小便色泽。

(2)注意有无拒食、嗜睡、肌张力减退等胆红素脑病的早期表现。

(3)观察贫血进展情况:严密监测患儿贫血的实验室检查结果。观察患儿面色、呼吸、心率、尿量、水肿、肝脏大小等情况,判断有无心力衰竭。

(二)减少胆红素产生,促进胆红素代谢,预防胆红素脑病

1.做好蓝光疗法和换血疗法准备工作与护理工作

需做换血疗法者用无菌生理盐水持续湿敷脐带残端保持新鲜,防止脐血管干燥闭合,为脐动脉插管做准备。

2.遵医嘱给予血浆、清蛋白和肝酶诱导剂

非结合胆红素增高明显者遵医嘱尽早使用血浆、清蛋白以降低胆红素脑病的危险。清蛋白一般稀释至 5% 静脉输注。溶血症者遵医嘱正确输注丙种球蛋白以抑制溶血。

3.杜绝一切能加重黄疸、诱发胆红素脑病的因素

避免发生低温、低血糖、窒息、缺氧、酸中毒、感染,避免不恰当使用药物等。

(1)做好保暖工作,监测体温,维持体温正常。

(2)供给足够的热量和水分,如病情允许及早、足量的喂养,不能进食者由静脉补充液体和热量。监测血糖,及时处理低血糖。

(3)监测血气分析、电解质,缺氧时给予吸氧,及时纠正酸中毒。

(4)避免使用影响胆红素代谢的药物如磺胺类、吲哚美辛等。

(5)防止感染:加强皮肤、黏膜、脐带、臀部护理,接触患儿前洗手。

(6)保持大便通畅,必要时开塞露灌肠,促进胆红素排泄。

(7)避免快速输入高渗性药液,以免血-脑屏障暂时开放而使胆红素进入脑组织。

(三)减轻心脏负担,防止心力衰竭

(1)保持患儿安静,减少不必要的刺激,各项治疗护理操作尽量集中进行。

(2)清蛋白静脉输注 4 小时左右,必要时在输注后遵医嘱预防性使用呋塞米以减轻心脏负荷。

(3)心力衰竭时输液速度 5 mL/(kg·h)左右。遵医嘱给予利尿剂和洋地黄类药物,并密切观察药物反应,防止中毒。

五、出院指导

(一)用药

出院时若黄疸程度较轻,日龄已大,可不必再服用退黄药物。出院时黄疸仍明显,可能需要服用苯巴比妥与尼可刹米联合制剂(酶诱导剂)3～6 天。贫血者强调铁剂的补充。G-6-PD 缺陷者,可因某些药物如维生素 K_3、磺胺类、解热镇痛药及新生霉素等引起溶血和黄疸,乳母和小儿都应避免应用。肝炎综合征病程较长,一般需 4～6 个月,出院后常需要服用保肝药,如葡醛内酯、胆酸钠等,同时小儿要加强脂溶性维生素 A、维生素 D、维生素 E、维生素 K 的补充。

(二)复查

疑有胆红素脑病或已确诊胆红素脑病,应加强神经系统方面的随访,以便尽早做康复治疗。新生儿溶血病的小儿,一般在生后 2～3 个月内每 1～2 周复查一次血红蛋白,若血红蛋白降至 80 g/L 以下,应输血以纠正贫血。患肝炎综合征的小儿,应每隔 1～2 个月复查肝功能,直至完全康复。

（三）就诊

孩子出现下列情况如小儿黄疸持续时间较长,足月儿大于 2 周,早产儿大于 4 周,黄疸消退或减轻后又再出现或加重,更换尿布时发现大便颜色淡黄或发白甚至呈陶土色,尿色变深黄或呈茶色,或者皮肤出现瘀斑、瘀点、大便变黑等,家长要引起重视,及时就诊。

（四）喂养

母乳营养高、吸收快、无菌且含有多种免疫活性物质,即使是新生儿溶血病仍提倡母乳喂养,可按需喂养。若为 G-6-PD 缺陷者,乳母和小儿忌食蚕豆及其制品。母乳性黄疸,若黄疸较深可暂停或减少母乳喂养,改喂其他乳制品,2～4 天后黄疸会减退,再喂母乳时黄疸再现,但较前为轻且会逐渐消退,所以不必因黄疸而放弃母乳喂养。

（五）促进孩子康复的措施

婴儿和产妇的房间应该空气清新,阳光充足。抱孩子适当户外活动,多晒太阳。保持大便通畅,如大便秘结及时用开塞露灌肠排出大便减少胆红素吸收。由于低温、低血糖会加重黄疸,应避免受寒和饥饿。G-6-PD 缺陷者衣服保管时勿放樟脑丸。

溶血症患儿母亲如再次妊娠,需做好产前监测与处理。孕期监测抗体滴度,不断增高者,可采用反复血浆置换术。胎儿水肿,或胎儿 Hb 低于 80 g/L,而肺尚未成熟者,可行宫内输血;重症 Rh 阴性孕妇既往有死胎、流产史,再次妊娠中 Rh 抗体效价升高,羊水中胆红素增高,且羊水中磷脂酰胆碱/鞘磷脂比值大于 2,可提前分娩,减轻胎儿受累。胎儿娩出后及时送新生儿科诊治。

（程　丹）

第二节　新生儿败血症

新生儿败血症是病原体侵入新生儿血液循环并在其中生长繁殖,产生毒素所造成的全身性感染。常见病原体为细菌,也可为真菌、病毒或其他病原体。细菌感染以葡萄球菌、大肠埃希菌为主。近年来,条件致病菌引起败血症有增多趋势。

一、临床特点

（一）产前、产时感染

一般在出生后 3 天内出现症状,而产后感染一般在出生 3 天后出现症状。

（二）临床表现

无特异性,表现为全身中毒症状,可累及多个系统。

(1)体温不稳定,可表现为发热或体温不升。面色苍白或青灰。

(2)神经系统:精神萎靡、嗜睡、反应低下、少哭少动、重者不哭不动。并发化脓性脑膜炎时则有激惹、凝视、颈部抵抗、前囟饱满、抽搐等。

(3)消化系统:少吃、不吃、呕吐、腹胀、腹泻、体重不增,严重患儿出现中毒性肠麻痹(腹胀、肠鸣音消失)和坏死性小肠结肠炎(吃奶量减少,胃潴留,腹胀,呕吐,腹泻,血便等)。

(4)呼吸系统:气促、发绀、呼吸暂停。

(5)循环系统:心率加快、脉搏细速、皮肤花纹、四肢末端凉或冷。重者出现毛细血管充盈时间延长、血压下降、酸碱平衡紊乱、出血、DIC 等循环衰竭表现。

(6)黄疸常加重,持续不退或退而复现,可伴肝脾大。

(7)硬肿。

(8)迁徙性病灶:脓毒败血症时可出现局部蜂窝织炎、脓气胸、骨髓炎、肝脓肿等。

(9)发病前可有脐炎、脓皮病、甲沟炎等。

(三)辅助检查

(1)血常规:白细胞计数低于 $5.0 \times 10^9 / L$ 或超过 $20 \times 10^9 / L$,中性粒细胞比例升高,血小板小于 $100 \times 10^9 / L$。

(2)末梢血 C 反应蛋白(CRP)增高,大于 8 mg/L。

(3)末梢血中性粒细胞杆状核细胞所占比例≥0.20。

(4)血培养阳性。

二、护理评估

(一)健康史

询问患儿有无宫内、产时和产后感染史,如母亲产前有无发热、胎膜早破、产程延长、羊水混浊发臭;是否为早产;患儿出生时有无复苏抢救史,是否接受过损伤性操作;近期有无皮肤黏膜破损,有无脐炎、脓疱疹等。

(二)症状、体征

注意体重增长情况。评估患儿的面色及肤色、反应、哭声、吃奶、体温情况;有无感染性病灶,特别是脐部和皮肤有无破损或化脓;有无腹胀、呼吸暂停、黄疸和肝脾大、硬肿、出血倾向及休克等;有无神经系统阳性体征。

(三)社会、心理

评估家长有无焦虑及家长对该病的认识程度、护理新生儿知识和技能的掌握程度、家庭的卫生习惯和居住环境等。

(四)辅助检查

注意白细胞计数、血小板值,有无中毒颗粒和核左移。了解血培养结果(但血培养阳性率低,约 10%。阳性可确诊,阴性而症状和体征非常明显者仍不能排除败血症,尤其是在应用抗生素之后做血培养者)。了解 CRP 是否升高。

三、护理诊断

(一)体温失调:体温升高或低于正常

与感染有关。

(二)皮肤黏膜完整性受损

与皮肤破损或化脓性感染有关。

(三)营养失调:低于机体需要量

与食欲缺乏、摄入量不足及疾病消耗增加有关。

(四)有血管损伤的可能

与败血症疗程长、需反复静脉穿刺有关。

(五)合作性问题

感染性休克、化脓性脑膜炎、骨髓炎等。

(六)知识缺乏

家长缺乏护理新生儿知识和技能。

四、护理措施

(一)血培养采集

应在抗生素使用之前抽血以提高血培养阳性率,抽血时严格无菌操作避免杂菌污染,取血量至少1 mL,采血后即送细菌室培养。必要时同时做双部位采血,分别培养。

(二)保证有效静脉用药

(1)抗生素现配现用,遵医嘱准时分次使用,以维持抗生素有效血浓度。熟悉所用抗生素的药理作用、用法、不良反应及配伍禁忌。

(2)遵医嘱正确静脉输入免疫球蛋白:部分患儿输注免疫球蛋白1小时内可出现头痛、哭闹、心率加快、恶心。因此最初半小时以5 mL/h速度输入,如无不良反应再加快速度。血管活性药物应尽可能使用上肢近心端静脉,以较快发挥效果。纠正酸中毒用碳酸氢钠一般稀释至1.4%,30~60分钟内输完。

(3)本病治疗疗程长且需每12小时一次或每8小时一次用药,加上部分抗生素如万古霉素等药物静脉刺激性强,因此静脉损伤大。应注意保护静脉,如采用外周静脉置管,应从远端到近端有计划地使用静脉,提高静脉穿刺成功率,尽量做到一针见血。肘部静脉暂时保留以备必要时中心静脉置管用。对于血培养持续阳性或并发化脓性脑膜炎、脓胸、骨髓炎等估计抗生素使用达2周以上者应及早行中心静脉置管。

(三)清除局部病灶

脐部感染时先用3%过氧化氢溶液清洗,再涂5%聚维酮碘溶液,必要时用抗生素溶液湿敷;脓疱疹可用无菌针头刺破后涂5%聚维酮碘溶液或抗生素软膏;鹅口疮在吃奶后或两餐奶间涂制霉菌素甘油;皮肤破损者局部涂5%聚维酮碘溶液,创面大者必要时给予保温箱暴露疗法。

(四)维持正常体温

提供中性环境温度。体温偏低或体温不升时,及时予加盖包被、热水袋或保温箱保温;体温过高时给予松解包被、洗温水澡、多喂水,新生儿一般不用药物降温以免体温过度下降。

(五)耐心喂养,保证营养供给

不能进食时可行鼻饲或通过静脉补充能量和水分,必要时输注鲜血或血浆。

(六)密切观察病情,发现异常及时处理

1.症状体征的观察

监测体温,观察面色、精神反应、哭声、吃奶、黄疸情况。注意有无出血倾向如皮肤黏膜出血,重症出血时可口吐咖啡色液体,应及时吸引清除防止窒息,并给予吸氧和止血药物。注意有无腹胀、潴留、呕吐、黏液血便等坏死性小肠结肠炎表现,必要时禁食,腹胀明显者给予胃肠减压、肛管排气。注意观察有无迁徙性病灶。

2.并发症的观察

如患儿出现持续发热、激惹、面色青灰、颈部抵抗、呕吐、前囟饱满、两眼凝视、呼吸暂停提示有化脓性脑膜炎可能;如患儿面色青灰、脉搏细速、毛细血管充盈时间延长、皮肤花纹、四肢厥冷、

皮肤有出血点等应考虑感染性休克；黄疸突然加重伴拒食、嗜睡、肌张力减退提示胆红素脑病可能。出现以上情况应及早与医师联系，积极处理。

3.观察药物疗效和毒副反应

抗生素应用后如病情无改善、反复或恶化，应及时与医师联系，以便适当调整抗生素。头孢类抗生素可引起二重感染和凝血功能障碍。万古霉素可造成听力、肾脏损害，输液速度宜慢，保证输注 1 小时以上，并监测尿常规，及时做听力检查。

接触患儿前洗手，保持患儿皮肤黏膜清洁、干燥、完整，做好脐部护理等，以防止院内继发感染。

五、出院指导

（1）出院后用药：新生儿败血症的抗菌治疗必须用足疗程。病情治愈出院者，出院后不必再用药，用药疗程未足而自动出院者，可遵医嘱带口服抗生素直至用足疗程，具体用药种类、剂量与方法必须遵照医嘱。口服药物一般在新生儿两餐奶间服用，服药时，将药物置于奶瓶中用适量的温开水溶化后套上奶嘴喂入，喂后再喂少许温开水，以冲尽奶瓶、奶嘴及口腔内的残余药液。

（2）出院时新生儿如存在某些问题，应告之家长做相应处理。脓疱疹每天 2 次在脓疱部位涂擦聚维酮碘溶液少许，勿用手挤压脓疱；脐炎者每天 2 次先用 3% 过氧化氢溶液清洗脐部，再涂5% 聚维酮碘溶液至脐部完全愈合。

（3）家庭观察，需要引起警惕的异常症状：精神食欲欠佳、嗜睡、哭声减弱、体温改变、脐轮红肿、脐部有脓性渗液等。危险征兆：面色苍白或青灰、肢端厥冷、皮肤花斑等休克表现；并发化脓性脑膜炎时主要症状有发热、拒乳、呕吐、烦躁、颈部抵抗、尖叫、双眼发直、抽搐等。出现以上情况请立即就诊。

（4）做好日常护理，预防感染：保持婴儿皮肤黏膜、臀部及脐部的清洁干燥。勿用不洁布等揩洗新生儿口腔，不能针刺、艾灸、挑割和擦伤婴儿的皮肤黏膜。勤换尿布，每次大便后洗净臀部，预防尿布疹。避免尿液污染未愈合的脐部，包裹脐带的敷料必须无菌。接触婴儿前洗手，护理时动作应轻柔。减少探视，避免患病者护理婴儿。根据气候变化及时添减衣被，避免过冷或过热。

（程　丹）

第三节　小儿惊厥

惊厥的病理生理基础是脑神经元的异常放电和过度兴奋，是由多种原因所致的大脑神经元暂时性功能紊乱的一种表现。发作时全身或局部肌群突然发生阵挛或强直性收缩，多伴有不同程度的意识障碍。惊厥是小儿最常见的急症，有 5%～6% 的小儿曾发生过高热惊厥。

一、病因

小儿惊厥（Convulsions in Children）可由众多因素引起，凡能造成脑神经元兴奋性功能紊乱的因素，如脑缺氧、缺血、低血糖、脑炎症、水肿、中毒变性、坏死等，均可导致惊厥的发生。将其病因归纳为以下几类。

（一）感染性疾病

1.颅内感染性疾病

（1）细菌性脑膜炎、脑血管炎、颅内静脉窦炎。

（2）病毒性脑炎、脑膜脑炎。

（3）脑寄生虫病,如脑型肺吸虫病、脑型血吸虫病、脑囊虫病、脑棘球蚴病、脑型疟疾等。

（4）各种真菌性脑膜炎。

2.颅外感染性疾病

（1）呼吸系统感染性疾病。

（2）消化系统感染性疾病。

（3）泌尿系统感染性疾病。

（4）全身性感染性疾病以及某些传染病。

（5）感染性病毒性脑病,脑病合并内脏脂肪变性综合征。

（二）非感染性疾病

1.颅内非感染性疾病

（1）癫痫。

（2）颅内创伤,出血。

（3）颅内占位性病变。

（4）中枢神经系统畸形。

（5）脑血管病。

（6）神经皮肤综合征。

（7）中枢神经系统脱髓鞘病和变性疾病。

2.颅外非感染性疾病

（1）中毒:如有毒动植物,氰化钠、铅、汞中毒,急性酒精中毒及各种药物中毒等。

（2）缺氧:如新生儿窒息,溺水,麻醉意外,一氧化碳中毒,心源性脑缺血综合征等。

（3）先天性代谢异常疾病:如苯酮尿症、黏多糖病、半乳糖血症、肝豆状核变性、尼曼-匹克病等。

（4）水电解质紊乱及酸碱失衡:如低血钙、低血钠、高血钠及严重代谢性酸中毒等。

（5）全身及其他系统疾病并发症:如系统性红斑狼疮、风湿病、肾性高血压脑病、尿毒症、肝昏迷、糖尿病、低血糖、胆红素脑病等。

（6）维生素缺乏症:如维生素 B_6 缺乏症、维生素 B_6 依赖症、维生素 B_1 缺乏性脑型脚气病等。

二、临床表现

（一）惊厥发作形式

1.强直-阵挛发作

其发作时突然意识丧失,摔倒,全身强直,呼吸暂停,角弓反张,牙关紧闭,面色青紫,持续10～20秒,转入阵挛期;不同肌群交替收缩,致肢体及躯干有节律地抽动,口吐白沫(若咬破舌头可吐血沫);呼吸恢复,但不规则,数分钟后肌肉松弛而缓解,可有尿失禁,然后入睡,醒后可有头痛、疲乏,对发作不能回忆。

2.肌阵挛发作

这是由肢体或躯干的某些肌群突然收缩(或称电击样抽动),表现为头、颈、躯干或某个肢体快速抽搐。

3.强直发作

强直发作表现为肌肉突然强直性收缩,肢体可固定在某种不自然的位置持续数秒钟,躯干四肢姿势可不对称,面部强直表情,眼及头偏向一侧,睁眼或闭眼,瞳孔散大,可伴呼吸暂停,意识丧失,发作后意识较快恢复,不出现发作后嗜睡。

4.阵挛性发作

其发作时全身性肌肉抽动,左右可不对称,肌张力可增高或减低,有短暂意识丧失。

5.局限性运动性发作

此发作时无意识丧失,常表现为下列形式。

(1)某个肢体或面部抽搐:由于口、眼、手指在脑皮层运动区所代表的面积最大,因而这些部位最易受累。

(2)杰克逊(Jackson)癫痫发作:发作时大脑皮质运动区异常放电灶逐渐扩展到相邻的皮层区。抽搐也按皮层运动区对躯干支配的顺序扩展,如从面部抽搐开始→手→前臂→上肢→躯干→下肢;若进一步发展,可成为全身性抽搐,此时可有意识丧失;常提示颅内有器质性病变。

(3)旋转性发作:发作时头和眼转向一侧,躯干也随之强直性旋转,或一侧上肢上举,另一侧上肢伸直,躯干扭转等。

6.新生儿轻微惊厥

这是新生儿期常见的一种惊厥形式,发作时呼吸暂停,两眼斜视,眼睑抽搐,频频的眨眼动作,伴流涎,吸吮或咀嚼样动作,有时还出现上下肢类似游泳或蹬自行车样的动作。

(二)惊厥的伴随症状及体征

1.发热

发热为小儿惊厥最常见的伴随症状,如系单纯性或复杂性高热惊厥患儿,于惊厥发作前均有38.5 ℃,甚至40 ℃以上高热。由上呼吸道感染引起者,还可有咳嗽、流涕、咽痛、咽部出血、扁桃体肿大等表现。如为其他器官或系统感染所致惊厥,绝大多数均有发热及其相关的症状和体征。

2.头痛及呕吐

此为小儿惊厥常见的伴随症状之一,年长儿能正确叙述头痛的部位、性质和程度,婴儿常表现为烦躁、哭闹、摇头、抓耳或拍打头部。多伴有频繁喷射状呕吐,常见于颅内疾病及全身性疾病,如各种脑膜炎、脑炎、中毒性脑病、瑞氏综合征、颅内占位性病变等。同时还可出现程度不等的意识障碍,颈项抵抗,前囟饱满,颅神经麻痹,肌张力增高或减弱,克氏征、布鲁津斯基征及巴宾斯基征阳性等体征。

3.腹泻

如遇重度腹泻病,可致水电解质紊乱及酸碱失衡,出现严重低钠或高钠血症,低钙、低镁血症,以及由于补液不当,造成水中毒也可出现惊厥。

4.黄疸

新生儿溶血症,当出现胆红素脑病时,不仅皮肤巩膜高度黄染,还可有频繁性惊厥;重症肝炎患儿,当肝衰竭,出现惊厥前即可见到明显黄疸;在瑞氏综合征、肝豆状核变性等病程中,均可出现不等的黄疸,此类疾病初期或中末期均能出现惊厥。

5.水肿、少尿

水肿、少尿是各类肾炎或肾病为儿童时期常见多发病,水肿、少尿为该类疾病的首起表现,当其中部分患儿出现急、慢性肾衰竭,或肾性高血压脑病时,均可有惊厥。

6.智力低下

智力低下常见于新生儿窒息所致缺氧、缺血性脑病,颅内出血患儿,病初即有频繁惊厥,其后有不同程度的智力低下。智力低下亦见于先天性代谢异常疾病,如苯酮尿症、糖尿症等氨基酸代谢异常病。

三、诊断依据

(一)病史

了解惊厥的发作形式,持续时间,有无意识丧失,伴随症状,诱发因素及有关的家族史。

(二)体检

全面的体格检查,尤其神经系统的检查,如神志、头颅、头围、囟门、颅缝、脑神经、瞳孔、眼底、颈抵抗、病理反射、肌力、肌张力、四肢活动等。

(三)实验室及其他检查

1.血尿粪常规

血白细胞显著增高,通常提示细菌感染。红细胞血色素很低,网织红细胞增高,提示急性溶血。尿蛋白及细胞数增高,提示肾炎或肾盂肾炎。粪镜检,除外痢疾。

2.血生化等检验

除常规查肝肾功能、电解质外,应根据病情选择有关检验。

3.脑脊液检查

凡疑有颅内病变惊厥患儿,尤其是颅内感染时,均应做脑脊液常规、生化、培养或有关的特殊化验。

4.脑电图

脑电图阳性率可达 90%,小儿惊厥,尤其无热惊厥,其中不少系小儿癫痫。脑电图上可表现为阵发性棘波、尖波、棘慢波、多棘慢波等多种波型。

5.CT 检查

疑有颅内器质性病变惊厥患儿,应做脑 CT 扫描,高密度影见于钙化、出血、血肿及某些肿瘤;低密度影常见于水肿,脑软化,脑脓肿,脱髓鞘病变及某些肿瘤。

6.MRI 检查

MRI 对脑、脊髓结构异常反映较 CT 更敏捷,能更准确反映脑内病灶。

7.单光子反射计算机体层成像(SPECT)

其可显示脑内不同断面的核素分布图像,对癫痫病灶、肿瘤定位及脑血管疾病提供诊断依据。

四、治疗

(一)止惊治疗

1.地西泮

每次 0.25~0.5 mg/kg,最大剂量不大于 10 mg,缓缓静脉注射,1 分钟不大于 1 mg。必要时可在15～30分钟后重复静脉注射 1 次,以后可口服维持。

2.苯巴比妥钠

新生儿首次剂量 15～20 mg 静脉注射,维持量 3～5 mg/(kg·d),婴儿、儿童首次剂量为 5～10 mg/kg,静脉注射或肌内注射,维持量 5～8 mg/(kg·d)。

3.水合氯醛

每次 50 mg/kg,加水稀释成 5%～10% 溶液,保留灌肠。惊厥停止后改用其他镇静剂止惊药维持。

4.氯丙嗪

剂量为每次 1～2 mg/kg,静脉注射或肌内注射,2～3 小时后可重复 1 次。

5.苯妥英钠

每次 5～10 mg/kg,肌内注射或静脉注射。遇有"癫痫持续状态"时可给予 15～20 mg/kg,速度不超过 1 mg/(kg·min)。

6.硫苯妥钠

催眠,大剂量有麻醉作用。每次 10～20 mg/kg,稀释成 2.5% 溶液肌内注射;也可缓慢静脉注射,边注射边观察,惊止即停止注射。

(二)降温处理

1.物理降温

物理降温可用 30%～50% 乙醇擦浴,头部、颈、腋下、腹股沟等处可放置冰袋,亦可用冷盐水灌肠,或用低于体温 3～4 ℃ 的温水擦浴。

2.药物降温

一般用安乃近 5～10 mg/(kg·次),肌内注射;亦可用其滴鼻,大于 3 岁患儿,每次 2～4 滴。

(三)降低颅内压

惊厥持续发作时,引起脑缺氧、缺血,易致脑水肿;如惊厥系颅内感染炎症引起,疾病本身即有脑组织充血水肿,颅内压增高,因而及时应用脱水降颅内压治疗。常用 20% 甘露醇溶液每次 5～10 mL/kg,静脉注射或快速静脉滴注(10 mL/min),6～8 小时重复使用。

(四)纠正酸中毒

惊厥频繁,或持续发作过久,可致代谢性酸中毒,如血气分析发现血 pH<7.2,BE 为 15 mmol/L时,可用 5% 碳酸氢钠 3～5 mL/kg,稀释成 1.4% 的等张液静脉滴注。

(五)病因治疗

对惊厥患儿应通过病史了解,全面体检及必要的化验检查,争取尽快地明确病因,给予相应治疗。对可能反复发作的病例,还应制订预防复发的防治措施。

五、护理

(一)护理诊断

(1)有窒息的危险。

(2)有受伤的危险。

(3)潜在并发症:脑水肿。

(4)潜在并发症:酸中毒。

(5)潜在并发症:呼吸、循环衰竭。

(6)知识缺乏。

(二)护理目标

(1)不发生误吸或窒息,适当加以保护防止受伤。

(2)保护呼吸功能,预防并发症。

(3)患儿家长情绪稳定,能掌握止痉、降温等应急措施。

(三)护理措施

1.一般护理

(1)将患儿平放于床上,取头侧位。保持安静,治疗操作应尽量集中进行,动作轻柔敏捷,禁止一切不必要的刺激。

(2)保持呼吸道通畅:头侧向一边,及时清除呼吸道分泌物。有发绀者供给氧气,窒息时施行人工呼吸。

(3)控制高热:物理降温可用温水或冷水毛巾湿敷额头部,每5～10分钟更换1次,必要时用冰袋放在额部或枕部。

(4)注意安全,预防损伤,清理好周围物品,防止坠床和碰伤。

(5)协助做好各项检查,及时明确病因。根据病情需要,于惊厥停止后,配合医师作血糖、血钙或腰椎穿刺、血气分析及血电解质等针对性检查。

(6)加强皮肤护理:保持皮肤清洁干燥,衣、被、床单清洁、干燥、平整,以防皮肤感染及压疮的发生。

(7)心理护理:关心体贴患儿,处置操作熟练、准确,以取得患儿信任,消除其恐惧心理。说服患儿及家长主动配合各项检查及治疗,使诊疗工作顺利进行。

2.临床观察内容

(1)惊厥发作时,观察惊厥患儿抽搐的时间和部位,有无其他伴随症状。

(2)观察病情变化,尤其随时观察呼吸、面色、脉搏、血压、心音、心率、瞳孔大小、对光反射等重要的生命体征,发现异常及时通报医师,以便采取紧急抢救措施。

(3)观察体温变化,如有高热,及时做好物理降温及药物降温;如体温正常,应注意保暖。

3.药物观察内容

(1)观察止惊药物的疗效。

(2)使用地西泮、苯巴比妥钠等止惊药物时,注意观察患儿呼吸及血压的变化。

4.预见性观察

若惊厥持续时间长、频繁发作,应警惕有无脑水肿、颅内压增高的表现,如收缩压升高、脉率减慢、呼吸节律慢而不规则,则提示颅内压增高。如未及时处理,可进一步发生脑疝,表现为瞳孔不等大、对光反射消失、昏迷加重、呼吸节律不整甚至骤停。

5.健康指导

(1)做好患儿的病情观察准备好急救物品,教会家属正确的退热方法,提高家长的急救知识和技能。

(2)加强患儿营养与体育锻炼,做好基础护理等。

(3)向家长详细交代患儿的病情、惊厥的病因和诱因,指导家长掌握预防惊厥的措施。

(程　丹)

第十一章

急诊科患者的护理

第一节 急性腹痛

一、疾病概述

腹痛是指由于各种原因引起的腹腔内外脏器的病变,而表现在腹部的疼痛。可分为急性与慢性腹痛两类。急性腹痛(简称急腹症)是临床最常见的急症之一,其病因复杂,病情多变,涉及学科广,内、外、妇产、儿及传染病等科的疾病均可引起,诊断处理不当,常可造成恶果,因而对急腹症必须尽快做出定位、定性及病因诊断,以防误诊、漏诊及误治,从而改善预后。对生育期女性的急腹症请妇产科医师会诊,以排除妇产科急腹症。

(一)临床表现

1.腹痛的部位

腹痛最先发生的部位可能是病变的原发部位。如胃、十二指肠溃疡穿孔开始在上腹部痛,当穿孔后消化液流向下腹,此时腹痛扩展至右下腹乃至全腹,易与阑尾炎穿孔相混。急性阑尾炎为转移性腹痛,开始在脐周或上腹部,为炎症刺激性内脏痛,当炎症波及浆膜或阑尾周围壁腹膜时,则表现为右下腹痛。腹痛最明显的部位,常是病变最严重的部位,如有腹膜刺激征,则常提示该部位有腹膜炎。

2.腹痛的性质

持续性剧烈钝痛,患者为了减轻腹痛采用侧卧屈膝体位,咳嗽、深呼吸和大声说话均加重疼痛,定位准确,提示该部位壁腹膜炎症刺激——急性腹膜炎。持续性胀痛常为脏腹膜受扩张牵拉所致,按压腹部疼痛加重,如麻痹性肠梗阻、肝脏肿瘤等。阵发性绞痛,为空腔脏器平滑肌阵发性痉挛所致,常提示消化道、胆道或输尿管存在梗阻因素,如机械性肠梗性,胆道结石、蛔虫、肿瘤,输尿管结石等。持续性疼痛阵发性加剧,表现梗阻与炎症并存,常见于绞窄性肠梗阻早期,胆道结石合并胆管炎,胆囊结石合并胆囊炎等。

3.腹痛的程度

腹痛分轻度(隐痛),中度和重度(剧痛),表示病变的轻、中、重,但也因个人耐受程度有所差异。

(二)病因及发病机制

1.外科急腹症

(1)感染与炎症:急性阑尾炎、急性胆囊炎、急性胆管炎、急性胰腺炎、急性肠憩室炎等。

(2)空腔器官穿孔:胃、十二指肠溃疡穿孔,胃癌穿孔、伤寒肠穿孔、坏疽性胆囊炎穿孔、腹部外伤致肠破裂等。

(3)腹部出血:创伤所致肝、脾破裂或肠系膜血管破裂,自发性肝癌破裂、腹或腰部创伤致腹膜后血肿等。

(4)梗阻:胃肠道、胆道、泌尿道梗阻等。

(5)绞窄:胃肠道梗阻或卵巢肿瘤扭转致血液循环障碍,甚至缺血坏死,常导致腹膜炎、休克等。

(6)血管病变:血管栓塞,如心房颤动、亚急性细菌性心内膜炎、心脏附壁血栓脱落致肠系膜动脉栓塞、肾栓塞等。血栓形成,如急性门静脉炎伴肠系膜静脉血栓形成。动脉瘤破裂,如腹主动脉、肝、肾、脾动脉瘤破裂出血等。

2.内科疾病

(1)急性胃肠炎、急性肠系膜淋巴结炎、急性病毒性肝炎、原发性腹膜炎、腹型紫癜、镰状细胞贫血危象、铅中毒、糖尿病、尿毒症。

(2)由于神经牵涉致放射性腹痛,常见有急性肺炎、急性胸膜炎,心绞痛,心肌梗死、肺动脉栓塞。

(3)脊椎增生性骨关节炎,脊柱结核、肿瘤、损伤致脊神经受压迫或刺激等。

3.妇产科疾病

急性附件炎、急性盆腔炎、卵巢黄体破裂、卵巢肿瘤扭转、异位妊娠破裂。

(三)辅助检查

1.常规检查及尿妊娠试验

血、尿、粪常规检查;育龄女性闭经者应查尿妊娠试验。

2.生化检查

依病情需要可做血、尿淀粉酶,血钾、钠、氯、钙、血糖、酮体、肝、肾功能测定等。

3.心电图检查

对 40 岁以上、既往无胃肠疾病史的急性腹痛患者,应做常规心电图检查。

4.X 线检查

胸部 X 线检查有助于肺炎、肺癌、肺脓肿、胸膜炎、气胸、肝或膈下脓肿等诊断;腹部 X 线检查可显示:消化道急性穿孔致膈下游离气体,肠梗阻的梯形液气平面,急性胃扩张,高度鼓肠等。另外,胆道或泌尿道阳性结石等。

5.B 超检查

B 超检查对肝、胆、胰、脾、肾、输尿管、子宫及其附件、盆腔、腹腔等探查均有较强分辨(实质性、囊性、良性、恶性、积液、结石等)及诊断能力,对胃肠道疾病可提供一定的诊断线索。

6.内镜检查

急诊内镜检查(胃、十二指肠、胆道、腹腔及结肠镜检查),对急性腹痛的诊断具有极其重要的意义。可依临床初步拟诊病变部位,选择相应内镜检查,以助诊断及内镜直视下取活检或治疗。

7.腹部 CT 检查

腹部 CT 检查主要检查肝、胆、胰、脾、肾、膀胱、腹腔及盆腔等部位,可诊断其形态、大小、密度、占位性病变(实质性、囊性)、结石及腹腔、盆腔有无积液、肿大淋巴结等。

8.诊断性腹腔穿刺术

根据穿刺液性质可确定腹膜炎性质,有无内出血(脏器破裂或异位妊娠劈裂)等。

9.阴道后穹隆穿刺术

阴道后穹隆穿刺术主要用于判断异位妊娠破裂出血、盆腔脓肿或盆腔积液。

(四)诊断要点

急性腹痛的病因繁多。为尽早明确诊断,应在完成病史采集、体格检查和必要的辅助检查之后,对多的资料进行综合分析,做出正确的病因诊断。下述诊断思路,有助于最终确定病因诊断。

1.确定是腹腔内病变或腹腔外病变

急性腹痛的诊断,首先要确定是腹腔内病变还是腹腔外病变。

(1)腹腔内病变:常有消化道症状如恶心、呕吐、腹痛、腹泻等、腹痛程度不一,多有较明确的诱因。腹部体征依病因而异,一般较明显,腹外与全身性症状轻微或缺乏。

(2)腹腔外病变:部分疾病引起的腹痛位于脐上的同侧腹部,可有压痛,但一般无反跳痛及肌紧张,胸部检查可发现有关疾病的心肺体征,胸部 X 线检查、心电图检查、心肌酶谱检查等有助于诊断。全身性疾病所致的腹痛有原发病的表现,腹痛多由于电解质紊乱、代谢失调或毒素刺激所致,位于全腹或部位多变,一般无腹膜刺激征。

2.确定急性腹痛的性质

根据常见的病变性质可将急性腹痛归纳为以下 7 类:①炎症性急性腹痛;②穿孔性急性腹痛;③梗阻性急性腹痛;④出血性急性腹痛;⑤损伤性急性腹痛;⑥绞窄与扭转性急性腹痛;⑦功能性紊乱及全身性疾病所致的急性腹痛。

(五)治疗要点

1.治疗原则

对于病情较轻,周身情况好的患者,首选内科治疗而非手术治疗。凡病变严重、病情复杂及周身情况不佳者,均应在经过必要的术前准备后,及时采用手术或其他介入治疗。具体有以下 3 种情况。

(1)感染及中毒症状明显:已有休克或先兆休克表现的急腹症,如各种原因引起的腹膜炎,绞窄性肠梗阻等。

(2)难于用非手术疗法治愈者:如各种外疝及先天性畸形所引起的肠梗阻、肿瘤所致的各类急腹症、胆囊结石引起的梗阻性或坏疽性胆囊炎,以及胆总管下端结石引起的梗阻性黄疸及胆道感染等。

(3)反复发作者:局部病变虽不严重,但由于反复发作,需经手术切除病变以防止复发者。如复发性阑尾炎、反复发作的胆囊结石等。

2.具体措施

(1)液体疗法:应根据病史、体检、化验室检查及出入量记录,对液体及电解质失衡情况做出初步评估,及时补充日需要量及额外丢失量,并继续调整病期失衡量。

(2)胃肠减压:进行胃肠减压是治疗重症急腹症的措施之一。

(3)抗生素的应用:炎症进展快,病情重,需尽快采取有效措施阻止病情恶化者,可抗生素与中药并用;对于准备进行手术治疗的患者,可早期开始使用抗生素,手术后一般应常规使用。

(4)激素及其他药物的应用:在急腹症的治疗中,肾上腺皮质激素主要用于以下 3 种情况。①并发感染性休克的炎性急腹症的抢救。②在阑尾脓肿或阑尾炎腹膜炎后期,对于形成的条索及硬结,给予小剂量激素。③对于某些与自身免疫疾病有关的急腹症,如硬化性胆管炎及 Crohn 病等,在急性症状控制后,使用激素以期控制其病情的发展。

二、护理诊断

(一)急性疼痛

其与腹腔内器官炎症、扭转、破裂、出血、损伤或手术有关。

(二)有体液不足的危险

其与腹腔内脏破裂出血、腹膜炎症导致的腹腔内液体渗出、呕吐或禁食、胃肠减压等所致的液体丢失有关。

(三)恐惧焦虑

其与未曾经历过此类腹痛有关。

(四)个人应对能力失调

其与缺乏相关的应对知识和方法有关。

(五)潜在并发症

腹腔内残余脓肿、出血和瘘。

三、护理措施

(一)病情观察

严密观察疼痛的变化,了解疼痛的特点,除重视患者主诉外,还应通过观察神志、面容、生命体征等变化,判断疼痛的严重程度。

(二)体位护理

指导并协助患者采取有利于减轻疼痛的体位,缓解疼痛,减少疲劳感。对于烦躁不安患者,应加强防护安全措施,防止坠床。

(三)饮食护理

当急性腹痛诊断未明时,最好予以禁食,必要时进行胃肠减压。

(四)药物护理

指导患者遵医嘱合理应用药物镇痛,应注意严禁在未确诊前随意使用强效镇痛药或激素,以免改变腹痛的临床表现,掩盖症状、体征而延误病情。观察药物治疗的效果及不良反应。

(五)心理护理

稳定患者情绪,减轻患者的心理负担。保持舒适安静的环境,避免环境对腹痛的刺激,可采取音乐疗法等。

(蒋娜娜)

第二节 急性酒精中毒

一、疾病概述

乙醇别名酒精,是无色、易燃、易挥发的液体,具有醇香气味,能与水和大多数有机溶剂混溶。一次饮入过量酒精或酒类饮料引起中枢神经系统由兴奋转入抑制的状态称为急性酒精中毒或称急性酒精中毒。主要与饮酒过量有关,可以损伤机体的多种脏器,在神经系统中可出现神经、精神症状和神经系统的损害,严重的中毒可引起死亡。

(一)临床表现

急性酒精中毒的临床表现因人而异,中毒症状出现的迟早也各不相同。可大致分为三期,但各期之间界限不明显。

1.兴奋期

血液乙醇浓度达到 11 mmol/L(500 mg/L)时,大脑皮质处于兴奋状态,出现欣快、兴奋、头痛、头晕;颜面潮红或苍白,眼结膜充血;呼气带酒精味;言语增多,情绪不稳定,有时粗鲁无礼,易激怒;也可表现为沉默、孤僻和安静入睡。

2.共济失调期

血液乙醇浓度达到 11~33 mmol/L(500~1 500 mg/L)时,患者出现动作不协调、步态蹒跚、行动笨拙,出现明显共济失调,发音含糊,语无伦次,眼球震颤,视物模糊,可有复视伴恶心、呕吐。

3.昏睡、昏迷期

血液乙醇浓度达到 54 mmol/L(2 500 mg/L)以上时,患者出现昏睡、面色苍白、口唇发绀、呕吐、瞳孔散大,体温降低,乙醇浓度达到 87 mmol/L(4 000 mg/L)时,患者出现深昏迷,心率加快,血压下降,呼吸缓慢伴有鼾声,严重者出现呼吸循环衰竭而危及生命。

小儿摄入中毒量,一般无兴奋过程,很快沉睡,但由于低血糖,可发生惊厥。亦可发生肝肾损害、高热、吸入性肺炎、休克、颅内压增高等。

(二)病因及发病机制

1.抑制中枢神经系统

乙醇具有脂溶性,可迅速透过大脑神经细胞膜,作用于膜上某些酶而影响脑细胞功能。乙醇对中枢神经系统的抑制作用,随剂量的增加,由大脑皮质向下,通过边缘系统、小脑、网状结构到延髓,小剂量出现兴奋作用。血中乙醇浓度增高,作用于小脑,引起共济失调,作用于网状结构,引起昏睡和昏迷,极高浓度乙醇抑制延髓中枢引起呼吸衰竭或循环衰竭。

2.代谢异常

乙醇在肝细胞内代谢生成大量还原型烟酰胺腺嘌呤二核苷酸(NADH),使之与氧化型的比值(NADH/NAD)增高,甚至可高达正常的 2~3 倍。相继发生乳酸增高,酮体蓄积导致的代谢性酸中毒以及糖异生受阻所致低血糖。

(三)辅助检查

1.呼气和血清乙醇浓度

急性酒精中毒时血清与呼气中的乙醇浓度相当,可测定呼出的气体、呕吐物、血、尿中乙醇的浓度来估计血清乙醇含量。

2.动脉血气分析

动脉血气分析可出现轻度代谢性酸中毒表现。

3.血清生化学检查

血清生化学检查可见低血钾、低血镁、低血钙、低血糖等。

4.其他检查

心电图检查可见心律失常、心肌损害等表现。

(四)诊断要点

急性酒精中毒依据饮酒立即嗅及酒味、典型的中毒表现及血中乙醇的定量和定性检测即可确定诊断。如果处深昏迷,应与急性一氧化碳中毒、急性脑血管意外和安眠药物中毒鉴别。

(五)治疗要点

1.现场急救

(1)因酒精中毒患者咽喉反射减弱及频繁呕吐,可能导致吸入性肺炎,甚至窒息死亡,故保持呼吸道通畅极为重要,应给患者采取稳定性侧卧位并保持头偏向一侧。

(2)躁动者加以约束,共济失调或过度兴奋者应适当限制活动,以免发生外伤。

(3)轻者无须院内处理,卧床休息、保暖,给予适量果汁饮用,可自行康复。重度醉酒者如神志清醒,可用筷子或手指刺激舌根部,迅速催吐;若中毒者昏迷不醒应及时送往医院治疗。

2.院内急救

(1)迅速排出毒物:大多数患者由于频繁呕吐,一般不需要洗胃。但对于饮酒量大而不能自行呕吐的患者,可催吐或洗胃(洗胃液为温水或1%的碳酸氢钠溶液),以防乙醇过度吸收。洗胃应在摄入乙醇1小时内进行,因乙醇吸收快,1小时后洗胃已无必要。洗胃后灌入牛奶、蛋清等保护胃黏膜。

(2)保持呼吸道通畅、吸氧:酒精中毒常伴意识障碍,催吐或洗胃时应防止吸入性肺炎或窒息的发生。持续鼻导管或面罩吸氧,若出现持续低氧血症状态,必要时气管内插管机械通气。

(3)药物催醒:纳洛酮是阿片受体拮抗药,是治疗酒精中毒公认有效的首选药物。轻者给予纳洛酮 0.4～0.8 mg 静脉注射 1 次,重者可 15～30 分钟重复给药,总剂量可达 3～5 mg。

(4)促进酒精代谢:静脉输入 5%葡萄糖盐水等,通过补液、利尿来降低机体内酒精的浓度;静脉注射 50%葡萄糖 100 mL、胰岛素 10～20 U,纠正低血糖;肌内注射维生素 B_1、维生素 B_6 和烟酸各 100 mg,加速乙醇在体内的氧化代谢。如病情重,出现休克、呼吸抑制、昏迷者,应尽早行血液透析疗法。血液灌流不能有效清除乙醇。

(5)对症治疗及防治并发症:呼吸衰竭者给予适量呼吸兴奋药,如尼可刹米等;休克患者补充血容量,早期纠正乳酸酸中毒,必要时给予血管活性药物如多巴胺;应用甘露醇防治脑水肿,降低颅内压;躁动不安、过度兴奋的患者可给予小剂量地西泮(避免使用吗啡、氯丙嗪、巴比妥类镇静药)10～20 mg 肌内注射,以免发生外伤。合理使用抗生素预防呼吸道感染;给予抑制剂预防上消化道出血,如西咪替丁 0.4 g 静脉滴注;已并发上消化道出血者,表现为呕吐少量至中量咖啡样或暗红色物,可使用质子泵抑制剂。

二、护理诊断

（一）有外伤的危险
与步态蹒跚、共济失调有关。

（二）知识缺乏
缺少酒精中毒有关的知识。

（三）潜在并发症
呼吸衰竭。

三、护理措施

（一）保持呼吸道通畅
给予患者平卧，头偏向一侧或侧卧位，及时清除呕吐物和呼吸道分泌物，防止误吸和窒息。

（二）病情观察
密切观察生命体征及神志的变化，防止误吸导致吸入性肺炎或窒息，心电监测有无心律失常和心肌损害的发生，纳洛酮的使用可导致心律失常，要重点监护血压、脉搏、心率、心律的变化，及时发现休克征兆，监测血糖，警惕低血糖的发生。严格记录出入量，维持水、电解质及酸碱平衡。

（三）安全护理
躁动不安者给予适当约束，可使用床档或约束带，防止坠床等意外情况发生。同时也要防止烦躁不安的患者伤及他人或医护人员，医护人员在护理此类患者时应做好自我防护。患者酒醒后仍会有头晕、无力、步态不稳等症状，如需如厕应有人陪同，以防摔倒。

（四）饮食护理
昏迷患者暂禁食，清醒后可给予清淡易消化的流质、半流质或软食，避免刺激性食物。

（五）注意保暖
急性酒精中毒患者全身血管扩张，散发大量热量，同时洗胃后患者常感寒冷甚至出现寒战，应提高室温、加盖棉被等保暖措施，并补充能量，维持正常体温。

（六）心理护理
酒精中毒患者多是由于家庭、生活、工作、经济等原因引起的醉酒，对醉酒的患者给予关心和安慰，让患者发泄心中的郁积、不满和愤怒，或是倾听他的诉说；同时与患者及陪同家属沟通，帮助其从酗酒中解脱出来。

（李　君）

第三节　急性一氧化碳中毒

一、疾病概述

一氧化碳（CO）俗称煤气，为无色、无臭、无味、无刺激性的气体。人体经呼吸道吸入空气中的 CO 含量超过 0.01％时，即可发生急性缺氧。严重者发生脑水肿和中毒性脑病，可因心、肺、脑缺氧衰竭而死亡。临床上称为急性一氧化碳中毒,俗称煤气中毒。

(一)临床表现

1.接触反应

吸入 CO 后,有头痛、头晕、心悸、恶心等不适,经离开现场吸入新鲜空气后,症状很快消失。

2.轻度中毒

表现为剧烈头痛、头昏、四肢无力、恶心、呕吐、淡漠、嗜睡甚至短暂晕厥等症状,原有冠心病患者可出现心绞痛。血液中的碳氧血红蛋白(COHb)浓度达 10%～30%。若能迅速脱离现场,吸入新鲜空气,在短期内可完全恢复。

3.中度中毒

患者处于浅昏迷或中毒昏迷状态,对疼痛刺激有反应,瞳孔对光反应、角膜反射迟钝,腱反射弱,呼吸、血压、脉搏可有变化。口唇、皮肤黏膜及甲床呈樱桃红色。血液中 COHb 浓度达到 30%～40%,经积极治疗可恢复正常且无明显并发症。

4.重度中毒

患者处于深昏迷状态,各种反射消失。患者可呈去大脑皮质状态;患者可以睁眼,但无意识,不语,不主动进食,不主动大小便,呼之不应,推之不动,肌张力增强。常有脑水肿、惊厥、呼吸衰竭、肺水肿、上消化道出血、严重的心肌损害、心肌梗死、心律失常、休克、大脑局灶性损害及锥体外系统损害体征。皮肤可出现红肿和水疱,多见于昏迷时肢体受压部位。受压部位肌肉可发生压迫性肌肉坏死,坏死肌肉释放的肌球蛋白可引起急性肾衰竭,血液中 COHb 浓度达到 50%。此类患者病死率高,经抢救存活者多有不同程度的后遗症。

5.迟发脑病

少数中、重度中毒(老年者居多)患者意识障碍恢复后,经过 2～60 天的"假愈期",可出现下列临床表现。

(1)精神意识障碍:呈痴呆、谵妄、去大脑皮质状态。

(2)锥体外系神经障碍:出现震颤麻痹综合征,以帕金森综合征为多,少数出现舞蹈症。

(3)锥体外系神经损害:如偏瘫、病理反射、大小便失禁等。

(4)大脑皮质局灶性功能障碍:如失语、失明、继发性癫痫等。

(5)脑神经、脊神经损害:如视神经萎缩、前庭蜗神经损害及周围神经病等。

(二)病因及发病机制

1.与血红蛋白结合

CO 吸入人体后,立即与血液中血红蛋白结合形成 COHb,由于 CO 与血红蛋白亲和力比氧与血红蛋白的亲和力大 240～300 倍。同时,COHb 一旦形成其解离的速度又比氧合血红蛋白(HbO_2)慢 3 600 倍,且 COHb 的存在还抑制 HbO_2 的解离,阻碍氧的释放和传递,从而导致低氧血症,引起组织缺氧。

2.与肌球蛋白结合

影响细胞内氧弥散,使线粒体因缺乏氧,能量代谢受阻,能量产生减少。

3.与细胞内细胞色素氧化酶结合

破坏了细胞色素氧化酶传递电子给氧分子的功能,阻碍生物氧化过程,阻碍能量代谢,从而使 ATP 产生减少或停顿,以致细胞不能利用氧。

4.引起一氧化碳减少与内皮素增多

从而导致血管平滑肌收缩,动脉、静脉、毛细血管特别是微小动脉和毛细血管痉挛,血小板聚集和黏附性增强,中性粒细胞的黏附和浸润加强,最终引起组织缺氧和损伤。

5.细胞内 Ca^{2+} 超载

(1)细胞生物膜通透性加强,Ca^{2+} 通道开放,细胞外和肌质网、内质网的 Ca^{2+} 进入胞质内。

(2)细胞内的 Na^+ 与细胞内的 Ca^{2+} 交换,Ca^{2+} 进入细胞内。

(3)细胞生物膜上的 Ca^{2+} 泵因能量匮乏而失活,不能将 Ca^{2+} 转移到细胞外和细胞器内。

6.直接毒性作用

CO 系细胞原浆性毒物,可对全身细胞有直接毒性作用。

(三)辅助检查

1.血液 COHb 测定

血液 COHb 测定是诊断一氧化碳中毒的特异性指标,离开中毒现场 8 小时内取血检测,具有检测意义。

2.脑电图检查

脑电图检查可见弥漫性不规则性慢波、双额低幅慢波及平坦波。

3.头部 CT 检查

头部 CT 检查可发现大脑皮质下白质,包括半卵圆形中心与脑室周围白质密度减低或苍白球对称型密度减低。

4.血气分析

急性一氧化碳中毒患者的动脉血中 PaO_2 和 SaO_2 降低。

(四)诊断要点

根据一氧化碳接触史、急性中毒的症状和体征及血液 COHb 试验阳性,可以诊断为一氧化碳中毒,血液 COHb 测定是有价值的确诊指标,采取血标本一定要及时,否则离开现场后数小时 COHb 会逐渐消失。一氧化碳中毒需注意与脑血管意外、糖尿病酸中毒引起的昏迷相鉴别。

(五)治疗要点

1.终止 CO 吸入

发现中毒患者立即撤离现场,停止继续吸入 CO。重症患者采取平卧位,解开衣口,松开腰带,保持呼吸道通畅。注意保暖。如患者发生呼吸心搏骤停,应立即进行心肺脑复苏。

2.迅速纠正缺氧

氧疗是一氧化碳中毒最有效的治疗方法,能加速 COHb 解离和 CO 排出。

(1)面罩吸氧:意识清醒的患者应用密闭重复呼吸面罩吸入纯氧,氧流量 10 L/min,治疗至症状缓解和 COHb 水平低于 0.05 可停止吸氧。

(2)高压氧治疗:高压氧治疗增加血液中物理溶解氧,提高总体氧含量,促进氧释放和 CO 排出,缩短昏迷时间和病程,预防一氧化碳中毒引起的迟发性脑病。高压氧治疗适用于中、重度一氧化碳中毒或出现神经症状、心血管症状、血 COHb 浓度≥0.25 者。

3.防治脑水肿,促进脑细胞代谢

严重中毒后 2～4 小时,即可出现脑水肿,24～48 小时达高峰,并可持续多天。可快速静脉滴注 20％甘露醇 250 mL,6～8 小时 1 次。待 2 天后颅内压增高现象好转后可减量或停用,亦可用呋塞米、依他尼酸钠快速利尿,并适量补充能量合剂、细胞色素 C 及胞磷胆碱、脑活素等药物,以促进脑细胞代谢。

4.对症治疗

昏迷、窒息者应保持呼吸道通畅,必要时行气管插管或切开防止继发感染。高热抽搐者,应做咽拭子、血、尿培养,选用广谱抗生素。采用头部降温、亚低温疗法和解痉药物,必要时使用人工冬眠。呼吸障碍者应用呼吸兴奋药。昏迷患者应每2小时翻身一次,局部减压,保持皮肤清洁,预防压疮。急性中毒患者从昏迷中苏醒后,两周内应卧床休息,避免精神刺激,不宜过多消耗体力,如有并发症,给予相应的治疗,严防神经系统和心脏并发症的发生。纠正休克、代谢性酸中毒、水和电解质代谢失衡。防治迟发性脑病。

5.密切观察病情

(1)生命体征的观察,重点是呼吸和体温。高热和抽搐者防止坠床和自伤。

(2)准确记录出入量,注意液体的选择和滴速。防止脑水肿、肺水肿及水、电解质代谢紊乱等并发症。

(3)注意观察患者神经系统的表现及皮肤、肢体、受压部位损害情况,如有无急性痴呆性木僵、癫痫、失语、抽搐、肢体瘫痪等。

二、护理诊断

(一)有外伤的危险
其与意识障碍有关。

(二)焦虑/恐惧
其与一氧化碳中毒后出现短暂的意识丧失、缺乏一氧化碳中毒知识有关。

(三)低效型呼吸形态
其与缺氧导致的呼吸困难有关。

三、护理措施

(1)患者入院后应处于通风的环境,注意保持呼吸道通畅,高浓度给氧(>8 L/min)或面罩给氧(浓度为50%),抢救苏醒后应卧床休息,有条件首选高压氧治疗。

(2)对躁动、抽搐者,应做好防护,加床档防止坠伤,定时翻身,做好皮肤护理,防止压疮形成。有保留导尿者在翻身时,尿袋及引流管位置应低于耻骨联合,保持引流通畅,防止尿液反流及引流管受压。

(3)昏迷期间应做好口腔护理,用生理盐水擦拭口唇,保持湿润,防止口腔溃疡。头偏向一侧,预防窒息。保持呼吸道通畅,清除阻塞物,备好吸引器及气管插管用物,随时吸出呕吐物及分泌物。备好生理盐水及吸痰管,每吸引1次,及时更换新吸痰管。昏迷时,眼不能闭合,应涂凡士林,用纱布覆盖,保护角膜。

(4)密切观察病情,注意神经系统表现及皮肤、肢体受压部位的损害情况,观察有无过敏等药物反应,注意药物之间有无配伍禁忌。

(5)准确记录出入量,注意液体的选择和滴速,建立静脉通路。可选用静脉套管针,防止液体外渗,以利各种抢救药及时起效。特殊药物如用微量泵输液,要使药物准确输入,并注意水、电解质平衡。密切观察生命体征的变化,15～30分钟记录1次,发现异常及时与医师沟通,采取措施。

(6)心理护理:对意识清醒者应做好心理护理,表现出高度的同情心,安慰患者,增强康复信心,积极配合治疗和功能锻炼。

(钱江敏)

第十二章

中医骨伤科患者的护理

第一节　手指离断再植

　　直接暴力或间接暴力作用于人体,导致指体骨断筋离,经脉破损,血溢脉外,引起出血,其离断指体或组织出现苍白、冰冷。损伤的原因多为切割伤、碾压伤、撕脱伤、压砸伤等。病位在手指,涉及肝、肾、经脉。

一、护理评估

　　(1)生命体征、受伤史、暴力性质。
　　(2)心理-社会状况。
　　(3)疼痛、肿胀、瘀斑、出血情况。
　　(4)损伤、出血部位,有无活动性出血。
　　(5)离断指体情况。

二、辨证分型

(一)气血两虚证(气血两虚型)
　　面色苍白,神志倦怠,舌淡红,脉弱,患指再植术后指体色淡红,疼痛轻度。本型为正常再植术后表现,动、静脉循环良好,因外伤失血、疼痛、惊吓及手术创伤等导致术后气血虚弱。

(二)气滞血瘀证(瘀血型)
　　面色苍白,神志烦躁,舌淡红,脉弦紧。患指疼痛,难以入眠,手指颜色暗紫。由于组织挫伤较重,组织内循环血管阻塞,静脉回流障碍,表现为指体肿胀、青紫、皮肤水疱或剥脱等。

(三)气滞血阻证(缺血型)
　　面色苍白,神志烦躁,舌淡红,脉弦紧。患指疼痛,难以入眠,手指颜色苍白。由于动脉血管挫伤,供血不足所致,表现为指体苍白、张力低、皮温低。

三、施护要点

(一)一般护理
　　(1)按骨伤科一般护理常规护理。

（2）遵医嘱完善术前各项检查、化验。

（3）针对患者存在的心理问题做好情志护理。

（4）术前为患者手术区备皮,清洁皮肤。

（5）嘱患者术前禁食禁水,遵医嘱予药敏试验,准备术前抗生素。

（6）根据手术麻醉方式予患者相应的麻醉术后护理。

（7）病室环境清洁、舒适、安静,保持空气新鲜,温度、相对湿度适宜。

（8）患者平卧,抬高患指略高于心脏水平,局部烤灯照射保暖。

（二）病情观察,做好记录

（1）加强对生命体征、神志、尿量等全身情况的观察,发现异常及时通知医师处理。

（2）密切观察再植指血运,如有异常及时报告医师。①皮肤红润变苍白、皮温降低、指腹塌陷、毛细血管充盈时间延长超过 2 秒,动脉搏动减弱或消失,提示动脉痉挛或栓塞,即动脉危象。②皮色暗紫、皮温下降、指腹肿胀及毛细血管充盈时间缩短<1 秒,动脉搏动存在,提示静脉回流受阻,即静脉危象。

（三）给药护理

中药汤剂宜温服,或遵医嘱服用;患者使用抗生素前询问药物过敏史,并做药敏试验;加强体温动态监测,必要时给予退热剂;疼痛剧烈者,遵医嘱给予止痛药物。

（四）饮食护理

鼓励患者多食一些滋补肝肾及补气养血食物,忌烟、酒及肥甘厚味食物。

（五）生活护理

（1）按时巡视病室,保持室内整洁安静,床单位清洁舒适。给予患者生活上的照顾,做好晨晚间护理,保证患者清洁卫生。鼓励患者多饮水,定时按摩腹部,保持二便通畅。

（2）生活规律,劳逸适度,情绪平和,避免损伤的发生。

（3）卧床休息,患手制动。注意保暖,防止受凉。环境安静,有利于入睡。

（六）情志护理

有针对性地做好解释工作,给予精神上的安慰,解除患者紧张心理,保持稳定情绪,配合治疗与护理。

（七）临证(症)施护

（1）瘀血型(气滞血瘀证):活血化瘀,破血行气。在医师指导下,选取患手十宣穴针刺放血,1 次/小时,观察出血转为红色停止。

（2）缺血型(气血两虚证):理气止痛,通络活血。局部保暖,解除压迫,解痉药物封闭。

（3）再植指发生动、静脉危象,及时报告医师并配合处理。

（4）便秘者选取耳部大肠、皮质下等腧穴进行耳穴压豆。

（5）疼痛剧烈者,遵医嘱给予按摩外关、合谷等穴或药物止痛。

（八）健康指导

（1）保持心情愉悦,树立战胜疾病的信心。

（2）患手保暖,避免外伤及寒冷。

（3）禁止主动或被动吸烟,忌辛辣及肥甘厚味饮食。

(4)加强患手健关节主动与被动锻炼,防止肌腱粘连、关节僵直。

(5)内固定去除后,加强患指功能锻炼,局部可采用理疗、中药熏洗等方法。

(6)遵医嘱定时复查。

(李海波)

第二节 手指复合软组织缺损修复

外力致手指皮肉缺损,筋脉外露,伴有骨质、肌腱、血管神经裸露,不能直接缝合或不能行游离植皮术,必须进行皮瓣手术覆盖创面的手外伤疾患。病位在手指。

一、护理评估

(1)受伤史、暴力性质。

(2)患者生活自理能力。

(3)心理-社会状况。

二、辨证分型

(一)气血两虚证
皮瓣术后血运良好,色淡红,红白反应迅速,面色㿠白,舌淡红,脉弱,针刺出淡红血。

(二)气滞血阻证
皮瓣术后动脉供血不足,皮瓣颜色苍白或有花斑,疼痛,针刺不出血或出血缓慢。

(三)气滞血瘀证
皮瓣静脉回流障碍导致皮瓣青紫,针刺出黑血。

三、施护要点

(一)一般护理
(1)按骨伤科一般护理常规护理。

(2)遵医嘱完善术前各项检查、化验。

(3)针对患者存在的心理问题做好情志护理。

(4)术前为患者手术区备皮,清洁皮肤。

(5)嘱患者术前禁食禁水,遵医嘱予药敏试验,准备术前抗生素。

(6)根据手术麻醉方式予患者相应的麻醉术后护理。

(7)病室环境清洁、舒适、安静,保持空气新鲜,温度、相对湿度适宜。

(8)患者平卧,抬高患指略高于心脏水平,局部烤灯照射保暖。

(二)病情观察,做好记录
(1)观察患者生命体征及伤口情况。

(2)密切观察皮瓣血运,如有异常及时报告医师。

（三）给药护理

（1）中药汤剂宜温服，或遵医嘱服用；患者使用抗生素前询问药物过敏史，并做药敏试。

（2）加强体温动态监测，必要时给予退热。

（3）疼痛剧烈者，遵医嘱给予止痛药物。

（四）饮食护理

鼓励患者多食一些滋补肝肾及补气养血食物，忌烟、酒及肥甘厚味食物。

（五）生活护理

（1）按时巡视病室，保持室内整洁、安静，床单位清洁、舒适。

（2）给予患者生活上的照顾，做好晨晚间护理，保证患者清洁卫生。

（3）鼓励患者多饮水，定时按摩腹部，保持二便通畅。

（4）卧床休息，患肢制动。

（5）注意保暖，防止受凉。

（6）环境安静，利于入睡。

（六）情志护理

有针对性地做好解释工作，给予精神上的安慰，解除患者紧张心理，保持稳定情绪，配合治疗与护理。

（七）临证（症）施护

（1）气滞血瘀证，活血化瘀，破血行气。在医师指导下取十宣穴针刺放血。

（2）气血两虚证，理气止痛，通络活血。可灸合谷穴。

（3）皮瓣发生动、静脉危象，及时报告并配合医师进行处理。

（4）疼痛剧烈，遵医嘱给予按摩外关、合谷等穴或药物止痛。

（5）患指肿胀，予抬高患指，以利于静脉回流减轻水肿。

（八）健康指导

（1）保持心情愉悦，树立战胜疾病的信心。

（2）患指保暖，避免外伤及寒冷。

（3）禁止主动或被动吸烟，忌辛辣及肥甘厚味饮食。

（4）加强患手各关节主动和被动锻炼，防止肌腱粘连、关节僵直。

（5）遵医嘱定时复查。

（李海波）

第三节　颈　椎　病

颈椎病（项痹病）是一种常见病，由于颈椎内因、外因的变化，由于风、寒、湿3种外邪侵入身体，流注经络，导致气血运行不畅而引起肢体与关节疼痛、酸麻、重着及屈伸不利等。这些症状多因外伤或气血虚衰、感受风寒湿邪所致，而头昏、目眩、耳鸣等症则多与痰浊、肝风、虚损有关。病位在颈，涉及肾。

一、护理评估

(1)疼痛发作的时间、性质。

(2)病程长短,对疾病的认知程度及生活自理能力。

(3)心理-社会状况。

(4)X线、CT等检查结果。

二、辨证分型

(一)风寒湿痹阻证

颈项强痛,或伴肩、上肢串痛麻木,以痛为主,头有沉重感,颈部僵硬,活动不利,恶寒畏风,舌质淡红,舌苔薄白,脉弦紧。

(二)气滞血瘀证

颈肩部、上肢刺痛,痛处固定,肢体麻木,舌质暗,脉弦。

(三)痰湿阻络证

颈部疼痛,头晕目眩,头重如裹,四肢麻木不仁,纳呆或肥胖,舌质暗红,舌苔厚腻,脉弦滑。

(四)肝肾不足证

颈部酸痛,眩晕头痛,病程日久;耳鸣耳聋,失眠多梦,肢体麻木,面红目赤,舌质红,少津,脉弦。

(五)气血亏虚证

颈部酸痛,头晕目眩,面色㿠白,心悸气短。四肢麻木,倦怠乏力,舌质淡,少苔,脉细弱。

(六)气虚血瘀证

颈部酸痛,头晕头痛;四肢麻木,倦怠乏力,舌质淡暗,苔薄白,脉沉细。

(七)气虚湿盛证

颈项酸痛,上肢沉重麻木,酒食后加剧,以重痛为主,头有沉重感,颈部僵硬,活动不利,舌淡,苔厚,脉弦滑。

三、施护要点

(一)一般护理

(1)按骨伤科一般护理常规护理。

(2)眩晕严重时宜卧床休息,轻症可闭目养神。

(3)改变体位时动作要缓慢,避免深低头、旋转等动作,眩晕严重时避免床铺晃动。

(二)病情观察,做好记录

(1)观察眩晕发作的时间、程度、诱发因素,伴发症状及血压等变化。

(2)出现头痛剧烈、呕吐、视物模糊、语言謇涩、肢体麻木或行动不便、血压持续上升时,应报告医师,并配合处理。

(3)在行颌枕牵引过程中要注意患者的呼吸状态。防止下颌和耳周围疼痛,牵引重量可从小重量开始,坐位牵引可由2～3 kg开始,若无反应再逐步增加到5 kg,卧位可从5 kg开始,逐步增加到10 kg,每次30分钟,隔天1次。

（三）给药护理

（1）中药汤剂宜温服，观察用药后的效果及反应。

（2）眩晕伴呕吐者用药宜冷服，或姜汁滴舌后服用，采用少量频服。

（3）做好静脉输液的护理。

（四）饮食护理

（1）饮食宜清淡，忌食辛辣、肥腻、生冷、烟酒之品。饮食上可经常食用胡桃、山萸肉、熟地黄、黑芝麻、当归等有强壮筋骨、补肾益髓的药膳，延缓骨刺的生成。

（2）痰湿者，饮食要清淡，忌食肥甘厚味，可食一些陈皮、山楂、萝卜等。

（3）气血亏虚者，多食血肉有情之品，如大枣、草鱼等，煮粥、炖汤时可加入黄芪、当归、党参、甘草等品。

（4）肾阴不足者，多食滋阴益肾之品，如枸杞子、芝麻、山药等品。

（5）痰阻经络者，宜多食化痰通络之品，如天麻陈皮炖猪脑，陈皮粥、杏仁、陈皮、薏苡仁粥等。

（五）生活护理

（1）病室适宜干燥，阳光充足，不宜在寒冷季节或阴雨潮湿天气外出活动。

（2）注意体温、关节、汗出等情况变化，汗出多时应避风，勤换内衣。

（3）注意防风寒、防潮湿，出汗时切忌当风，被褥常洗常晒，保持干燥清洁。

（4）不宜睡过高的枕头，枕头的高度以一侧肩的宽度为准。

（5）从事低头伏案工作职业的则在工作15分钟后，往远处看一下，稍微让颈椎得到休息，两手交替搓颈部两侧和后方。

（6）尝试着改变你的工作条件，即将你桌面设计成前高后低的斜面，可以避免过度低头。

（六）情志护理

（1）关心体贴患者，使其心情舒畅。

（2）对情绪易激动者，减少情绪激动的刺激，掌握自我调控能力。

（3）对眩晕较重，易心烦焦虑者，需介绍有关疾病知识和治疗成功的经验，以增强其信心。

（七）临证（症）施护

（1）风寒湿证者，表现为颈项疼痛僵硬，恶风寒为主者。室内宜空气新鲜，室温宜偏暖，注意颈部保暖，忌吹风受寒或淋雨受湿。头痛时宜静卧休息，减少活动，颈项僵硬可用红花油按摩局部。

（2）气滞血瘀者，表现为颈项刺痛，有条索状物，脉涩，舌有瘀点或瘀斑。可用膏药外敷，或用保健药枕，可用活血化瘀中药离子导入或熏蒸。保持心情舒畅，气血调达。

（3）痰湿阻络者，表现为头晕、恶心，舌苔腻，脉缓或滑。有纳呆、呕吐者，可针刺内关穴，以防止呕吐。

（4）气血亏虚者，表现为头晕、乏力，疼痛隐隐，脉细弱无力。应卧床休息，勤翻身按摩，防止压疮发生，注意保暖。

（5）眩晕而昏仆不知人事，急按人中穴，并立即报告医师。

（6）眩晕伴恶心呕吐者，遵医嘱针刺或用梅花针叩打穴位；或者用止吐药物。

（八）健康指导

（1）注意平时颈部功能锻炼，经常锻炼可缓解疲劳。

（2）合理调整睡枕高度，避免高枕睡眠的不良习惯。

（3）预防颈部外伤，工作或生活中要注意防止颈部的挫伤。

（4）长期伏案工作者，应定时改变头部体位或定时活动颈部以防劳损。

（5）注意颈肩部保暖，避免风寒刺激，避免反复落枕。

（李海波）

第四节　腰椎间盘突出症

腰椎间盘突出症（腰痹病）是指腰椎间盘发生退行性变，在外力作用下，使纤维环破裂、髓核突出，刺激或压迫神经根而引起的以腰痛及下肢坐骨神经放射痛等症状为特征的腰痛疾病，亦是临床最常见的腰痛疾病之一。病位在腰，涉及肾。腰痛疾病可参照本病进行护理。

一、护理评估

（1）发病史、诱因。

（2）疼痛的部位、程度、体位等状况。

（3）评估腰部功能、下肢感觉和肌力、大小便情况。

（4）生活自理能力和心理-社会状况。

（5）X 线、CT 等检查结果。

二、辨证分型

（一）血瘀证

腰痛如刺，痛有定处，日轻夜重，痛处拒按，部分患者有外伤史，舌质紫暗或瘀斑，苔薄黄，脉弦或涩。

（二）寒湿证

腰部冷痛重着，转侧不利，逐渐加重，静卧痛不减，遇阴雨天加重，舌苔白腻。

（三）湿热证

腰部弛痛，痛处伴有热感，热天或雨天疼痛加重，而活动后或可减轻，小便短赤，舌苔黄腻。

（四）肝肾亏虚证

腰痛以酸软为主，喜按喜柔，腿膝无力，遇劳更甚，卧则减轻，常反复发作，可伴有耳鸣、耳聋，舌淡，苔薄白，脉沉无力，尺脉弱。

三、施护要点

（一）一般护理

（1）按骨伤科一般护理常规护理。

（2）推拿治疗前嘱患者排空大小便。

（3）推拿后即用腰围固定腰部，平卧硬板床；观察腰腿疼痛情况。

（4）症状缓解后应坚持腰背肌锻炼。

（二）病情观察，做好记录

（1）对急性发作期的患者，观察疼痛的部位、性质与体位变化的关系以及有无放射痛和皮肤感觉异常等情况。

（2）注意患者有无二便功能障碍，做好皮肤护理，防止湿疹、压疮的发生。

（三）给药护理

中药温服，用药期间忌生冷及寒凉食物，同时外避风寒，以免加重病情。

（四）饮食护理

饮食要营养丰富，易于消化，以清淡为宜。忌食生冷、辛辣、肥腻之品。

（五）生活护理

（1）嘱患者戒烟，禁止主动和被动吸烟，防止烟中尼古丁致椎体内血容量减少，从而加快椎间盘退行性病变。

（2）患病初期应绝对平卧硬板床休息，包括饮食、大小便等均不能起床，可缓解髓核对神经根的压迫，以缓解疼痛。1～3周后，如症状缓解，可戴护腰下地活动。

（3）病室的陈设要力求简单，地面不宜有水迹，以免患者下床锻炼时滑倒。设法给患者创造一个舒适、安静的治疗环境。

（4）睡眠姿势：睡姿应使头颈保持自然仰伸位最为理想，最好平卧于木板床，使膝、髋略屈曲。对不习惯仰卧者，采取侧卧位亦可，但头颈部及双下肢仍以此种姿势为佳。

（5）站立体位：长时间站立工作者，应适当使双臂上伸和做蹲体动作，这样可使腰部骨关节及肌肉得到调节，消除疲劳，延长腰肌耐力。

（6）坐位：长时间坐位工作者除要注意坐姿和经常活动腿外，自坐位起立时，应先将上身前倾，两足向后，使上身力量分布在两足，然后起立。

（7）弯腰体位：尽量减少弯腰的姿势，如洗衣服时，可将洗衣盆架高，扫地时，可将扫帚柄加长等。

（六）情志护理

关注患者情绪变化，做好思想疏导，树立信心，配合治疗和护理。

（七）临证（症）施护

（1）血瘀证：急性期应绝对卧床休息3周，痛剧者可服用止痛片。

（2）寒湿证：祛寒化湿之中药汤剂宜偏热服，饮食忌生冷、油腻食物。

（3）湿热证：中药汤剂宜温服，饮食宜清淡，忌辛辣、烟、酒及热性食物。

（4）肝肾亏虚证：注意腰背部保暖，可予以热敷。饮食宜多食动物肝、肾及核桃、枸杞子等食物。

（5）非手术疗法治疗急性期患者时，应绝对平卧硬板床休息，包括饮食、大小便等均不能起床，可缓解髓核对神经根的压迫，以缓解疼痛。1～3周后，如症状缓解，可戴护腰下地活动。

（6）手术治疗时，按骨伤科手术护理常规进行。术后遵医嘱翻身，预防并发症。

（7）翻身时须保持躯干上下一致，切忌脊柱扭转或屈曲。

（8）术后指导并帮助患者锻炼下肢肌肉收缩、足趾的屈伸和直腿抬高活动，防止术后神经根粘连。

（八）健康指导

（1）宜睡硬板床。

(2)注意腰背部保暖,避免因受风寒湿冷的刺激而诱发。

(3)腰围不可长期使用,通过功能锻炼来加强腰背肌的力量,以免肌肉退化、萎缩。

(4)腰部不可过度负重,取物时应避免大幅度的弯腰和旋转。

(5)挑、抬重物时,要直腰挺胸,注意重力平衡,起身要稳,步子要协调。

(李海波)

第五节 脊 髓 损 伤

脊髓损伤是指由于外界直接或间接因素导致脊髓损伤,在损害的相应节段出现各种运动、感觉和括约肌功能障碍,肌张力异常及病理反射等的相应改变。脊髓损伤的程度和临床表现取决于原发性损伤的部位和性质。在中医学属外伤瘀血所致"腰痛""痿证""癃闭"等病证范畴。

一、护理评估

(1)疼痛发作的时间、性质、关节形态。

(2)病程长短,对疾病的认知程度及生活自理能力。

(3)心理-社会状况。

(4)X 线、CT 等检查结果。

二、辨证分型

脊髓损伤后,在损伤平面以下的运动、感觉、反射及括约肌和自主神经功能受到损害。感觉障碍,损伤平面以下的痛觉、温度觉、震动觉、触觉、两点分辨觉及本体觉消失。运动障碍,脊髓损伤休克期,脊髓损伤节段以下表现为软瘫,反射消失。括约肌功能障碍,脊髓休克期表现为尿潴留,由膀胱逼尿肌麻痹形成无张力性膀胱所致。反射异常,生理反射活动依赖于高级神经中枢的调节和完整的反射弧。脊髓损伤后,各种生理反射均可出现异常改变,减弱、消失或亢进。高位截瘫损伤者,可出现发热反应,多因全身的散热反应失调所致,亦与中枢反射、代谢产物的刺激及炎性反应等有关。此外损伤严重者,尚可出现全身创伤性反应。

临床可分为气滞血瘀证、气血亏虚证、痰湿阻络证。

三、施护要点

(一)一般护理

(1)按骨伤科一般护理常规护理。

(2)需手术者,按骨伤科手术护理常规护理。

(二)病情观察,做好记录

(1)严密观察患者生命体征。

(2)注意观察患者有无呼吸困难、肺部感染等呼吸道情况。

(3)注意观察患者脊髓损伤平面有无四肢瘫痪情况,患者有无大小便障碍,做好皮肤护理,防止湿疹、压疮的发生。

（三）给药护理

（1）中药汤剂宜温服，观察用药后的效果及反应。

（2）做好静脉输液的护理。

（3）对于长期卧床大便障碍者，遵医嘱应用甘油灌肠剂或中药灌肠。

（四）饮食护理

（1）饮食宜清淡，忌食辛辣、肥腻、生冷、烟酒之品。饮食上可经常食用胡桃、熟地黄、黑芝麻、当归等有强壮筋骨、补肾益髓的药膳，延缓骨刺的生成。

（2）气血亏虚者，多食血肉有情之品，如赤豆、带皮的花生米、黑木耳、红枣等。

（3）肾阴不足者，多食滋阴益肾之品，如大枣、黑豆、核桃、黑芝麻、桂圆等。

（4）多进食新鲜蔬菜、水果，以利于大便通畅。

（五）生活护理

（1）病室适宜干燥，阳光充足。

（2）注意体温、关节、汗出等情况变化，汗出多时应避风，勤换内衣，被褥常洗常晒，保持干燥清洁。

（3）合适的颈部固定，如颈托或颅骨牵引，防止因损伤部位的移位而产生脊髓的再损伤。

（4）患者平时保持平卧位，在病情允许的情况下指导患者家属帮助患者平轴翻身。

（5）保持肢体功能位：使上肢保持内收伸直位，下肢髋关节保持伸直位，外侧放置枕头或沙袋，以防髋外展、外旋。膝关节下可垫一毛巾卷，踝关节处于 90° 中间位，可在足下加用软垫，防止足下垂。

（6）保持皮肤的完整性，预防压疮形成。患者每 2 小时应更换体位 1 次，保持皮肤清洁干燥。可使用柔软的海绵垫或气垫床，保护好发部位。

（7）定时开放门窗以通风换气，保持室内空气新鲜。要勤翻身、叩背、给予体位排痰，必要时给雾化吸入，可预防肺不张、坠积性肺炎等肺部并发症。

（8）训练患者建立有规律的排便功能，保持大便通畅，养成定时排便的习惯，无论是否有便意，可根据患者脊髓损伤前的排便规律，每 1～3 天排便 1 次。

（六）情志护理

（1）关心体贴患者，使其心情舒畅。

（2）对情绪易激动者，减少情绪激动的刺激。

（3）利用音乐、书报、谈话等，帮助患者分散注意力，以免患者产生忧虑、焦躁等情绪。

（七）临证（症）施护

（1）气滞血瘀者，可用膏药外敷，可用活血化瘀中药离子导入或熏蒸。保持心情舒畅，气血调达。

（2）痰湿阻络者，有纳呆、呕吐者，可针刺内关穴，以防止呕吐。

（3）气血亏虚者，应卧床休息，勤翻身按摩，防止压疮发生，注意保暖。

（4）对于有肺部感染者，遵医嘱雾化吸入；对于气管切开者，做好气管切开护理。

（5）因尿潴留长期留置尿管者，尿道口护理 2 次/天，定时更换尿管、尿袋；嘱患者宜多饮水，每天饮水量应达 2500～3 000 mL。对尿失禁患者要注意训练膀胱张力，以不使尿液外溢为原则，养成定时排尿习惯，逐渐延长间隔时间。

（6）对于高热患者，以物理降温为主，如乙醇擦浴、冰袋等，必要时遵医嘱利用药物降温，如中药灌肠或冬眠合剂。

(7)按摩患肢,预防肌肉萎缩。

(八)健康指导

(1)保持肢体功能位,使上肢保持内收伸直位;下肢髋关节保持伸直位,外侧放置枕头或沙袋,以防髋外展、外旋。膝关节下可垫一毛巾卷,并防止足下垂。

(2)按摩患肢,预防肌肉萎缩。

(3)改善关节活动度,预防关节僵直、挛缩、畸形。对于患肢要给予被动活动,先近端大关节再远端小关节。活动范围由小到大,循序渐进。

(4)增强肌力训练,促进功能恢复,对胸腰段脊髓损伤患者,上肢以主动锻炼为主,提高上肢及躯干肌力,以带动下肢运动。教会患者床上翻身方法,并进行起坐训练。

(5)对颈椎部位不稳定者佩戴"围领",禁止长期伏案工作,避免躺着看书。

(6)日常生活独立能力训练,在做好生活护理的同时,训练患者提高生活独立能力,逐步减少对患者的帮助,让患者做自己能做的事情,使之减少对他人的依赖性,以达到日常生活完全独立。

(7)注意自我保护,防治颈椎再损伤。

(李海波)

第六节　上肢骨折

上肢骨折是指上肢及上肢带骨的骨受直接或间接外力或本身疾病影响连续性中断,常见骨折有锁骨骨折、肱骨外科颈骨折、肱骨髁上骨折、肱骨外髁骨折、桡骨下端骨折等,病位在骨骼,涉及肾。

一、护理评估

(1)受伤史、暴力性质。

(2)患肢疼痛、肿胀、瘀斑、功能障碍、畸形等情况。

(3)生活自理能力和心理-社会状况。

(4)X线及CT等检查结果。

二、辨证分型

(一)血瘀气滞证

骨折早期局部肿胀,疼痛拒按,皮下瘀斑,功能障碍,伴有口干、便秘、尿黄等,舌暗红,或有瘀斑,苔薄黄,脉弦。

(二)肝肾亏虚证

晚期骨折即使愈合,骨折局部可因天气变化而有隐痛,关节酸胀不适,筋骨活动不利,或有腰酸胫软,或有头晕目眩,舌暗淡,苔薄白,脉细软。

三、施护要点

(一)一般护理

(1)按骨伤科一般护理常规护理。

(2)保持肢体功能位或所需的治疗性体位。

(二)病情观察,做好记录

(1)观察骨折部位疼痛情况,做好对症处理。疼痛影响饮食或睡眠者,可遵医嘱酌情使用镇痛药止痛。

(2)观察局部肿胀情况,根据具体情况给予适当处理,可抬高患肢,促进静脉血液回流。

(3)注意局部出血情况,必要时遵医嘱使用止血药物或进行手术探查。

(4)观察患肢的血运情况,如患肢皮肤温度和颜色、动脉搏动、毛细血管充盈时间及被动活动手指时的反应等。患指出现发凉、发紫、伤口剧烈疼痛等,及时报告医师,并协助处理。

(5)外固定包扎的松紧度,发现问题时报告医师,及时调整。

(三)给药护理

(1)遵医嘱局部给予贴敷、熏洗,过敏者及时揭去,并注意观察用药反应。

(2)使用抗生素治疗时,应用前详细询问有无过敏史及其他过敏情况,提供医师参考,并做用药前的过敏试验。用药过程中注意观察和了解用药后的反应。

(四)饮食护理

(1)骨折早期饮食宜清淡、富含营养、易消化,忌食肥甘、煎炸之品。

(2)骨折中后期宜选择补益气血之品。

(3)长期卧床患者鼓励多饮水和进食富含纤维素的蔬菜和水果,以利于大便通畅。

(五)生活护理

(1)生活规律,保证充足睡眠,注意保暖,免受风寒。

(2)病室每天定时开窗通风,保证空气流通、新鲜,整理病室及床位,使其环境整洁。

(3)病室的陈设要力求简单,地面不宜有水迹,以免患者下床锻炼时滑倒。

(4)注意保暖,防止受凉。

(5)教患者应用自我松弛法或分散法缓解疼痛,指导患者和其家属利用视觉或触觉分散法分散或转移注意力。

(6)生活上多关心患者,了解患者存在的实际困难,并给予必要的帮助,以减轻患者顾虑。

(六)情志护理

(1)做好情志疏导和生活护理,避免患者焦虑情绪和恐惧心理,使者积极配合治疗及护理。

(2)经常巡视病室,多与患者交谈,给予安慰和必要的病情解释。

(七)临证(症)施护

(1)上肢骨折一般应使上臂自然下垂,肘关节屈曲90°、腕关节背伸30°、前臂中立位、手半握拳、拇指对掌位,三角巾悬吊。

(2)锁骨骨折患者在卧床休息时,应肩胛区垫高,以保持两肩后伸。

(3)肱骨外科颈骨折患者在仰卧时,头部稍抬高,患肢垫高与躯干平行,避免肩关节前屈或后伸。帮助患者坐起时,应托扶背部及健侧肩部,以免引起患侧疼痛。

(4)疼痛难忍者,可遵医嘱针灸治疗。

(八)健康指导

(1)指导患者和家属正确掌握有关牵引、外固定的配合方法。

(2)指导患者将患肢处于功能位或治疗所需体位。

(3)指导患者根据骨折不同部位和不同时期进行适当的功能锻炼。

(4)定期复查,逐步恢复功能活动。

(李海波)

第七节　骨　盆　骨　折

骨盆骨折是指因外伤引起骨盆的完整性遭受破坏,常可合并膀胱、尿道、直肠及盆腔内血管、神经损伤,引起出血性休克等严重并发症。伴有多系统损伤的严重骨盆骨折,伤势复杂而重,病情变化迅速,死亡率高,应注意多科协同治疗,病位在骨骼,涉及肾。

一、护理评估

(1)生命体征、受伤史、暴力性质。

(2)疼痛、肿胀、瘀斑、下肢活动障碍、血尿、腹痛等状况。

(3)对疾病的认知程度及生活自理能力。

(4)心理-社会状况。

(7)X线、CT等检查结果。

二、辨证分型

患者外伤史多较严重,如从高处摔下、被重物挤压、车辆撞击等。撕脱性骨折常为剧烈运动损伤。伤后症状与体征多较严重,如稳定性骨折中,耻骨支骨折疼痛肿胀在阴部、腹股沟,可伴内收肌疼痛;骶骨横断骨折、髂骨翼骨折为局部肿痛;撕脱性骨折除局部疼痛外,尚有髋关节屈伸牵拉痛。骨折局部常有瘀斑。在不稳定性骨折中,除疼痛、肿胀外,功能障碍明显,由于骨盆失去了稳定性,常有翻身困难,不能坐起,站立,患侧下肢在床上移动困难等。

临床分为血瘀气滞证、营血不调证、气血两虚证。

三、施护要点

(一)一般护理

(1)按骨伤科一般护理常规护理。

(2)对骨盆骨折患者,特别是严重骨盆骨折合并出血较多者,尽量减少不必要的搬运,卧硬板床,减少骨折端活动与出血。

(3)对卧床患者要注意压疮发生。

(4)牵引时间、重量准确适宜。

(二)病情观察,做好记录

(1)密切观察生命体征、神志、尿量等全身情况,做好手术准备。

(2)出现面色苍白、出冷汗、呼吸急促、脉微细、血压下降时,立即报告医师并配合处理。

(3)出现尿道口滴血、血尿、膀胱膨胀、排尿障碍、会阴部血肿、尿液外渗时,立即报告医师并配合处理。

(4)出现肛门疼痛、出血、触痛等直肠损伤时,报告医师并配合处理。

(5)出现括约肌功能障碍、下肢无力或皮肤感觉异样等神经损伤时,报告医师并配合处理。

(三)给药护理

(1)中药汤剂宜温服,服药后观察药效及反应。

(2)活血祛瘀、消肿止痛的汤剂,宜饭后 30 分钟温服。

(四)饮食护理

(1)饮食以高热量、高维生素、高蛋白、易消化为原则。早期给予牛奶、鸡蛋、小米粥、山药桂圆汤等以补养气血;后期给予排骨汤、瘦肉、鱼、虾、豆制品、动物内脏等以滋补肝肾,强筋壮骨,促进骨折愈合。

(2)多食具有润肠通便、富含纤维素的食物,以保持大便通畅。

(五)生活护理

(1)虽长期卧床,亦应起居有时。

(2)保持室内清洁,空气新鲜。

(3)腹部注意保暖,防止局部受凉或受碰撞、挤压。康复期可自理日常生活,但不可劳累。

(4)护理人员每天勤巡视病室,给予患者生活上的照顾和帮助,尽可能满足其基本的生活需要,如协助饮水、进食及大小便等。

(5)对长期卧床者给予每天定时协助翻身叩背,按摩受压部位及关节,每周定期给予沐浴、洗头、剪指甲、更衣等,同时做好口腔及皮肤护理,保持患者的舒适。

(六)情志护理

(1)多与患者沟通,给予精神安慰,解除患者的紧张心理。

(2)消除患者心中的疑虑,取得患者的信任,使其以最佳的心理状态主动积极地配合治疗、护理和康复训练。

(七)临证(症)施护

(1)骨盆多处骨折并移位明显时,做牵引复位,按牵引护理常规进行。

(2)尿道不全撕裂损伤时,遵医嘱膀胱内留置尿管 2 周,注意防止尿管脱出。

(3)留置导尿管时保持引流管通畅及会阴部清洁,及时清理分泌物,以免逆行感染。

(4)仔细观察尿液形状、量及颜色,发现异常时及时报告医师。

(5)出现便秘,不宜行腹部按摩法。必要时可遵医嘱用缓泻剂。

(6)关节功能僵硬者可用熏洗法给熏洗患肢,以舒经活络。

(7)尿道损伤者,应留置尿管。

(八)健康指导

(1)每天进行功能锻炼,注意循序渐进,持之以恒。①不影响骨盆环完整的骨折:单纯一处骨折,无合并伤,又不需复位者,卧床休息,仰卧与侧卧交替(健侧在下)。早期在床上做上肢伸展运动、下肢肌肉收缩以及足踝活动。伤后 1 周后半卧位与坐位练习,并做腕关节、膝关节的伸屈运动。伤后 2～3 周,全身情况尚好,可下床站立并缓慢行走,逐渐加大活动量。伤后 3～4 周,不限制活动,练习正常行走及下蹲。②影响骨盆环完整的骨折:伤后无合并症者,卧硬板床休息,并进行上肢活动。伤后第2周开始半坐位,进行下肢肌肉收缩锻炼,如股四头肌收缩、踝关节背伸和跖屈、足趾伸屈等活动。伤后第3周在床上进行髋、膝关节的活动,先被动,后主动。伤后第6～8周(即骨折临床愈合),拆牵引固定,扶拐行走。伤后第12周逐渐锻炼,并弃拐负重步行。

(2)注意安全,学会自我保护,防止骨折伤口再损伤。

(3)合理膳食,加强营养。

(李海波)

第八节　小儿发育性髋脱位

小儿本素肾气未充,筋骨未坚。再加孕妇素体亏虚或过分劳累,小儿调养失宜,肝气不充,筋软松弛乏力,在外力的作用下,筋离其位,则难司其职,而骨节不稳,导致关节活动不利,进而发生脱位。

一、护理评估

(1)症状体征,家族史,生产史等。

(2)年龄、体重、一般健康状况和生活自理程度。

(3)身体状况、局部皮肤情况。

(4)心理-社会支持状况。

(5)X线、CT、MIR等检查结果。

二、辨证分型

(一)先天不足证(出生不足6个月患儿)

由于先天禀赋不足,或孕妇素体亏虚或调养不当致胎气受损,小儿出生后肾气未充,不能温煦、濡养筋骨关节,致小儿患肢无力,活动差,以屈曲为常,四肢软,神疲乏力,面色泛黄,毛发干枯,哭声低微无力,指纹色淡显于风关。

(二)筋脉失养证(6～18个月患儿)

由于先天禀赋不足,肾气不充,筋骨关节发育缓慢,患肢多屈曲,病程较长,筋离其位,筋脉失养。患儿神疲乏力,患处屈曲疼痛、跛行,舌质可淡或红,苔薄,指纹多色淡。

(三)筋骨挛缩证(18～24个月患儿)

患儿病程较长,筋离其位,筋脉挛缩,骨骼畸形。患肢常屈曲跛行,肢体短缩,下肢不等长,臀裂偏歪,舌质可暗或有瘀斑,指纹多色青紫,脉沉。

三、施护要点

(一)一般护理

1.出生不足6个月患儿护理

(1)病室温暖向阳,空气新鲜。

(2)合理喂养,提倡母乳喂养。

(3)4 个月后合理添加辅食。

(4)注意保暖。

(5)按时免疫接种。

(6)加强患儿支具处皮肤护理。

(7)注意足趾的血运及活动情况。

(8)患髋进行手法按摩,适当叩击大转子或下肢。

(9)日常护理:指导家长为婴儿沐浴,介绍正确的眼睛、口腔黏膜、鼻腔、外耳道、臀部和脐部的护理方法。

2.6~18 个月患儿的护理

(1)病室温暖向阳,空气新鲜。

(2)合理喂养,10~12 个月指导渐进断奶。

(3)注意保暖,防止意外。

(4)按时免疫接种。

(5)加强患儿石膏边缘处皮肤护理。

(6)注意石膏松紧度、有无压迫感。

(7)注意足趾的血运及活动情况。

(8)日常护理:指导家长为婴儿沐浴,介绍正确的眼睛、口腔黏膜、鼻腔、外耳道、臀部和脐部的护理方法。

3.18 个月至 2 岁患儿的护理

(1)病室温暖向阳,空气新鲜。

(2)合理喂养,食物应细软碎烂。

(3)预防疾病和意外,异物吸入、烫伤等。

(4)按时免疫接种。

(5)注意保暖,加强患儿石膏边缘处皮肤护理。

(6)注意石膏松紧度、有无压迫感。

(7)注意足趾的血运及活动情况。

(8)日常护理:指导家长为婴儿沐浴,介绍正确的眼睛、口腔黏膜、鼻腔、外耳道、臀部和脐部的护理方法。

(二)病情观察,做好记录

(1)监测生命体征变化给予多参数心电监护,持续低流量吸氧。

(2)去枕平卧 6 小时,头偏向一侧,全麻清醒后 4 小时可进食水。

(三)情志护理

(1)患儿对陌生环境、人员易产生恐惧感,多与患儿接触,消除其陌生、恐惧。

(2)多鼓励关心患儿,使其尽快适应术后石膏固定。

(四)临证(症)施护

(1)引流管护理:定时观察引流管情况,避免引流管阻塞脱落及折曲,保持引流管通畅,观测引流量及引流液的性状并详细记录。

(2)石膏固定护理:①观察石膏固定肢体血运及活动,如指端颜色发白或发紫,活动障碍,肿胀明显,应及时通知医师做相应处理。②观察骶尾部石膏松紧度,如明显受压,应及时修理,解除压迫。③观察腹部石膏松紧度,防急性胃扩张。

(3)观察术区敷料包扎固定情况,如渗出湿透敷料,应急时给予换药更换。

(4)功能锻炼:指导患儿家长给予患儿进行肌肉舒缩活动和未被固定的关节、肢体活动。

(五)健康指导

1.石膏护理

保持石膏干燥清洁,避免大小便污染;翻身或改变体位时要平托石膏,力量要轻柔均匀,避免折断变形。

2.饮食护理

鼓励患儿进食富含营养、易消化食物,鼓励多饮水和富含纤维素的蔬菜、水果,以利于大便通畅。

3.功能锻炼

指导患儿家长为患儿进行肌肉舒缩活动和未被固定的关节、肢体活动。

4.定期复查

固定期间定期到医院复查,发现异常及时就诊。

5.石膏拆除后护理

先用油脂涂抹石膏内皮肤。6~8小时后再用肥皂液清洗,每天按摩局部肌肉2~4次,并加强功能锻炼。

(李海波)

第九节　股骨粗隆间骨折

股骨粗隆间骨折是指股骨颈基底至小粗隆水平之间的骨折,多见于老年人,属于关节囊外骨折。病位在骨骼,涉及肾。

一、护理评估

(1)受伤史、暴力性质。

(2)其他脏器有无损伤。

(3)患肢疼痛的性质、程度、肿胀、瘀斑的范围。

(4)生活自理能力和社会-心理状况。

(5)X线及CT等检查结果。

二、辨证分型

患者多为高龄老人,平均年龄高于股骨颈骨折。外伤史常较轻微。临床上亦可发生于青壮年,但少见。伤后髋部疼痛、肿胀,严重者甚至出现髋外侧皮下瘀斑。患肢功能丧失,不能站立行走。查体时可见患肢有短缩、外旋畸形,大粗隆在 Nalaton 线上方;无移位骨折或嵌插骨折,则可无畸形。大粗隆间压痛、纵向叩击痛均为阳性。

临床上常分为瘀血内蓄证、瘀血凝滞证、寒湿凝滞证、气血两虚证和肝肾不足证。

三、施护要点

（一）一般护理

按骨伤科一般护理常规护理。

（二）病情观察，做好记录

(1)观察患者的生命体征，注意损伤局部出血情况，以防休克。

(2)严密观察患者骨折局部情况以及患肢足背静脉搏动、足趾活动、毛细血管反应、皮肤颜色、皮肤感觉等情况。如出现患肢远端足背动脉搏动减弱或消失、足趾皮温降低、颜色暗紫或苍白、毛细血管反应异常，或皮肤感觉异常等情况，警惕血管神经损伤。

(3)警惕脂肪栓塞：创伤后 1～3 天如发现患者体温突然升至 38 ℃以上，脉搏加快，有无其他感染迹象，或有烦躁不安、呼吸困难、神志障碍、皮下瘀血点、血压下降、进行性低氧血症等，均提示脂肪栓塞的可能，应立即报告医师。

（三）给药护理

(1)中药温服，用药期间忌生冷及寒凉食物，同时外避风寒，以免加重病情。

(2)疼痛时遵医嘱使用止疼剂或针刺止痛。

（四）饮食护理

(1)骨折早期饮食宜清淡、富含营养、易消化，忌食肥甘、煎炸之品。

(2)骨折中后期宜选择补益气血之品。

(3)长期卧床患者，应鼓励多饮水和富含纤维素的蔬菜、水果，以利于大便通畅。

（五）生活护理

(1)骨折或术后 1 周内宜取平卧位，卧硬板床，可根据患者需要取半坐卧位。

(2)病室的陈设要力求简单，地面不宜有水迹，以免患者术后恢复期下床锻炼时滑倒。设法给患者创造一个舒适、安静的治疗环境。

(3)术前可根据患者疼痛情况处于舒适体位，术后患肢为外展中立位，不盘腿、不侧卧，仰卧时在两大腿之间置软枕或三角形厚垫。

(4)侧卧时侧向健侧，并在两腿之间置三角形厚垫或大枕头。

(5)坐姿：双下肢不交叉坐凳时让患肢自然下垂，不坐低椅。嘱患者不屈身向前及向前提起物件。

（六）情志护理

生活上给予关心和照顾，使之安心养病。

（七）临证(症)施护

(1)瘀血内蓄者，急性期应绝对卧床，痛剧者可服用止痛片。

(2)瘀血凝滞者，宜和营止痛，中药要温热后服用，剧痛者可服用止痛片。

(3)寒湿凝滞者，室温宜偏暖，可利用艾灸或中药熏蒸等方法温通经络，注意保暖，避免寒凉刺激。

(4)气血两虚者，应尽量减少活动，卧床静养，可利用气垫床、家属勤按摩等方法预防压疮发生。保证患者睡眠质量，同时进补红枣、木耳等补血食物。

(5)肝肾不足者，饮食宜多食动物肝、肾及核桃、枸杞子等食物。

(6)牵引患者，适当抬高伤肢，以促进血液回流，减轻肿胀。牵引过程中，注意防止髋关节内收或足旋转。经常做 X 线透视,了解对位情况,防止牵引重量不足,或过度牵引。在牵引期间,注意观察患者有无足下垂情况,并注意膝关节外侧有无受压。预防肺炎、压疮、泌尿系统感染等并发症。

(7)手术内固定股骨粗隆间骨折患者。平卧时,在两大腿之间夹一个枕头,以控制患肢内收。术后经医师同意可下床活动者可扶拐行走,患足不论有无负重,均应全脚掌着地,顺序是足跟→趾外侧→第一趾骨头,不宜足尖着地,预防骨折成角畸形。

(八)健康指导

(1)注意安全,防止发生意外骨折。

(2)加强体育锻炼,增强体能和身体的协调性,防止骨质疏松,减少骨折发生。

(3)指导患者根据骨折时期进行合理有效的、循序渐进的功能锻炼。

(4)指导患者定时更换体位,定时排便,预防便秘。

(5)去除牵引和外固定后,鼓励患者尽量使用拐杖,防止负重再跌扑;下床活动时始终应注意保持患肢的外展中立位,以免因负重和内收肌的作用而发生髋内翻畸形。

(6)定期按医师交代时间复查。若骨折已骨性愈合,可在医师指导下酌情使用双拐而后单拐、弃拐行走。

(李海波)

第十节　股骨头坏死

股骨头坏死是一种常见骨关节病,又称股骨头缺血性坏死,大多因风湿病、血液病、潜水病、烧伤等疾患引起,先破坏邻近关节面组织的血液供应,进而造成坏死。其主要症状,从间断性疼痛逐渐发展到持续性疼痛,再由疼痛引发肌肉痉挛、关节活动受到限制,最后造成严重致残面跛行。激素药亦导致本病的发生。中医认为疾病发生原因为内、外因,且内、因相互作用,使人体阴阳失去平衡,气血的失衡而生疾,亦称"髀枢痹""骨痹""骨萎"。

一、护理评估

(1)发病史、诱因。

(2)疼痛发作的时间、程度、性质等状况。

(3)病程长短,对疾病的认知程度及生活自理能力。

(4)心理-社会状况。

(5)X 线、CT 等检查结果。

二、辨证分型

(一)早期,气滞血瘀证

髋关节痛,以腹股沟和臀部、大腿为主,膝内侧疼痛,舌紫暗有瘀点,脉弦涩。

(二)中期,肾虚血瘀证

髋、膝关节痛,髋关节僵硬与活动受限,跛行,腰背酸痛,舌淡苔白,脉细弱。

（三）晚期，肝肾亏虚证

髋关节疼痛加剧、功能进一步受限，筋脉挛缩，屈伸不利，舌淡苔薄白，脉细滑。

三、施护要点

（一）一般护理

（1）按骨伤科一般护理常规护理。

（2）需手术治疗者，按骨伤科手术护理常规护理。

（二）病情观察，做好记录

（1）观察生命体征及患肢髋关节疼痛的情况，观察有无膝关节及大腿内侧及臀部放射痛。

（2）观察患肢末梢血运，皮肤感觉及运动情况。

（3）注意患者有无二便功能障碍，做好皮肤护理，防止湿疹、压疮的发生。

（三）给药护理

（1）中药温服，或遵医嘱用药酒服下。用药期间忌生冷及寒凉食物，同时外避风寒，以免加重病情。

（2）热痹者中药熏洗时药液宜偏凉，局部禁用温热疗法；风寒湿痹者中药汤剂宜热服，用药酒治疗时注意有无乙醇变态反应，热痹者汤剂偏凉服。

（3）注意服药后的效果及反应，如出现唇、舌、手足发麻及恶心、心慌等症，应及时报告医师。

（四）饮食护理

（1）饮食宜高营养、高维生素、清淡可口、易于消化。忌食生冷、辛辣、滋腻之品。

（2）风、寒、湿痹应进温热性食物。湿热痹证、热毒痹证的发作期饮食宜素半流质，忌肥甘、油腻、辛辣。肝肾不足证可予猪或牛羊脊髓或筋类食物以强筋壮骨。

（3）长期卧床者，应鼓励多饮水和富含纤维素的蔬菜、水果，以利于大便通畅。

（五）生活护理

（1）卧床与休息，早期患者出现患髋滑膜刺激症状，疼痛、肌肉痉挛时，卧床用皮肤牵引，不能低于 2 周，直到刺激症状消失，就能去除牵引；或采用患髋外展、内旋位石膏固定，平均治疗为19 个月。

（2）多晒太阳，避免潮湿，注意保暖，潮湿因素可造成臀部、腿部等处的皮肤代谢功能失调（特别是排汗功能），以致局部组织血液缓慢而引起血管充血、瘀血、渗出增加，亦可使患者的症状加重，股骨头坏死的护理在潮湿条件下，患者除适当活动外，要勤晾被褥，保持工作和生活环境的干燥，以免症状加重。

（3）不要长时间处于一种姿势，经常变换体位，患肢保持外展中立位，尽量避免患肢内收及外旋等动作，勿长期压迫患肢。

（4）适合于中老年人的具体锻炼方法是：嘱患者进行股四头肌等长收缩及足趾的活动，每次15 分钟，2 次/天，并协助膝关节按摩，促进血液循环，防止肌肉萎缩、关节粘连。

（六）情志护理

人的精神活动与健康有密切的关系，该病多发于中老年人，病程较长，缠绵难愈，预后差，行动不便，患者对该病感到恐惧、悲观，担心致残影响今后的生活，害怕拖累家人，生活质量下降，患者心情忧郁。因此，要做好精神护理，一方面要使之树立战胜疾病的信心，解除顾虑；另一方面要热情帮助劝导，告诉患者放松心情，调节情志，消除紧张不良情绪，使患者保持乐观情绪,配合治疗。

(七)临证(症)施护

(1)气滞血瘀证,疼痛较甚时,指导患者进行不负重股四头肌功能锻炼,逐渐进行股四头肌强化训练。

(2)肝肾亏虚证,注意休息,劳逸结合,疼痛较甚者,应卧床休息。

(3)气血两虚证、肾阳虚证,避免患肢剧烈活动,活动应轻柔,循序渐进,活动量要适度。

(4)疼痛剧烈者,遵医嘱给予针刺或药物止痛。

(5)气滞血瘀者,可遵医嘱用中药外敷或熏洗。

(6)肾虚血瘀、肝肾亏虚者,应卧床休息,勤翻身按摩,防止压疮发生,注意保暖。

(八)健康指导

(1)注意天气变化,避免潮湿受冷,加强髋部自我保护意识。

(2)需继续服药者,应告知其特殊药物的煎煮法,并注意药后反应,如有不适,及时诊治。

(3)均衡饮食,低脂、低胆固醇饮食,肥胖者需指导患者减轻体重,以减轻关节负荷。

(4)根据病情和体质,适当活动。

(5)不管患什么病,要尽量避免或少用或不用激素类药物。

(6)生活中避免酗酒,尽量做到少饮或不饮。

(李海波)

第十一节　跟骨骨折

跟骨是最粗大的一块跗骨,呈不规则长方形,前窄后宽,并向后下移行为结节部。跟骨骨折一般有明确的外伤史,临床表现为足跟部疼痛、肿胀、皮下瘀血、足跟增宽、足弓塌陷以及足内翻活动受限。

一、护理评估

(1)疼痛的时间、性质、关节形态。

(2)患者对疾病的认知程度及生活自理能力。

(3)心理-社会状况。

(4)X线、CT等检查结果。

二、辨证分型

(一)气滞血瘀证

足跟疼痛难忍,足跟部及足底可出现肿胀及瘀斑,足跟部畸形,或者触及骨擦感(音),可伴有舌红、苔黄、脉弦紧。

(二)肝肾不足证

足跟疼痛难忍,足跟部及足底可出现肿胀及瘀斑,足跟部畸形,或者触及骨擦感(音),可伴有舌红少苔,脉细弱。

三、施护要点

(一)一般护理

按骨伤科一般护理常规护理。

(二)病情观察,做好记录

严密观察患者骨折局部情况以及患肢足背静脉搏动、足趾活动、毛细血管反应、皮肤颜色、皮肤感觉等情况。

(三)给药护理

(1)瘀血肿胀明显者,可用骨伤科红药涂抹或中药外敷,如局部发痒出现皮瘀时停用,同时可口服红元及马骨续筋胶囊。

(2)疼痛时遵医嘱使用止疼剂或针刺止痛。

(四)饮食护理

(1)患者宜食高热量、高蛋白质、高纤维素及富含钙质的食物,如鸡蛋、牛奶、瘦肉、鱼等,以促进骨折愈合和组织修复。多饮水,多食新鲜蔬菜、水果等,保持大便通畅。

(2)气滞血瘀者给予理气通络、活血化瘀之品代茶饮,如佛手、柠檬片。

(五)生活护理

(1)病室应保持安静、整洁、空气流通、阳光充足、温度与相对湿度适宜、定时开门窗通风,但避免受凉。

(2)不要长时间处于一种姿势,鼓励患者早期循序渐进地进行功能锻炼。

(六)情志护理

做好精神护理,一方面使之树立战胜疾病的信心,解除顾虑;另一方面热情帮助劝导,告诉患者放松心情,调节情志,消除紧张不良情绪,在患处肿胀疼痛时,可教授患者采用听音乐、看书、交谈等转移注意力的方式缓解疼痛。

(七)临证(症)施护

(1)手术患者,按骨伤科手术护理常规护理。

(2)保持踝背伸 90°,关节处于功能位。

(3)瘀血内蓄者,急性期应绝对卧床,剧痛者可服用止痛片。

(4)瘀血凝滞者,宜和营止痛,中药要温热后服用,剧痛者可服用止痛片。

(5)寒湿凝滞者,室温宜偏暖,可利用艾灸或中药熏蒸等方法温通经络,注意保暖,避免寒凉刺激。

(6)气血两虚者,应尽量少活动,卧床静养,可利用气垫床、家属勤按摩等方法预防压疮发生。保证患者睡眠质量,同时进补红枣、木耳等补血食物。

(7)肝肾不足者,饮食宜多食动物肝、肾及核桃、枸杞子等食物。

(8)术后抬高伤肢,以促进血液回流,减轻肿胀,48 小时之内采用冰敷,减轻局部水肿。

(八)健康指导

(1)注意安全,防止发生意外骨折。

(2)指导患者进行合理有效、循序渐进的功能锻炼。

(3)患处肿胀者,患肢垫高,高于心脏水平,以利于消肿;如出现伤口红、肿、热、痛,伤口有渗出液时,及时就医。

（4）如有石膏固定,保持石膏干燥、清洁,避免接触水分,以防石膏软化、变形、折断。

（5）术后抬高患肢,48 小时之内采用冰敷,减轻局部水肿。

（6）患者宜食高热量、高蛋白质、高纤维素及富含钙质的食物,多饮水,多食新鲜蔬菜、水果等。

（7）定期复查。

（李海波）

第十二节　周围神经损伤

由于外伤造成肢体麻木、筋脉弛缓、软弱无力、活动不利,甚则肌肉萎缩,可伴有肢体肿胀、疼痛。病位在肝、脾、肾。

一、护理评估

（1）肌肉萎缩的程度,皮肤的感觉,肢体活动。

（2）受伤史、暴力性质。

（3）对疾病的认知程度及生活自理能力。

（4）心理-社会状况。

二、辨证分型

（一）痹证

实证,因创伤使神经收到牵拉、挤压或血肿压迫而致损伤,证见急性起病,伤处红肿,疼痛剧烈,患肢痿软无力、麻木不仁。

（二）痿蹙证

虚证,因损伤日久,经脉痹阻不通,筋脉肌肉失养,肢体痿软无力,渐而伤及脾胃,气血日衰,故又将其分为气血两虚证和脾肾两虚证。

1.气血两虚证

损伤日久,痹阻不通,筋脉肌肉失养,肢体痿软无力,渐而伤及脾胃,气血日衰,证见气虚乏力,面色无华,少气懒言,舌质淡或有瘀斑。

2.脾肾两虚证

因创伤及瘀血内停,久而致脾阳不振,累及于肾,脾肾两虚,证见腹胀、便溏、腰膝酸软、患肢痿软无力、麻木不仁。

三、施护要点

（一）一般护理

（1）按骨伤科一般护理常规护理。

（2）遵医嘱完善术前各项检查、化验。

（3）针对患者存在的心理问题做好情志护理。

(4)进行手术适应性训练。

(5)术前为患者手术区备皮,清洁皮肤。

(6)嘱患者术前禁食禁水,遵医嘱给予药敏试验,准备术前抗生素。

(7)根据手术麻醉方式予患者相应的麻醉术后护理。

(8)病室环境清洁、舒适、安静,保持空气新鲜,温度、相对湿度适宜。

(二)病情观察,做好记录

(1)密切观察病情变化,如神志、生命体征、尿量、伤口、引流等情况。

(2)抬高患肢,以利于静脉回流,减轻和预防肿胀。

(3)观察末梢血运、感觉、运动情况,发现情况及时处理。

(三)给药护理

(1)中药汤剂宜温服,或遵医嘱服用;患者使用抗生素前询问药物过敏史,并做药敏试验。

(2)加强体温动态监测,必要时给予退热。

(3)疼痛剧烈者,遵医嘱给予止痛药物。

(四)饮食护理

饮食宜清淡、易消化、富含营养。痿蹙证者予补气血、健脾胃之饮食。

(五)生活护理

(1)按时巡视病室,保持室内整洁、安静,床单位清洁、舒适。

(2)协助做好生活护理,加强晨晚间护理,保证患者清洁卫生。

(3)鼓励患者多饮水,定时按摩腹部,保持二便通畅。

(4)病室空气新鲜,光线充足。

(5)患者注意保暖,防止受凉。

(6)适当活动,避免劳累。

(六)情志护理

关心患者使其树立战胜疾病的信心,并鼓励家属探视使患者感受到家庭的温暖,保持心情愉悦,配合治疗与护理。

(七)临证(症)施护

(1)痹证者,行气活血、通络止痛,局部予三黄汤湿敷。

(2)痿蹙证之气血两虚证者,补益气血、健脾通络。予以足三里为代表的足阳明胃经相关腧穴进行穴位按摩。

(3)痿蹙证之脾肾两虚证者,温补脾肾、通经活络,予以脾肾两腧为代表的足太阳膀胱经及任、督二脉相关穴位进行穴位按摩并可灸关元、气海。

(4)局部肿胀予患肢抬高,以利于静脉回流减轻水肿。

(5)肢体无力、活动障碍,置患肢功能位并予被动活动以防肌肉萎缩。

(八)健康指导

(1)饮食有节,调养脾胃,起居有常,不妄劳作。

(2)舒畅情志,保持乐观情绪。

(3)有外固定者注意观察肢体血运。

(4)加强肢体主动和被动的功能锻炼。

(5)遵医嘱定时复查。

(李海波)

第十三节 骨性关节炎

骨性关节炎(骨痹)是一种以关节软骨的变性、破坏及骨质增生为特征的慢性关节病。骨性关节炎属中医学的"骨痹""膝痹"范畴。本病的发生率随年龄的增高而增多,是常见的老年人关节病。

一、护理评估

(1)疼痛发作的时间、性质、关节形态。

(2)病程长短,对疾病的认知程度及生活自理能力。

(3)心理-社会状况。

(4)X线、CT等检查结果。

二、辨证分型

(一)瘀血阻络证

关节疼痛,胫软膝酸,活动不利,运动牵强,舌质偏红或紫暗,苔薄或薄白,脉滑或弦。

(二)肝肾亏虚证

形体消瘦,头昏耳鸣,腰酸背痛。腿足无力,屈伸不利,关节疼痛,肿胀积液。活动受限,舌质偏红,或舌胖质淡,苔薄或薄腻,脉滑或弦细。

(三)风寒湿痹阻证

行痹,肢体关节走窜疼痛,痛无定处,有时兼有寒热,舌苔黄腻、脉浮。痛痹,遍身或局部关节疼痛,痛有定处,得热稍缓,遇冷则剧,苔白脉弦紧。着痹,关节酸痛、肌肤麻木、痛有定处,阴雨风冷每可使其发作,苔白腻,脉濡缓。

三、施护要点

(一)一般护理

(1)按骨伤科一般护理常规护理。

(2)疼痛剧烈者,可用疗效显著的贴剂镇痛治疗。

(3)休息制动。

(二)病情观察,做好记录

(1)观察疼痛的部位、性质、时间及与气候变化的关系。

(2)膝关节手术治疗后注意观察,引流管内引流液的颜色、性质、量等。

(3)观察术后患者一般情况,患肢远端血运及踝关节活动情况。

(三)给药护理

(1)寒湿痹阻者,中药汤剂宜热服。

(2)热痹者,汤剂宜偏凉服。

(3)用药酒治疗时注意有无乙醇变态反应。

(四)饮食护理

(1)多食含硫的食物,如芦笋、鸡蛋、大蒜、洋葱。因为骨骼、软骨和结缔组织的修补与重建都要以硫为原料,同时硫也有助于钙的吸收。

(2)多食含组氨酸的食物,如稻米、小麦和黑麦。组氨酸有利于清除机体过剩的金属。多食用富含胡萝卜素、黄酮类、维生素 C、维生素 E 以及含硫化合物的食物。

(3)保证每天都吃一些富含维生素的食物,如亚麻子、稻米麸、燕麦麸等。

(五)生活护理

(1)病室适宜干燥,阳光充足,不宜在寒冷季节或阴雨潮湿天气外出活动。

(2)注意体温、关节、汗出等情况变化,汗出多时应避风,勤换内衣。

(3)注意防风寒、防潮湿,出汗时切忌当风,被褥常洗常晒,保持干燥清洁。

(4)多晒太阳,注意防寒湿,保暖,使膝关节得到很好的休息。

(5)不要长时间处于一种姿势,更不要盲目地做反复屈伸膝关节、揉按髌骨、抖晃膝关节等运动。

(6)适合于中老年人的具体锻炼方法是坐位或仰卧位。将膝关节伸直,绷紧大腿肌肉,足向头部背屈,同时绷紧小腿肌肉,每次坚持 3～4 秒,10 次/分,连续做 3～4 分钟,每天可做 3～4 遍。

(六)情志护理

(1)该病多发于老年人且病程较长、缠绵难愈,患者易情绪低沉,忧思抑郁,因此要做好心理护理,要使之树立战胜疾病的信心,解除顾虑。

(2)要热情帮助劝导,告诉患者放松心情,调节情志,消除紧张不良情绪。

(3)在关节肿胀、疼痛时,可教授患者采用听音乐、看书、交谈等转移注意力的方式来缓解疼痛。平时注意避免不良刺激,病情可长期稳定在缓解期。

(七)临证(症)施护

(1)寒湿痹阻者,肢体关节疼痛或沉重,遇寒痛增,得热痛减,关节屈伸不利,局部皮色不红,触之不热。注意防寒、保暖,减少关节活动,可用护膝关节。

(2)气滞血瘀者,疼痛时轻时重,关节肿大日久,甚至强直畸形,屈伸不利。疼痛较甚时,指导患者进行不负重股四头肌功能锻炼,逐渐进行股四头肌强化训练。

(3)肝肾亏虚者,关节疼痛日久,关节肿大,肢体消瘦,腰膝酸软,精神疲惫,遇劳加重,卧则减轻。注意休息,劳逸结合,疼痛较甚者,应卧床休息。

(4)寒湿痹阻者,室内宜温暖向阳,干燥防潮。热痹者病室宜清爽、通风。

(5)恶寒发热、关节红肿疼痛、屈伸不利者,宜卧床休息,病情稳定后可适当下床活动。

(6)生活不能自理的卧床患者,要经常帮助其活动肢体,适时更换卧位,受压部位用软垫保护,防止发生压疮。

(7)保持关节功能位,防止关节变形,失去正常功能。

(八)健康指导

(1)注意天气变化,避免潮湿受冷。

(2)需继续服药者,应告知其特殊药物的煎煮法,并注意药后反应,如有不适,及时诊治。

(3)均衡饮食,若是肥胖者需指导其减轻体重,以减轻关节负荷。

(4)痛风性关节炎患者应减少嘌呤类(海鲜、啤酒)的食物。

(5)根据病情和体质,适当活动。

(李海波)

第十四节　类风湿关节炎

类风湿关节炎(rheumatoid arthritis,RA)是一种以对称性、慢性、进行性多关节炎为主要表现的自身免疫性疾病。其侵犯的靶器官主要是关节滑膜,滑膜炎可反复发作,而致关节软骨及骨质破坏,最终导致关节畸形及功能障碍。本病可累及多器官、多系统,引起系统性病变,常见有心包炎、心肌炎、胸膜炎、间质性肺炎、肾淀粉样变以及眼部疾病等。RA多发于40~50岁的中年女性,男女发病率之比为1∶3左右。

根据类风湿关节炎的临床表现当属于中医学痹病的范畴,与"历节""顽痹""尪痹"等相似。对于本病,后世医家逐渐完善其理法方药,如宋代《太平圣惠方》《圣济总录》记载大量治疗本病的方药。明代李梴《医学入门》说:"顽痹,风寒湿三邪交侵……初入皮肤血脉,邪轻易治;留连筋骨,久而不痛不仁者难治,久久不愈。"强调本病的顽固性。万全《保命歌括》言:"须制对症药,日夜饮之,虽留连不愈,能守病禁",是说本病只要坚持对症用药,即使不能治愈,也能控制病情进展,强调本病治疗的长期性。

近年来,随着中医、中西医结合研究的不断深入,本病无论在基础理论研究,还是临床经验的积累方面,均取得了可喜的成果。中医药治疗本病具有自身优势和特点。

一、病因病机

一般将类风湿关节炎的病因病机概括归纳为正气亏虚、邪气侵袭、痰浊瘀血三个方面,简称为"虚、邪、瘀"。

(一)正气虚弱

即人体精气血津液等物质不足及脏腑经络组织功能失调。正气亏虚,外邪易侵。《黄帝内经》特意强调了"邪之所凑,其气必虚",在《素问·评热病论》中曰:"风雨寒热,不得虚,邪不能独伤人。"故正气不足,诸虚内存,是本病发生的重要内部原因。正虚主要与以下因素有关:①禀赋不足,《灵枢·五变》曰:"粗理而肉不坚者,善病痹",即是说先天腠理不密,肌肉疏松者,邪气易侵,而易致痹病;②劳逸失度,《素问·宣明五气》曰:"久立伤骨,久行伤筋",指出了劳累过度,耗伤正气,气血不足,而伤筋骨致痹;③病后产后,气血大亏,内失荣养,外邪易侵,而致本病。唐代昝殷《经效产宝》曰:"产后伤虚,腰间疼痛,四肢少力,不思饮食。"

(二)邪气侵袭

邪气侵袭指六淫之邪侵袭人体。《黄帝内经》中多次强调了外邪的致病作用,《素问·痹论》曰"所谓痹者,各以其时重感于风寒湿之气"。《素问·评热病论》则有"不与风寒湿气合,故不为痹"。《灵枢·刺节真邪》也有"邪气者……其中人也深,不能自去"。汉·华佗《中藏经》继承并发展了这一观点,增加了"暑邪"致痹,并首次明确了风寒暑湿为痹病的病因,提出"痹者,风寒暑湿之气中于人,则使之然也","痹者闭也,五脏六腑感于邪气……故曰痹"。概括的说明风、寒、湿、热邪是痹病发生发展的外部条件。邪气侵袭主要与以下因素有关:①季节气候异常;②居处环境欠佳;③起居调摄不慎。

(三)痰瘀气滞

瘀血痰浊气滞是痹病的一个重要病理变化,故《素问·痹论》说"痹在于脉则血凝而不流",《素问·调经论》则说"血气不和,百病乃变化而生"。《素问·调经论》中曰:"血气与邪并客于分腠之间,其脉坚大。"《素问·五藏生成》说:"卧出而风吹之,血凝于肤者为痹。"《灵枢·阴阳二十五人》曰:"切循其经络之凝涩,结而不通者,此于身皆为痛痹,甚则不行,故凝涩。"《素问·平人气象论》说:"脉涩曰痹。"以上这些是说患痹之人必有"瘀血"存在,而导致气血壅滞,痹阻经脉。《中藏经》曰:"气痹者,愁忧喜怒过多……",强调情志郁滞而致痹。宋·陈言《三因极一病证方论》谓:"支饮作痹。"明·方贤《奇效良方》则进一步说:"支饮为病,饮之为痰故也。"清·董西园提出的"痹非三气,患在痰瘀"是对此病因的最佳概括。痰瘀气滞主要与以下因素有关:①七情郁滞;②跌仆外伤;③饮食所伤。

正气亏虚、邪气侵袭、痰瘀气滞三者关系密切。正虚是 RA 发病的内在因素,起决定性作用;邪侵是发病的重要条件,在强调正虚的同时,也不能否认在一定条件下,邪气致病的重要性,有时甚至起主导作用;不通(痰瘀)是发病的病理关键。在本病发展变化过程中,病理机制甚为复杂。一般可以出现以下四种情况:①邪随虚转,证分寒热;②邪瘀搏击,相互为患,"不通"尤甚;③邪正交争,虚因邪生,"不通""不荣"并见;④正虚痰瘀,相互为患,交结难解。痹必有虚、痹必有邪、痹必有瘀,凡 RA 患者体内虚邪瘀三者共存,缺一不可。但不同的患者,虚、邪、瘀三者的具体内容不同、程度不同。虚邪瘀三者紧密联系,相互影响,相互为患,互为因果,形成双向恶性循环,即正虚易感邪,邪不祛则正不安;正虚则鼓动气血无力易致瘀,瘀血不祛新血不生则虚更甚;瘀血阻滞则易留邪,邪滞经脉则瘀血难祛。使 RA 的临床表现错综复杂,变证丛生。

本病的病性是本虚标实,正虚(肝肾脾虚)为本,邪实、痰瘀为标。基本病机是素体本虚,气血不足,肝肾亏损,风寒湿邪痹阻脉络,流注关节,痰瘀痹阻。本病初起,外邪侵袭,多以邪实为主。病久邪留伤正,可出现气血不足、肝肾亏虚之候,并可因之造成气血津液运行无力,而风寒湿等邪气侵袭,又可直接影响气血津液运行,如此恶性循环,导致痰瘀形成。痰瘀互结终使关节肿大、强直、畸形而致残,不通不荣并现。病位在肢体、关节、筋骨、脉、肌肉,与肝、脾(胃)、肾等脏腑关系密切。病变后期多累及脏腑,可发展成脏腑痹。

二、临床表现

(一)关节表现

RA 常表现为对称性多关节炎、持续性梭形肿胀和压痛,常伴有晨僵。受累关节以近端指间关节、掌指关节、腕、肘、肩、膝和足趾关节最为多见,伴活动受限。最为常见的关节畸形是腕和肘关节强直、掌指关节的半脱位、手指向尺侧偏斜和呈"天鹅颈"样及"纽扣花"样等表现。需细致检查的具体关节包括双手近端指间、掌指关节,双侧腕关节、肘关节、肩关节及膝关节等 28 个关节,检查内容应包括关节肿胀、触痛、压痛、积液和破坏 5 个方面。

(二)关节外表现

大约有 40% 的 RA 患者有关节外表现。关节外表现的出现,常提示患者预后不佳,其致死率较无关节外表现者高,尤其合并有血管炎、胸膜炎、淀粉样变性和 Felty 综合征患者。RA 的关节外表现男女发病相当,可见于各年龄段。

1.类风湿结节

多见于类风湿因子(RF)阳性的患者,其发生率为 20%~25%,类风湿结节的出现多反映病情活动及关节炎较重。其表现为位于皮下的软性无定形可活动或固定于骨膜的橡皮样小块物，大小不等，直径数毫米至数厘米，一般数个，无自觉症状，多见于关节隆突部及关节伸面经常受压部位，如肘关节的鹰嘴突、坐骨和骶骨的突出部位、头枕部及手足伸肌腱、屈肌腱及跟腱上。经过积极治疗可短期内消失。

2.血液系统异常

RA 患者可出现正细胞正色素性贫血，在患者的炎症控制后，贫血也可以改善。在病情活动的 RA 患者常可见血小板增多。当 RA 患者合并脾大以及白细胞减少时需考虑 Felty 综合征，Felty 患者也可出现血小板减少。

3.肺部病变

RA 患者肺部受累很常见，其中男性多于女性。可出现弥漫性肺间质纤维化、肺实质疾病及胸膜炎。肺间质病变是影响患者预后的重要因素，弥漫性肺间质纤维化多发生在晚期患者，出现咳嗽，呼吸困难、气促及右心衰竭表现；X 线片可见肺部弥漫性蜂窝状阴影，预后不良。肺实质结节通常无临床症状，多见于 RF 阳性、滑膜炎较为广泛的 RA 患者；X 线片上可见肺部小结节，可单发或多发。胸膜炎大多临床上没有症状；有症状者可出现胸痛、胸膜摩擦音，可以发生中至大量胸腔积液，胸膜活检可见类风湿结节。

4.心脏病变

可表现为心包炎、心肌炎、心瓣膜病变等。其中心包炎最常见，常随原发病的缓解而好转。同时 RA 本身也是发生心血管病变的独立危险因素。

5.眼部病变

常见巩膜或角膜的周围深层血管充血，视物模糊，如干燥性角结膜炎和巩膜外层炎、慢性结膜炎；其他少见的有葡萄膜炎、表层巩膜结节病变和角膜溃疡。

6.神经系统病变

神经受压是本病患者出现神经系统病变的常见原因。最常见的受累神经有正中神经、尺神经和桡神经。末梢神经损害，指、趾的远端较重，常呈手套、袜套样分布，麻木感，感觉减退，振动感丧失。

7.其他

部分患者常伴有乏力、低热、食欲减退等症状。RA 可引起肾脏损害，为并发淀粉样病变。但近来认为，既然 RA 是结缔组织病，其本身引起肾小球肾炎也是可能的。

三、辅助检查

（一）实验室检查

1.血常规检查

RA 患者的贫血一般是正细胞正色素性贫血，其程度和 RA 的病情活动度相关；血小板数增多；白细胞数大多正常，或部分升高。

2.炎性标志物

RA 患者的红细胞沉降率（ESR）和 C 反应蛋白（CRP）常升高，并且和疾病的活动度相关，其中 CRP 的升高和骨破坏有一定的相关性。

3.滑囊液检查

滑液中白细胞 5 000～50 000/mm³，以中性粒细胞为主，占 60%～80%。葡萄糖浓度较血清减低;黏蛋白凝固试验差,补体水平多降低,类风湿因子多阳性。

4.自身抗体

目前国内检测的类风湿因子(RF)主要为 IgM 型。RF 阳性占 70%～80%。RF 并非 RA 的特异抗体,可见于多种疾病中。有些抗体诊断的特异性较 RF 明显提高,并可在疾病早期出现,如抗核周因子抗体(APF)、抗角蛋白抗体(AKA)、抗 RA33 抗体、抗聚角蛋白微丝抗体(AFA)、抗环瓜氨酸多肽抗体(CCP)、抗 Sa 抗体以及抗突变型瓜氨酸波形蛋白抗体(MCV)等。近来发现抗类风湿关节炎协同核抗原抗体(RANA)阳性,是诊断 RA 的一项有力证据,阳性率 15%左右。

5.其他免疫学检查

在急性活动期,常可见体液免疫亢进,血清免疫球蛋白 IgG、IgM 及 IgA 大多增高,尤其以 IgG 增高为最明显,IgM、IgA 变化较轻微,补体水平多正常或轻度升高。

(二)影像学检查

1.X 线

早期关节周围软组织肿胀,骨质疏松,继之出现关节间隙狭窄,关节边缘骨质破坏囊状透亮区;后期关节软骨破坏、侵蚀、关节间隙狭窄、强直和畸形。一般多查手足关节。美国风湿病学会的 X 线分期标准如下。Ⅰ期:关节或关节面骨质疏松;Ⅱ期:关节面下骨质疏松,偶见关节面囊性破坏或骨质侵蚀破坏;Ⅲ期:明显关节面破坏或骨侵蚀破坏,关节间隙狭窄,关节半脱位等改变;Ⅳ期:除Ⅱ、Ⅲ期病变外,并有纤维性或骨性强直。

2.CT、磁共振成像(MRI)

可发现早期 RA 滑膜炎及骨质破坏,对本病的早期诊断有重要价值。

四、诊断与鉴别诊断

(一)诊断标准

类风湿关节炎的诊断主要依靠临床表现,自身抗体及影像学改变。常用诊断标准为美国风湿病学会(ACR)分类标准,但该诊断标准对于早期 RA 的敏感性较差。为了提高 RA 早期诊断率,现多采用 ACR 和欧洲风湿病防治联合会(EULAR)联合制定的 ACR/EULAR 类风湿关节炎分类标准。

缓解标准:①晨僵时间不超过 15 分钟;②无疲乏感;③无关节压痛;④无关节痛,关节活动时无痛;⑤关节或腱鞘无软组织肿胀;⑥红细胞沉降率(魏氏法)低于 30 mm/h(女性)或 20 mm/h(男性)。符合 5 条或 5 条以上并至少连续 2 个月者考虑为临床缓解;有活动性血管炎表现、心包炎、胸膜炎、心肌炎和/或近期无原因的体重下降或发热者,不能认为缓解。

(二)类风湿关节炎的分期

1.活动期

多出现在 RA 早中期,以实证为主。多表现为关节肿胀、疼痛明显,甚者可伴高热、红斑等,各项炎性指标较高。

2.缓解期

缓解期多出现在 RA 的中晚期,以虚证或虚实夹杂为主。关节症状多缓解,但晚期患者可伴关节畸形。

(三)鉴别诊断

本病应与骨痹、肾痹等相鉴别。

1.骨痹

两者均可见骨节变形之状。骨痹是以四肢关节沉重、疼痛,甚则强直畸形,屈伸或转动不利为特点,病变部位在骨,涉及脏腑主要在肾。而本病则以关节肿大、变形、僵硬,不能屈伸,筋缩肉卷,身体尪羸,骨质受损为特点,病变部位涉及全身肌肉筋骨关节,主要累及脏腑在肝肾,两者不难鉴别。

2.肾痹

两者都可见肾虚,病甚可见骨关节肿大僵硬或畸形等。肾痹为骨痹不已,加之肾虚,复感外邪,内舍于肾;或虽无肾虚,但邪舍于肾经及肾之外府,表现以"尻以代踵,脊以代头"之状。而本病是以正气亏虚,外邪侵入肾累及肝为主要特点,表现为关节疼痛,甚则关节肿大变形,蜷曲不伸,步履艰难,两者不难鉴别。

五、治疗

RA目前尚无特效疗法,治疗的目的是保持关节活动和协调功能,在不同的病期采用不同的疗法,并充分个体化。治疗原则是:①抗炎止痛,减轻症状;②控制和减轻病情活动,防止或减少骨关节破坏;③最大限度保持关节功能;④尽量维持患者正常生活和劳动能力。

(一)一般措施

(1)RA急性期由于关节明显肿痛,必须卧床休息,症状基本控制后才能逐渐适度活动。

(2)由于本病病程长,容易反复发作,故在调养中要十分注意生活起居。

(3)急性期过后,应逐渐增加活动锻炼,包括主动和被动活动,并与理疗相结合。

(4)在整个病程中,应避免或去除诱因,如寒冷、潮湿、疲劳、精神刺激、外伤及感染等。

(5)饮食应含丰富的蛋白质及维生素,增加营养。适宜的膳食调补,对本病的治疗有益。

(二)活动期治疗

活动期多出现在RA早中期,以邪实痹为主,治疗以"祛邪通络"为原则,常运用疏风散寒,清热利湿,行气活血等法。

1.辨证论治

(1)风寒湿痹:肢体关节疼痛,重着、肿胀、屈伸不利。冬春、阴雨天易作,局部皮色不红,触之不热,遇寒冷疼痛增加,得热痛减,舌质淡,苔白,脉弦。风偏胜者:疼痛游走不定,或呈放射性、闪电样,涉及多个关节,以上肢多见,或有表证;舌苔薄白,脉浮缓。寒偏胜者:痛有定处,疼痛剧烈,局部欠温,得热则缓;舌苔薄白,脉弦紧。湿偏胜者:疼痛如坠如裹,重着不移,肿胀不适,或麻木不仁,以腰及下肢为多见;舌苔白腻,脉濡。

治法:祛风通络,散寒除湿,活血养血。

方药:通痹汤(《娄多峰论治风湿病》)。当归、丹参、海风藤、独活、钻地风各18 g,鸡血藤、透骨草、香附各21 g。若风偏胜者,加防风9 g,羌活12 g,威灵仙15 g;寒偏胜者,加制川乌、制草乌、桂枝各9 g;湿偏胜者,加薏苡仁、萆薢各30 g;风湿痹阻者,以羌活胜湿汤加减;兼气虚者,加黄芪、白术各30 g;兼阳虚者,加淫羊藿、仙茅各15 g;疼痛部位不同,可加引经药。

本证为邪实痹寒证,多见于RA病程的早期,好发于春秋或冬春季节更替之时,多由外感风寒湿之邪,痹阻关节经络所致,病位较浅,多在肌表经络之间,经治后易趋康复。但若体弱,或失治误治易兼见气虚、阳虚之象。患者往往对气候变化敏感,甚则局部肌肉萎缩、关节僵硬等。

(2)风湿热痹:肢体关节游走性疼痛、重着,局部灼热红肿,或有热感,痛不可触,遇热则痛重,得冷稍舒,口渴不欲饮,烦闷不安,溲黄,或有恶风发热,舌红,苔黄腻,脉濡数或浮数。

治法:疏风除湿,清热通络。

方药:清痹汤(《娄多峰论治风湿病》)。忍冬藤 60 g,败酱草、青风藤、老鹳草各 30 g,土茯苓 21 g,丹参 20 g,络石藤 18 g,香附 15 g。诸药相合,共达疏风除湿、清热通络之目的。若风邪胜者,加防风 9 g,羌活 18 g,灵仙、海桐皮各 15 g;热邪胜者,加生石膏 30 g,知母 20 g;湿邪胜者,加薏苡仁 30 g,草薢 15 g;风热表证者,加金银花 15 g,连翘 9 g。

本证为邪实痹热证,多见于 RA 病程的早期,多由外感风湿热之邪,或感风寒湿邪郁久化热,痹阻关节经络所致,病位不深,应积极治疗。若治疗不当,热毒炽盛,病邪深入,治疗困难,故掌握病机,及时施治极为重要。

(3)湿热痹阻:肢体关节肿胀、疼痛、重着,触之灼热或有热感,口渴不欲饮,身热,舌质红,苔黄腻,脉濡数或滑数。

治法:清热利湿,活血通络。

方药:当归拈痛汤(《医学启源》)。知母、泽泻、猪苓、白术各 20 g,当归、人参、葛根、苍术各 15 g,茵陈、羌活各 12 g,升麻、防风、黄芩各 9 g,炙甘草 6 g。若发热明显者,加生石膏、忍冬藤各 30 g;关节红肿热痛、斑疹隐隐者,加生地、丹皮、元参各 20 g;关节肿胀明显者,加白花蛇舌草、菝葜各 30 g,草薢 20 g;下肢肿痛明显者,可加川牛膝、木瓜、薏苡仁各 30 g。

本证是 RA 临床常见证型之一,多见于 RA 的活动期,治疗时尤应注重清热除湿,热邪虽可速清,而湿邪难以快除,湿与热相搏,如油入面,胶着难愈,故本证可持续时间较长。若失治误治,病延日久,病邪深入,必然殃及筋骨,而致骨质破坏。本方的特点是祛邪为主,且祛邪不伤正,兼扶正通络。临证根据情况适当加减变化,效果突出。

(4)热毒痹阻:关节红肿热痛,不可触摸,动则疼甚,屈伸不利,肌肤出现皮疹或红斑,高热或有寒战,面赤咽痛,口渴心烦,甚则神昏谵语,溲黄,大便干,舌红或绛,苔黄,脉滑数或弦数。

治法:清热解毒,凉血通络。

方药:清瘟败毒饮(《疫毒一得》)加减。生石膏、生地、犀角(水牛角代替)各 30 g,桔梗、黄芩、甘草各 9 g,丹皮、生栀子、知母、玄参各 20 g,连翘、赤芍各 15 g,竹叶、黄连各 12 g。诸药合用,共奏清热解毒,凉血通络之功。若肿痛者,加防己 20 g,忍冬藤 30 g,桑枝、苍术各 15 g;高热神昏谵语者,加安宫牛黄丸;衄血、尿血者,加藕节炭 20 g,白茅根 15 g,茜草 12 g;有痰瘀化热者,加黄檗 9 g。

本证是 RA 的急性活动期,此时可配合成药针剂如清开灵注射液、双黄连注射液等清热解毒凉血通络,必要时配合西药如非甾体抗炎药、糖皮质激素等以“急则治其标”。病情稳定后逐步撤减西药,以中药巩固治疗。

(5)寒湿痹阻:肢体关节冷痛、重着、顽麻,痛有定处,屈伸不利,昼轻夜重,畏冷肢凉,遇寒痛剧,得热痛减,或痛处肿胀,舌质胖淡,舌苔白滑,脉弦紧、弦缓或沉紧。

治法:祛湿散寒,通络止痛。

方药:顽痹寒痛饮(《娄多峰论治风湿病》)。独活、老鹳草、络石藤、黄芪、丹参、鸡血藤各 30 g,当归、醋延胡索各 20 g,桂枝 15 g,制川乌、制草乌各 9 g,甘草 10 g。全方共奏温经散寒,通络止痛之效。若偏湿者,加薏苡仁 30 g,防己 15 g;关节畸形者,加炒山甲 9 g,乌梢蛇 15 g,全蝎

12 g 等。

本证为邪实痹寒证,多见于 RA 病程的早期,好发于春秋或冬春季节更替之时,多由外感风寒湿之邪痹阻关节经络所致,以邪实为主,应积极正确治疗,以免病久体虚,病邪深入。

(6)寒热错杂:肢体关节疼痛、肿胀,自觉局部灼热,关节活动不利,全身畏风恶寒,舌苔黄白相兼、脉象紧数;或关节红肿热痛,伴见结节红斑,但局部畏寒喜热,遇寒痛增,苔黄或白,脉弦或紧或数;或关节冷痛,沉重,局部喜暖,但伴有身热不扬,口渴喜饮;或肢体关节疼痛较剧,逢寒更甚,局部畏寒喜暖、变形,伸屈不利,伴午后潮热,夜卧盗汗,舌质红,苔薄白;或寒痹症状,但舌苔色黄;或热痹表现,但舌苔色白而厚。

治法:益气养血,通经活络。

方药:顽痹尪羸饮(《娄多峰论治风湿病》)。黄芪、桑寄生、制首乌、透骨草各 30 g,当归、丹参各 20 g,白术、五加皮各 15 g,淫羊藿、炒山甲各 10 g,乌梢蛇 12 g,甘草 9 g。全方共奏益气养血,通经活络之效。若偏寒者,加桂枝 12 g,制川乌、制草乌各 9 g;偏热者,加败酱草 20 g,丹皮 15 g;气虚重者,用黄芪 30 g;血虚者,加熟地 20 g;关节畸形者,加全蝎 15 g;肌肤麻木者,加丝瓜络 20 g;肌肉瘦削者,加山药 30 g;纳呆者,加炒山楂、炒麦芽各 15 g;不寐者,加炒枣仁 15 g,夜交藤 20 g;痰瘀互结、留恋病所者,可加破血散瘀搜风之土鳖虫、蜈蚣等虫类药。

本证可见寒热并存,其病机复杂,但非寒热之邪并侵,而多由气血不通,壅滞经脉,形成虚实寒热夹杂、错综复杂的状态,为邪实之痹。治疗扶正祛邪、清热散寒兼顾,但以益气养血,活血通络为主。

以上方药,水煎服,每天 1 剂;病情严重者,每天 2 剂。

2.特色专方

(1)乌头汤:乌头 6 g,麻黄、芍药、黄芪、炙甘草各 9 g,白蜜 400 mL。乌头与蜜先煎,然后以水 600 mL,煮取 200 mL,去滓,纳蜜煎中,更煎之,服 140 mL,每天 1 剂。温经散寒,除湿宣痹。适用于 RA 寒湿痹阻证,症见关节疼痛剧烈,每逢阴雨天或值冬季频作,遇寒加剧,得温则减,痛处不红不热,恶寒,舌淡苔白或腻或滑,脉弦紧等。运用乌头汤加味治疗 RA 患者 64 例,对照组 24 例口服雷公藤多苷片,连服 2 个月。结果治疗组在改善关节疼痛、肿胀、晨僵及功能障碍等方面较对照组明显好转。药理研究表明乌头汤有较明显的抗炎镇痛作用。

(2)白虎加桂枝汤:知母 18 g,石膏 30~50 g,甘草、粳米各 6 g,桂枝 9 g。水煎服,每天 1 剂。清热通络,疏风胜湿。适用于 RA 感寒后日久化热,热象偏重而寒湿未解,或病邪为湿热,但机体阳气偏盛之时,症见关节红肿疼痛,局部畏寒、怕风,口渴喜饮,舌红苔黄腻,脉数有力等。研究表明本方具有镇痛、抗炎、退热的作用。

(3)木防己汤:生石膏 30 g,桂枝 18 g,木防己、杏仁各 12 g,生香附、炙甘草各 9 g,苍术 15 g。水煎服,每天 1 剂。清利湿热。适用于 RA 湿热痹阻证,症见关节红肿疼痛,屈伸不利甚则僵硬、变形。

(4)桂枝芍药知母汤:桂枝、麻黄、知母、防风各 12 g,芍药 9 g,甘草 6 g,生姜、白术各 15 g,附子 10 g。水煎服,日 1 剂。祛风除湿,温经散寒,滋阴清热。适用于 RA 寒热错杂证,即对于局部或全身辨证寒热不明显,或寒热并存,症见关节局部灼热感而全身畏寒怕风,遇寒疼痛加剧;或关节肿胀畏寒,遇寒加重,但触之局部发热;或上肢热下肢凉,或下肢热上肢凉。

3.针灸疗法

(1)毫针。①辨证取穴:寒湿痹阻:肾俞、三焦、关元、命门、气海、阴陵泉、三阴交;风湿热痹:

风池、肺俞、脾俞、阴陵泉、三阴交、大椎、曲池、合谷、足三里;湿热痹阻:肺俞、脾俞、合谷、足三里、阴陵泉、丰隆、三阴交;热毒痹阻:大椎、曲池、肺俞、合谷、太冲、三阴交、局部点刺放血;寒湿痹阻:肾俞、三焦、关元、命门、气海、阴陵泉、三阴交;寒热错杂:肝俞、肾俞、太溪、风池、合谷、足三里、太冲;气滞血瘀:膻中、太冲、内关、肝俞、肺俞、膈俞、合谷、足三里、血海;②按部位取穴:颈肩部,风池、颈夹脊、大椎、肩井、肩三针、外关等;髀部疼痛:环跳、环跳上、居髎、悬钟;股部疼痛:秩边、承扶、阴陵泉;膝部,血海、梁丘、内膝眼、外膝眼、阴陵泉、阳陵泉、膝阳关、三阴交、犊鼻、足三里等;双手,合谷、阳溪、神门、阳池、阿是穴等;双足,解溪、昆仑、太溪、三阴交、阿是穴等;③按症状取穴:疼痛,风胜者游走疼痛:加风池、风门、膈俞、肝俞;寒重者加命门、关元;湿重者加阴陵泉、足三里、丰隆;热重者加曲池、合谷。肿胀:加脾俞、阴陵泉、丰隆。发热:加大椎、陶道、曲池。

方法:平补平泻法,针刺得气后留针 30 分钟,1～2 天 1 次。或适当加用低频脉冲电流 10 分钟。

(2)耳针:相应区压痛点、交感、神门;方法:强刺激,留针 10～20 分钟,1～2 天 1 次。

(3)皮肤针:阿是穴(压痛点)及受累关节周围和有关穴位。治法:采用重刺法。按病变部位取穴施治,如膝关节疼痛,可选取足阳明胃经和足太阴脾经叩打,以后再重点叩打梁丘、犊鼻、阳陵泉、膝阳关和阿是穴。方法:一是循经叩打,沿经络循行,由肢体远端向近端,或由近端向远端叩打后,在皮肤上可出现与经络走行一致的红线(皮肤小出血点);二是重点穴位叩打,即重点叩打受累关节周围的穴位。每天叩打 1 次。病程较久者加大疗程。适用于 RA 风邪、热邪较盛或瘀血明显者。

(4)刺血疗法:根据疼痛部位,按经络循行,在局部上取 1～2 个阿是穴和病灶局部周围处。方法:阿是穴用散刺放血法,病灶局部周围处用围刺放血。均用梅花针重叩刺(叩刺范围略大于火罐口)至皮肤出血后,或用三棱针点刺放血。针后拔罐。关节炎用闪罐法,脊背痛用走罐法。隔天 1 次,5 次为 1 个疗程。适用于 RA 热盛或瘀血者。研究表明,本法具有改善局部血液循环,促进代谢产物排出,促进炎症、水肿的吸收和消散,调节机体免疫功能等作用。

4.拔罐与刮痧疗法

(1)拔罐疗法:用镊子夹住乙醇棉球,点燃后在火罐内壁中段绕 1～2 圈,或稍作短暂停留后,迅速退出并及时将罐扣在病变部位上,须注意操作时不要烧到罐口,以免灼伤皮肤。火罐一般留置 5～15 分钟,夏季及肌肤薄处时间宜短,以免起泡。病变范围小的部位或压痛点可用单罐法;范围较广泛的可用多罐法;肌肉比较松弛或僵硬以及局部皮肤麻木或功能减退可采用闪罐法。起罐时用一手拿住火罐,另一手将火罐口边缘的皮肤轻轻按下,待空气缓缓进入罐内后,罐即落下,切不可硬拔,以免损伤皮肤。本法适应于 RA 之颈腰部僵硬疼痛、功能受限,肩、膝关节冷痛、沉重,屈伸不利者。与火针相配合可治疗近端指间关节肿胀疼痛;结合临床,配合其他疗法进行综合治疗,可以提高临床疗效,1～3 次即可显效。

(2)刮痧疗法:治疗时,患者取俯卧位,选取边缘光滑圆润的瓷勺或水牛角板,以食油或水为介质,刮取脊背夹脊穴、腘窝处,至出现痧痕为止;然后再令患者取仰卧位,刮取肘关节周围、指关节周围及膝关节前侧,到出现痧痕为止。每天 1 次。活血通络适用于感受外邪所致 RA。若风寒湿痹则加刮八髎穴,若痰湿痹阻则加刮背部督脉诸穴,手法力度中等,操作范围较广泛。

5.外治法

(1)中药外洗。二草二皮汤:伸筋草、透骨草、海桐皮、五加皮各 60 g。若局部冷痛欠温,皮色淡暗者,加细辛、生川乌、生草乌、桂枝各 30～60 g;红肿热痛者,加大黄、芒硝、栀子各 30～60 g;

刺痛明显者,加苏木、丹参、生乳香、生没药各 30～60 g;肿胀明显,按之濡,肢困者,加草薢、防己各 30～60 g;关节坚肿、僵直、顽痰凝结者,加白芥子、半夏各 30～90 g。水煎外洗,3 天 1 剂。适用于 RA 的四肢关节病变者。

(2)热熨疗法:用中药或其他传热的物体,加热后用布包好,放在病变部位上,做来回往返或旋转移动而进行治疗的一种方法。熨法通过皮肤受热使热气进入体内,起到舒筋活络、行血消瘀、散寒祛邪、缓解疼痛等作用。适用于 RA 属于寒痹者,症见关节冷痛,得热则舒怕风怕冷等。本法又可分为砖熨、盐熨、药熨等多种。①砖熨:将砖块放在炉上烧至烫手,用厚布包好,置于患部熨之,治疗部位垫 3～5 层布,以防烫伤。热度降低后可再换 1 块热砖,反复多次;②盐熨:用食盐放入锅内文火炒至热烫,倒一半入布袋内,扎紧袋口,放在疼痛部位来回热熨,待冷后换另一半热盐装入袋中交替使用。每天 1～3 次,每次约 40 分钟;③药熨:大葱白 250 g,青盐 250 g。将葱白打碎放入炒烫的青盐中,再同炒 1～2 分钟,装入布袋,热熨痛处,药袋冷即更换。每天 2 次,每次 30 分钟。也可根据病情采用其他温经通络、调和气血等具有芳香性味的药物粉末,用热酒、醋等炒热后,以布包或装袋,置患部熨敷,或在患部往返移动,使皮肤受热均匀。温度过低则更换,反复多次。

(3)石蜡疗法:本法适用于由 RA 引起的关节发凉、肿胀、疼痛,颈、肩、腰背部疼痛(肌肉)僵硬、功能受限。治疗前,病变局部要清洗擦净,毛发处涂以凡士林,然后按照规定的方法进行治疗。治疗结束后,除去石蜡。拭去汗液,穿好衣服休息 15～30 分钟,出汗过多的患者应补充盐水饮料或热茶。常用方法有以下几种。①蜡饼敷贴法:取一瓷盘,大小依病变部位的面积而定。盘内铺一层胶布。将石蜡加热熔化,倒入盘内,厚 2～3 cm。待表层石蜡冷却凝固后(表层温度为 50～53 ℃,内层温度为 54～58 ℃),连同胶布一起取出,敷在患处。也可将熔化的石蜡液倒入无胶布的盘中,待冷却成饼之后,用刀子将石蜡与盘边分开,取出放在患处。然后,盖上油布,再用布单、棉被包裹保温。每次治疗 30～60 分钟,每天或隔天 1 次,20 次为 1 个疗程。本法适用于 RA 病变部位较大者。②浸蜡法:当熔化的石蜡冷却至 55 ℃时,先在患部涂一层薄蜡,然后让患者的手或足迅速伸入蜡液内,再立刻提起,经反复多次,使患者的手或足部形成 0.5～1.0 cm 厚的蜡套,此时,再让患者将手或足放入蜡液内不再提起,进行治疗。每天 1 次,每次 30～60 分钟,20 次为 1 个疗程。本法适用于 RA 四肢关节病变者。

(三)缓解期治疗

缓解期多出现于 RA 的中晚期,以正虚痹、痰瘀痹为主,多表现为本虚为主或虚实并见。病机特点多为本虚标实、虚实夹杂。故治疗以"扶正为主兼祛邪通络"为原则,标本兼顾,可选用滋补肝肾,益气养血,养阴温阳,健脾益胃等法。

1.辨证论治

(1)虚热证:四肢关节肿胀、僵硬、疼痛,局部热感,活动不利,发热(自觉发热、五心烦热、头面烘热、骨蒸潮热)或低热不退,颧红,乏力,盗汗,口鼻干燥,咽干咽痛,口干苦欲饮,小便短黄,大便干结,舌质红少津,无苔或薄黄苔,脉细数。

治法:滋阴清热,通经活络。

方药:历节清饮(《娄多峰论治风湿病》)。忍冬藤 60 g,嫩桑枝、晚蚕沙、土茯苓、草薢、青风藤、丹参、生黄芪各 30 g,香附、怀生地、石斛、知母各 20 g,山栀子 12 g,防己 15 g。全方共奏滋阴清热,通经活络之功。若兼风热表证加连翘 9 g,葛根 20 g;气分热盛者,加生石膏 15 g;湿热盛者,加防己 12 g,白花蛇舌草、薏苡仁、菝葜各 30 g;伤阴者,加麦冬 20 g,玉竹 15 g;若痛不可触近者,加片姜黄 9 g,海桐皮 15 g。

(2)虚寒证:肢体关节筋骨冷痛,肿胀,抬举无力,屈伸不利,形寒肢冷,四肢欠温,腰膝冷痛喜温,神疲乏力,男子阳痿,女子宫寒,月经后期、痛经,小便频数色白,舌淡胖,苔白滑,脉沉迟无力。

治法:温阳散寒,通络止痛。

方药:阳和汤(《外科证治全生集》)加味。熟地、黄芪、淫羊藿、丹参各 30 g,当归、杜仲各 20 g,鹿角胶 15 g,肉桂、白芥子、姜炭、制川乌、制草乌各 9 g,制附片 3～9 g,麻黄、生甘草各 6 g。全方共奏温阳散寒,通络止痛之效。若风胜者,加防风 9 g,羌活、灵仙各 20 g;寒胜者,加细辛 3～5 g;湿胜者,加炒薏苡仁 30 g,萆薢 20 g,苍术 15 g;阳虚便溏明显者,加巴戟天、补骨脂各 30 g。本证临床以妇女产后感邪所致的 RA 多见,临床上除温阳散寒外,还应益气养血。

(3)肝肾亏虚:四肢关节肿胀、僵硬、疼痛,甚则变形,功能受限,伴头晕眼花、耳鸣,形体消瘦,腰膝酸困不适,失眠多梦,男子遗精,女子月经量少等,舌质红或淡红,无苔、少苔或薄黄苔,脉细数。

治法:滋补肝肾,通经活络。

方药:独活寄生汤(《备急千金要方》)。独活 25 g,桑寄生、当归、芍药、熟地各 20 g,茯苓、人参各 18 g,杜仲 15 g,牛膝、川芎、秦艽各 12 g,防风 9 g,肉桂、甘草各 6 g,细辛 3 g。诸药相伍,共奏滋补肝肾,通经活络之功。若寒偏盛者,加细辛 3 g,麻黄 9 g,或加制川乌、制草乌各 9 g;热偏重者,加生石膏 20 g,土茯苓、败酱草各 30 g,丹皮 15 g;风偏胜者,加威灵仙 15 g,重用防风 12 g;湿邪偏盛者,加防己 15 g,蚕沙 12 g,五加皮 10 g;气虚者加黄芪 30 g;关节畸形者,加炒山甲 6 g,乌蛇 15 g,全蝎 12 g;脾虚腹满,食少便溏者,加白术 30～60 g,薏苡仁 30 g,焦三仙各 9～12 g;上肢疼痛明显者,加姜黄、羌活各 15 g;阳虚明显者,加附子 9 g,淫羊藿 10 g,或配服鹿茸。本证多见于 RA 中晚期,骨质破坏者,遵循"缓则治其本"的原则,滋补肝肾,强筋壮骨,抑制骨质破坏。

(4)气血两虚:四肢骨节烦疼,僵硬,变形,肌肉萎缩,筋脉拘急,怕风怕冷,手足发麻,神疲乏力,气短懒言,面色淡白或萎黄,头晕目眩,唇甲色淡,心悸,纳呆,多梦或失眠,常伴见腰膝酸软无力、气短,女子月经量少色淡,延期甚或经闭,舌淡无华或舌淡红,苔少或无苔,脉沉细或细弱无力。

治法:益气养血,通阳蠲痹。

方药:黄芪桂枝青藤汤(《娄多峰论治风湿病》)。黄芪 90 g,桂枝 15 g,白芍、青风藤、鸡血藤各 30 g,炙甘草 6 g,生姜 5 片,大枣 5 枚。上药相伍,共奏益气养血,通阳蠲痹之功。若风邪偏盛者,加海风藤 30 g;湿邪偏盛下肢为甚者,白芍用量不宜超过 30 g,去甘草,加萆薢、茯苓各 30 g;寒邪偏盛,冷痛局部欠温,遇寒加重,得温舒者,重用桂枝,加川乌、草乌各 9 g,或加细辛 3 g;痹久兼痰浊内阻,关节肿大,局部有结节或畸形,色淡暗者,加胆南星、僵蚕各 9 g;兼瘀血肢体刺痛,舌质紫暗或有瘀斑者,重用鸡血藤,加山甲珠 9 g,赤芍 12 g,丹参 30 g;气虚甚而乏力少气,倦怠者,可重用黄芪 120 g,加党参 15 g;伴畏风自汗者,去生姜,减青风藤、桂枝,加防风 9 g,白术 15 g,或加五味子 10 g,牡蛎 20 g;血虚心悸,肢体麻木者,重用白芍,加首乌、枸杞各 15 g;偏阴血虚者,咽干耳鸣,失眠梦扰,盗汗,烦热,颧红,加左归丸治之;肿胀甚者加白芥子、皂角各 6 g。

本证为正虚痹,多见于 RA 晚期,病久耗气伤血者。本方以扶正治本为主,是娄多峰教授在黄芪桂枝五物汤基础上加味而成。临床可根据病情将药物用量加减:如黄芪 90～120 g,桂枝 15～30 g,白芍 30～60 g,青风藤 30～45 g,鸡血藤 15～30 g,炙甘草 6～9 g,大枣 5～10 枚。临床观察,黄芪用 30 g 左右,疗效多不明显,用至 90～120 g 效果显著,曾在辨证无误的情况下,发现个别患者按方中剂量服 2～3 剂后，出现头胀痛、目赤，或身痛加重，或腹泻等现象，一般 6 剂药后，或配佐药或减量续服，上述反应可逐渐消失，故本方黄芪用量宜从 30 g 开始，逐步加大剂量，疗效显著。

(5)气虚血瘀：肢体关节肌肉刺痛，痛处固定不移，拒按，往往持久不愈，或局部有硬结、瘀斑，或关节变形，肌肤麻木，甚或肌萎着骨，肌肤无泽，面淡而晦暗，身倦乏力，少气懒言，口干不欲饮，妇女可见闭经、痛经，舌质淡紫有瘀斑或瘀点，脉沉涩或沉细无力。

治法：益气养血，活血化瘀。

方药：补阳还五汤（《医林改错》）加减。生黄芪 30～60 g，当归尾、白术各 15 g，赤芍、川芎、茯苓、丹参各 12 g，红花、桃仁各 9 g，地龙、党参各 10 g，升麻、桂枝、甘草各 6 g。诸药合用，共奏益气养血，活血化瘀之功效。若偏寒者，加制附子 6 g；上肢重者，加桑枝 15 g，威灵仙 12 g；下肢大关节肿痛者，加川牛膝 15 g，川续断、独活各 20 g，生薏苡仁 30 g；气虚多汗、心悸者，可合生脉散加减。

(6)痰瘀互结：关节肿痛变形，痛处不移，多为刺痛，屈伸不利，或僵硬，局部色暗，肢体麻木，皮下结节，面色黧黑，肌肤失去弹性按之稍硬，或有痰核瘀斑，或胸闷痰多，眼睑水肿，口唇紫暗；舌质紫暗或有斑点，苔白腻或薄白，脉弦涩。

治法：活血祛痰，行气通络。

方药：化瘀通痹汤（《娄多峰论治风湿病》）加减。当归 18 g，丹参、透骨草各 30 g，鸡血藤 21 g，制乳香、制没药各 9 g，香附、延胡索、陈皮各 12 g，白芥子 9 g，云茯苓 20 g。诸药相合，共达活血化痰，行气通络之目的。若偏寒者，加桂枝 12 g，制川乌 9 g；偏热者，加败酱草 30 g，丹皮 15 g；气虚者，加黄芪 30 g；血虚者，加首乌、生地各 20 g；关节畸形者，加炒山甲 9 g，乌蛇 18 g，全蝎 15 g；伴见血管炎、脉管炎患者，合四妙勇安汤以清热解毒，活血养阴，量大力专；臂肘肿胀者，多为淋巴回流阻塞，加莪术，或指迷茯苓丸配以水蛭、泽兰、蜈蚣。本证为痰瘀痹，多见于 RA 中晚期，病程漫长，久病不愈，正气亏虚，多痰多瘀，痰瘀胶结，难以祛除，又加重病情，形成恶性循环。因此化瘀祛痰应与扶正结合起来，痰瘀才能祛除。

以上各证型若关节疼痛甚者，可选用石楠叶、老颧草、岗稔根、忍冬藤、虎杖、金雀根等；由于本病顽固难愈，非草木之品所能奏效，故可参以血肉有情之物如蕲蛇、乌梢蛇、白花蛇等外达肌肤，内走脏腑之截风要药，及虫蚁搜剔之虫类药。

以上方药，水煎服，每天 1 剂；病情严重者，每天 2 剂。

2.针灸疗法

(1)毫针。

辨证取穴。①虚热证：肺俞、肝俞、肾俞、太溪、照海、阴陵泉、三阴交、曲池、大椎；②虚寒证：肝俞、肾俞、太溪、关元、大椎、命门；③肝肾亏虚：肝俞、脾俞、肾俞、太溪、关元、命门、足三里、照海；④气血两虚：太溪、膈俞、气海、膻中、血海、脾俞、胃俞、足三里、合谷；⑤气虚血瘀：肺俞、脾俞、膻中、血海、合谷、足三里、关元；⑥痰瘀互结：肝俞、脾俞、肾俞、丰隆、阴陵泉、三阴交、合谷、足三里。

方法：平补平泻法，针刺得气后留针 30 分钟，1～2 天 1 次。

(2)水针刀：先配制抗风湿合剂（利多卡因针 4 mL，正清风痛宁针 50 mg，曲安奈德针 50 mg，雪莲针 4 mL，维丁胶钙针 10 mL，维生素 B_{12} 针 1 mg，混合后备用）。在患者四肢各关节周围找准肿痛之点，一般为肌腱、关节囊、滑囊、腱鞘等软组织受损处。皮肤常规消毒后，根据四肢关节大小、肌肉厚薄不同,选择大中小型号鹰嘴水针刀,按水针刀垂直进针刀法,水针刀沿肌腱神经血管平行进针,避开神经血管,待患者有酸、胀、沉感时,抽无回血,注入抗风湿合剂 1～4 mL,然后行割拉摇摆松解 3～5 下,出针刀,术毕,贴创可贴。针刀隔 3 天 1 次,5 次为 1 个疗程。适用于 RA 关节纤维强直,功能受限者。可配合手法治疗,活动关节,使其恢复屈伸功能。对于病程长、反复发作者,可注射蛇毒注射液 1～2 mL,寻骨风注射液 2～4 mL,每天 1～2 次,20 次为 1 个疗程。

(3)穴位埋线:由于 RA 病变部位较多,针刺治疗有时标本不能兼顾,此时可以埋线代替针刺,如治本背俞穴以埋线,关节局部治疗配合针刺,以达标本兼治之目的。本法适应证同针刺,但其作用时间比针刺更持久,可达 1 周。埋线有以下 2 种方法。①刺针埋线法(注线法):常规消毒局部皮肤,镊取一段长为 1～2 cm 已消毒的羊肠线,放置在腰椎穿刺针针管的前端,后接针芯,左手拇示指绷紧或捏起进针部位皮肤,右手持针,刺入所需深度,当出现针感后,边推针芯,边退针管,将羊肠线埋植在穴位的皮下组织或肌层内,针孔处敷盖消毒纱布;②三角埋线法(穿线法):在距离穴位 1～2 cm 处的两侧,用龙胆紫作进出针点的标记。皮肤消毒后,在标记处用 2% 的利多卡因作皮内麻醉,用持针器夹住带羊肠线的皮肤缝合针,从一侧局麻点刺入,穿过穴位下方的皮下组织或肌层,从对侧局麻点穿出,捏起两针孔之间的皮紧贴皮肤剪断两端线头,放松皮肤,轻轻揉按局部,使肠线完全埋入皮下组织内。敷盖纱布 3～5 天。埋线多选肌肉比较丰满部位的穴位,以背腰部和腹部穴最常用。选穴原则与针刺疗法相同。但取穴要精简,每次埋线 1～3 穴,可间隔 2 周治疗 1 次。

(4)灸法:艾灸通过其温热刺激和艾叶的散寒功效,可达到温经通络、散寒除湿、舒筋活络的作用。适用于 RA 虚证和寒证等,以怕风怕冷为主要表现者。

一般灸法:取阿是穴、大椎、肩髃、曲池、合谷、风市、足三里、三阴交、绝骨、身柱、腰阳关、肾俞、气海。方法:每次选 4～6 穴,施艾卷温和灸,每穴施灸 10～20 分钟,每天 1～2 次。

箱灸:将整支艾条平均分为 7～8 份(每份 3 cm 左右),点燃后均匀地放在特制的灸箱内(注意勿与箱边接触,以防点燃灸箱),之后盖好,放置于治疗部位,等艾条燃完后把箱子取下即可。本法多与针刺配合,亦可单独使用,治疗过程中医务人员要多询问患者,防止烫伤。

发泡药膏天灸法:按患病部位选穴。肩关节痛取肩髃、肩髎、肩贞;上肢关节痛取曲池、肩髃、外关、合谷、后溪;肘关节痛取曲池、少海、手三里;下肢关节痛取环跳、阳陵泉、绝骨、足三里;髋关节痛取秩边、环跳;踝关节痛取丘墟、昆仑、太溪;膝关节痛取膝眼、阳陵泉、梁丘、曲泉;全身关节痛取曲池、足三里、外关、阳陵泉、绝骨。任取一种发泡药物研为细末,用开水调和成膏,取制备的药膏如黑豆或绿豆大 1 粒或若干粒,分别敷于选好的穴位上,外加大小适中的橡皮盖或小纸圆圈(以防发泡大),再用胶布固定,经 8～24 小时后取下。局部有绿豆大的水泡,过 5～7 天后水泡自然吸收,无瘢痕,有暂时性色素沉着。每次取 1～3 个穴位,诸穴交替使用。每隔 5～6 天在不同穴位上,轮流灸治。一般敷贴 3～5 次,疼痛消失。除药后局部起泡过大者,可用消毒针挑破,流尽黄水,涂以甲紫溶液。本灸法所治的 RA,包括四肢多关节疼痛、肩部风湿痹痛,腰背部风湿痛等多部位,怕风怕冷,遇寒加重者。本法诸发泡药物为干品研末使用;也可用鲜药,将鲜药捣烂如泥膏状,用量、用法均同,其疗效亦相同。

3.推拿疗法

应用本法治疗 RA,病情早期以和营通络,滑利关节为原则;后期骨性强直者以舒筋通络,活血止痛为原则。

4.火龙疗法

应用火龙疗法,先暴露治疗部位,将准备好的药饼贴敷于患处,取一条温热的湿毛巾拧干后,完全盖住药饼,并沿药饼边缘1 cm处略按压成环状凹陷,用注射器抽取乙醇20 mL,沿环状凹陷内表面滴撒,然后点燃乙醇,待药物发热至患处难以耐受时,用另一条湿毛巾盖灭火焰,直到患处温热感消退,再次在毛巾表面滴撒20 mL乙醇后点燃,待难以耐受时盖灭火焰。如此反复进行3次,为1次完整治疗,每天治疗1次。5次为1个疗程,每个疗程间隔2天,治疗4个疗程后统计疗效。

六、类风湿关节炎护理措施

(一)护理评估

(1)关节和/或肌肉疼痛发作的时间、性质,关节形态及活动度、舌苔、脉象。

(2)病程长短及生活自理能力。

(3)对疾病的认知程度、宗教信仰、家庭经济情况、工作生活环境等心理社会状况。

(4)通过四诊等评估归纳出患者的病因及具体证型。

(二)一般护理常规

1.生活起居

病室环境清洁干燥,空气流通,温度适宜。恶寒发热、关节红肿疼痛、屈伸不利者宜卧床休息,保持关节功能位,避免受压,病情稳定后可适当下床活动;脊柱变形者宜睡硬板床。风寒湿痹者可在痛处加用护套,阴雨寒湿天气勿外出,天晴时可多晒太阳,夏季勿贪凉,勿洗冷水澡,不宜用竹席、竹床;风湿热痹者虽不畏寒,但也不宜直接吹风。

2.病情观察

观察疼痛的部位、性质、时间及与气候变化的关系。观察皮肤、汗出、体温、舌苔、脉象及伴随症状等变化。出现心悸、胸闷、动则喘促,甚则下肢水肿,不能平卧等症状,立即汇报医师,配合处理。

3.用药护理

中药煎剂宜温服,祛风利湿药应在饭后服用,注意观察有无皮疹、口腔溃疡、消化道反应等不适症状。中药煎剂中有川草乌、附子等有毒性的药物时,服药后要注意观察有无毒性反应,如发现患者唇舌发麻、头晕心悸、脉迟、呼吸困难、血压下降等症状时,应立即停药,及时配合医师进行抢救。

4.饮食护理

饮食以高热量、高蛋白、高维生素、易消化的食物为主,忌生冷、肥甘厚腻之品。痹证急性期特别是兼有发热时的饮食应以清淡为主,久病偏虚时可适当滋补。风寒湿痹者宜食温热食物,如狗肉、羊肉、葱、姜等以疏风除湿,散寒和络。行痹者可多食豆豉、蚕蛹、荆芥粥等祛风除湿;痛痹者可多食羊肉、狗肉、乌头粥等,并可多用姜椒以散寒除湿;着痹者可常服薏苡仁、赤小豆、扁豆、茯苓粥等健脾祛湿之品。酒类性热又能通经活络,可适量饮用,如五加皮酒、木瓜酒等。风湿热痹者,应忌辛辣、煎炒和烟酒等食物,宜多食蔬菜、瓜果和清凉饮料,如丝瓜、苋菜、冬瓜、藕、香蕉、西瓜、果汁、绿豆汤等以清热除湿。

5.情志护理

本病病程较长,主动关心、体贴、耐心帮助患者,设法减轻患者的心理压力,鼓励患者树立战胜疾病的信心,积极配合治疗。

(三)临证(症)护理

(1)风寒湿痹者肢体关节疼痛处可予艾灸、隔姜灸 15～20 分钟;或拔火罐留罐 10 分钟;或食盐 500 g,大葱数段,炒热后布包熨患处 15～20 分钟;也可予中药熏蒸 20 分钟或当归酒按摩 5～10 分钟以祛风散寒、除湿止痛;还可贴狗皮膏、麝香止痛膏或伤湿止痛膏等。

(2)风湿热痹者肢体关节红肿疼痛处可予金黄散或青敷膏外敷,每天 1 次;油松节、牛膝、黄芩水煎稍冷后外洗患处,每天 1～2 次,以清热除湿、消肿止痛,局部禁用温热疗法。

(四)并发症护理

(1)卧床休息,必要时予氧气吸入。

(2)观察心率、脉搏、呼吸等变化,必要时予心电监护。

(3)夜寐不安时,可予耳穴压豆,取穴:神门、交感、心;也可予穴位按摩,取穴:攒竹、鱼腰、太阳等以宁心安神。

(4)根据病情轻重,积极配合医师处理或抢救。

(五)健康指导

(1)起居有常,室内干燥,注意防寒保暖,避免涉水、汗出当风。

(2)饮食有节,忌生冷之品。

(3)根据关节病变部位每天做一次关节功能锻炼操,如手指运动、腕掌部运动、肩肘部运动等,活动量由小到大,活动方式由被动到主动,以可耐受为度。

(4)严格按医嘱服药,不可随意增减药物剂量或自行停药,注意定期复查。

(李海波)

第十三章
手术室的护理

第一节　麻醉前准备

麻醉前的准备是保障患者围术期安全的重要环节。通过麻醉前评估和准备工作,对患者的全身情况和重要器官生理功能做出充分的评估,有利于消除或减轻患者的恐惧紧张心理,建立良好的医患关系,减少并发症和加速患者的康复。

一、心理准备

手术前绝大多数患者处于恐惧、焦虑状态。术前访视应正确评估患者的心理状态,并针对其实际情况进行解释、说明和安慰,服务态度应和蔼可亲,以取得患者的信任。并将麻醉和手术中需要注意的问题及可能遇到的不适适当交代,使患者了解麻醉方法及麻醉后的可能反应,以取得合作,消除患者对麻醉的恐惧与不安心理,必要时可以使用药物解除焦虑,并要耐心回答患者所提出的问题。

二、麻醉前评估内容

通过病史复习和体格检查,评估患者的麻醉及手术耐受性,以采取有效措施积极预防术后可能的并发症。

(一)病史复习

详细复习全部住院记录,着重了解以下 3 个方面。

1.个人史

包括患者的劳动能力,能否胜任较重的体力劳动或剧烈活动,是否有心慌气短的症状;有无长期饮酒吸烟史;有无吸服麻醉毒品成瘾史;有无长期服用安眠药史。

2.过去史

了解既往疾病史;如抽搐、癫痫、冠心病、高血压及相应的治疗情况;既往手术麻醉史,做过何种手术,麻醉方式,有无不良反应;以往长期用药史,了解药名、药量。

3.现病史

查看近日化验结果、用药情况及治疗效果。

(二)体格检查

1.全身状况

观察有无发育不良、营养障碍、贫血、脱水、水肿、发热及意识障碍等,了解近期体重变化。

2.器官功能

(1)呼吸系统:询问有无咳嗽、咳痰,每天痰量及痰的性状,是否咯血及咯血量。观察呼吸频率,呼吸深度及呼吸形式,评估呼吸道的通畅程度,听诊双肺呼吸音是否对称,有无干湿啰音。参阅胸部 X 片和 CT 检查结果。必要时应有肺功能检查结果。

(2)心血管系统:检查血压、脉搏、皮肤黏膜颜色及温度,叩诊心界,听诊心音,有无心脏长大、心律失常及心力衰竭发作。术前应常规检查心电图。

(3)其他:明确脊柱有无畸形、病变或变形,需麻醉的局部有无感染;检查四肢浅表静脉,选定输血输液穿刺点,估计有无静脉穿刺困难。

(三)麻醉危险分级

根据麻醉前访视结果,进行综合分析,可对患者全身情况和麻醉耐受力做出评估。美国麻醉医师协会(American Society of Anesthesiologists,ASA)将患者的身体状况进行分级。具体如下:第一级,正常健康患者;第二级,有轻度系统性疾病的患者,但无功能性障碍;第三级,有重度系统性疾病的患者,日常活动受限,但未丧失工作能力;第四级,有重度系统性疾病的患者,威胁生命;第五级,无论是否实施手术,不期望 24 小时内能存活的患者。第 1、2 级麻醉耐受力一般均良好,麻醉经过平稳。第 3 级对接受麻醉存在一定风险,麻醉前尽可能做好充分准备,对麻醉中和麻醉后可能发生的并发症采取有效措施,积极预防。第 4、5 级患者的麻醉风险极大,随时有生命危险。急诊手术患者在评级注明"急"(emergency,E),常用 E 表示。

三、一般准备

(一)适应手术后需要的训练

大多数患者不习惯床上大小便,术前需进行锻炼。同时还进行膈肌呼吸、有效咳嗽及深呼吸等胸部体疗训练及术后功能锻炼。

(二)胃肠道准备

麻醉前应常规禁食 6～12 个小时,禁饮 4～6 小时,以减少术中术后呕吐物误吸的危险。即使是局部麻醉,除门诊小手术外,以防止可能由于麻醉效果差而在术中将局麻方式改为全身麻醉的方式,也应术前禁食、禁饮。

(三)输液输血准备

所有手术患者,术前需检查血型。尤其是危重及大型手术,术前应配备适量的血液。选定四肢浅表静脉输血输液穿刺点,通常多选在上肢部位,有利于麻醉医师管理和患者早期下床活动。

(四)其他

嘱患者入手术室前排空膀胱。危重或长时间手术,麻醉后需留置尿管。嘱患者早晚刷牙,入手术室前将活动假牙取下,并将随身物品保管好。

四、麻醉前用药

麻醉前用药主要目的在于解除焦虑、镇静、减少气道分泌物、预防自主神经反射及降低误吸胃内容物的危险。主要使用的药物有抗胆碱药、镇静药、镇痛药,以及调节胃肠功能的药物。

(一)抗胆碱药

目的在于抑制呼吸道腺体分泌,减少气道分泌物。常用药有东莨菪碱 0.3 mg 或阿托品 0.5 mg,术前 30 分钟肌内注射或皮下注射。盐酸戊乙奎醚 0.5 mg 皮下注射,其作用时间长,减少呼吸道分泌物效果好,特别适用于手术时间长和心血管手术患者。

(二)镇静药

通过使用镇静药解除患者的焦虑状态,使患者充分的安静和顺行性遗忘。常用药有地西泮 5~10 mg,术前 1~2 小时口服,或咪达唑仑 1~3 mg,术前 30 分钟静脉注射或肌内注射。

(三)镇痛药

使用镇痛药有利于减轻麻醉前各种有创操作所致的疼痛,控制应激反应。吗啡是主要应用的麻醉性镇痛药,既能镇静又能镇痛,常在进入手术室前 60~90 分钟给予肌内注射 5~10 mg。

(四)H_2 受体拮抗剂

常用于饱胃、孕妇及其他有呕吐误吸危险的人,目的在于减少胃酸分泌,提高胃液 pH 值,以预防误吸及减轻误吸后危害。常用药有雷尼替丁 50~100 mg 术前静脉注射或肌内注射。

五、麻醉方法的选择

麻醉方法及麻醉药物多种多样,应在综合分析患者手术的需要、麻醉医师自身的能力及设备条件后做出选择。同时还需要尽可能考虑到手术者对麻醉选择的意见及患者的意愿,做到安全、无痛、肌松、镇静、遗忘,为手术提供方便。

（姜洪玲）

第二节　不同麻醉方式的护理

麻醉学是研究临床麻醉、急救复苏、重症监测治疗和疼痛治疗的专门学科,其中临床麻醉是麻醉学的主要内容。麻醉是应用药物或其他方法,使患者机体或机体的一部分痛觉暂时消失,为手术创造良好条件的技术。理想的麻醉要求做到安全、无痛和适当的肌肉松弛。根据麻醉作用部位和所用药物的不同将临床麻醉分为局部麻醉、全身麻醉两大类。椎管内麻醉属于局部麻醉范畴,因有其自身的特殊性,临床上将其作为专门的麻醉方法。护理人员承担了麻醉前准备、麻醉中配合和麻醉后的护理工作,因此应熟悉麻醉的基本知识,掌握麻醉患者的护理工作,从而提高患者麻醉的安全性。

一、常用麻醉方法

(一)局部麻醉

1.常用局部麻醉药物

常用局部麻醉药物见表 13-1。

表 13-1　常用四种局麻药的性能

局麻药	毒性*	麻醉强度*	显效时间（min）	作用时间（h）	常用浓度（%）			次限量（mg）
					表面麻醉	局部麻醉	神经阻滞	
普鲁卡因	1	1	5～10	0.75～1	—	0.5	1～2	1 000
丁卡因	12	10	10	2～3	0.5～1（眼）　1～2	—	0.15～0.3	表面麻醉 40　神经阻滞 80
利多卡因	4	4	<2	1～2	2～4	0.25～0.5	1～2	表面麻醉 100　局部麻醉 400　神经阻滞 400
丁哌卡因	10	16	3～5	5～6	—	—	0.25～0.5	150

*毒性及麻醉强度以普鲁卡因=1。

(1)按化学结构分类：可分为酯类和酰胺类。常用的酯类局麻药有普鲁卡因、丁卡因；酰胺类局麻药有利多卡因、丁哌卡因和罗哌卡因等。因酯类局麻药易引起患者变态反应，所以目前临床常用局麻药多为酰胺类。

(2)按临床作用时效分类：可分为短效（如普鲁卡因）、中效（如利多卡因）和长效局麻药（如丁哌卡因、丁卡因和罗哌卡因）。

2.常用局部麻醉方法

局部麻醉分为表面麻醉、局部浸润麻醉、区域阻滞和神经阻滞四类。

(1)表面麻醉：将穿透力强的局麻药与黏膜接触，使其透过黏膜阻滞浅表的神经末梢而产生的局部麻醉现象，称为表面麻醉，常用于眼、鼻、咽喉、气管和尿道等处的浅表手术或内镜检查。一般眼部的表面麻醉多采用滴入法，鼻腔黏膜常采用棉片浸药填敷法，咽及气管内黏膜用喷雾法，尿道内黏膜表面麻醉用灌入法。临床上常用的表面麻醉药有2%～4%利多卡因，1%～2%丁卡因。

(2)局部浸润麻醉：沿手术切口将局麻药按组织层次由浅入深注射在组织中，使神经末梢发生传导阻滞，称为局部浸润麻醉，是应用最广的局麻方法。常用药物为0.5%～1%普鲁卡因，0.25%～0.5%利多卡因。如无禁忌，局麻药中加入少量肾上腺素，可降低吸收速度，延长麻醉时间并减少出血。

(3)区域阻滞麻醉：将局麻药注射在手术区的四周及基底部的组织中，阻滞通向手术区的神经末梢和细小的神经干，称为区域阻滞麻醉。此法常与局部浸润麻醉合用，常用药物为0.5%～1%普鲁卡因，0.25%～0.5%利多卡因。

(4)神经阻滞麻醉：将局麻药注射到神经干、丛、节的周围，使其所支配的区域产生麻醉作用。例如，颈丛神经阻滞、臂丛神经阻滞分别用于颈部手术和上肢手术等，常用药物为1%～2%利多卡因，0.5%～0.75%丁卡因。

(二)椎管内麻醉

将局麻药选择性注入椎管内的某一腔隙中，使部分脊神经的传导功能发生可逆性阻滞的麻醉方法，称椎管内麻醉。根据局麻药注入的腔隙不同，分为蛛网膜下腔阻滞、硬脊膜外腔阻滞。椎管内麻醉时，患者神志清醒，镇痛效果确切，肌肉松弛良好，但可引起一系列生理功能紊乱，也不能完全消除内脏牵拉反应，需加强管理。

1.蛛网膜下腔阻滞麻醉

蛛网膜下腔阻滞麻醉（又称腰麻）是将局麻药注入蛛网膜下腔,作用于脊神经根,使一部分脊神经的传导受到阻滞的麻醉方法。特点是使麻醉平面以下区域产生麻醉现象,止痛完善,肌肉松弛良好,操作简便。

（1）适应证:适用于手术时间在2~3小时的下腹部、盆腔、肛门、会阴和下肢手术。

（2）禁忌证:①中枢神经系统疾病。②穿刺部位皮肤感染。③脊柱畸形、外伤。④全身情况极差(如休克等)。⑤婴幼儿及不合作者。⑥老人、孕妇、高血压、心脏病或有水、电解质及酸碱平衡失调者。

（3）常用药物:最常用的是普鲁卡因和丁卡因。一般多使用比重比脑脊液高的重比重液。使用时,用5%葡萄糖溶液或脑脊液溶解至总量3 mL,使之成5%浓度即可。

（4）操作方法:患者屈体侧卧,弓腰抱膝。选择第3、4或第4、5腰椎棘突间隙为穿刺点,见有脑脊液滴出,即注入药液。注射后立即测麻醉平面和血压,如平面过高或血压下降均应立即处理。影响蛛网膜下腔阻滞平面的因素包括药物剂量、比重和容积,其中以药物剂量最为重要。如药物因素不变,则穿刺间隙、患者体位及注药速度等是影响麻醉平面的重要因素。

2.硬脊膜外阻滞麻醉

将局麻药注入硬膜外间隙,作用于脊神经根,使其支配区域产生暂时性麻痹的麻醉方法,称硬脊膜外阻滞或硬膜外麻醉。特点是麻醉效果为节段性,可在硬膜外腔留置导管,技术要求较高。给药方式有单次法和连续法两种。因可间断注入麻醉药,手术时间不受限制。

（1）适应证:适用范围比腰麻广,主要适用于腹部、腰部和下肢手术,尤其适用于上腹部手术,也可用于颈、胸壁和上肢手术。

（2）禁忌证:与腰麻相似,凝血机制障碍者禁用。

（3）常用药物:该类药物应具备穿透性和弥散性强、起效时间短、作用时间长、不良反应小等特点,常用药物为利多卡因、丁卡因和丁哌卡因。

（4）操作方法:穿刺体位、进针部位和针所经过的层次均与腰麻相同,仅硬膜外穿刺在针尖通过黄韧带后即需停止前进。在预定的椎间隙进行穿刺,出现负压证实针头在硬膜外腔后,插入导管退出穿刺针,经留置导管向硬膜外腔注药。影响硬膜外阻滞的因素有药物容量、注药速度、导管位置和方向等。妊娠后期由于下腔静脉受压,硬膜外间隙静脉充盈,间隙相对变小,用药量减少。机体处于低凝状态时,容易引起硬膜外腔出血和血肿等并发症。

（三）全身麻醉

全身麻醉（简称全麻）是麻醉药物经呼吸道吸入或静脉、肌内注射进入人体内,对患者的中枢神经系统产生暂时性抑制,呈现暂时性意识及全身痛觉消失,反射活动减弱,肌肉松弛状态的一种麻醉方法。全身麻醉是临床最常使用的麻醉方法,其安全性、舒适性均优于局部麻醉和椎管内麻醉。按给药途径的不同,全身麻醉可分为吸入麻醉、静脉麻醉和复合全身麻醉。

1.吸入麻醉

经呼吸道吸入挥发性液体或气体麻醉药物而产生全身麻醉的方法称吸入麻醉。吸入麻醉可产生安全、有效的完全无知觉状态,使患者消除焦虑,肌肉松弛,痛觉消失。

（1）吸入麻醉的方法。①开放滴药吸入麻醉:将挥发性液体麻醉药(如乙醚等)直接滴在特制的麻醉面罩纱布上,患者吸入药物的挥发气体而进入麻醉状态。目前很少采用。②气管内吸入麻醉:指在药物诱导下,将特制气管导管经口腔或鼻腔插入气管内,连接麻醉机吸入麻醉药而产生麻醉的方法。优点是便于吸出呼吸道分泌物,确保呼吸道通畅;不受手术体位及手术操作的限制;易控制麻醉药的用量和麻醉深度,适用于各种大手术,尤其是开胸手术。

(2)常用吸入麻醉药。①氟烷:优点是术后恶心、呕吐发生率低,因其可降低心肌耗氧量,适用于冠心病患者的麻醉。缺点是安全范围小,有肝损害的危险;肌松作用不充分。氟烷麻醉期间禁忌用肾上腺素和去甲肾上腺素。②恩氟烷:优点是不刺激气道,不增加分泌物,肌松弛效果好,可与肾上腺素合用。缺点是对心肌有轻微抑制,在吸入浓度过高时可产生惊厥,深麻醉时抑制呼吸和循环。③异氟烷:优点是麻醉诱导及复苏快,肌松良好,麻醉性能好,较少引起颅内压增高,是颅脑手术较好的麻醉剂之一。缺点是价格昂贵,有刺激性气味,可使心率增快。④氧化亚氮:也称笑气,其优点是麻醉诱导及复苏迅速,镇痛效果强,不刺激呼吸道黏膜。缺点是麻醉效能弱,使用高浓度时易产生缺氧。

2.静脉麻醉

自静脉注入麻醉药,通过血液循环作用于中枢神经系统而产生全身麻醉的方法,称为静脉麻醉。静脉麻醉最突出的优点是无须经气道给药,不污染手术间,操作方便,药物无爆炸性等。缺点是镇痛效果不强,肌肉松弛效果差;可控性不如吸入麻醉;药物代谢受肝肾功能影响;个体差异较大;无法连续监测血药浓度变化。

(1)分类。①按给药方式分类:分单次、间断和连续给药,后者可分人工设置或计算机设置给药速度。②按具体用药分类:包括硫喷妥钠、氯胺酮和羟丁酸钠静脉麻醉等。

(2)常用静脉麻醉药。①硫喷妥钠:一种超短效的巴比妥类药物,用药后1分钟就进入麻醉状态,消失也快,需小剂量反复注射;患者醒后无任何不适,麻醉效果佳。适用于全身麻醉的诱导及不需肌肉松弛的短小手术。②氯胺酮:属分离性麻醉药,其特点是体表镇痛作用强,临床上出现痛觉消失后而意识可能部分存在,这种意识和感觉分离的现象称为分离麻醉。麻醉中咽喉反射存在,在苏醒后可能出现精神症状。临床主要用于体表小手术的麻醉以及全身麻醉的诱导。③地西泮类:临床常用的是咪达唑仑,其作用强度为地西泮的$1.5\sim2$倍,诱导剂量为$0.2\sim0.3$ mg/kg,静脉注射后迅速起效。④丙泊酚(异丙酚):属于超短效静脉麻醉药,临床主要用于全身麻醉的诱导与维持,尤其适用于小儿和颅脑外科手术的麻醉。复苏迅速,苏醒后无后遗症。

3.复合麻醉

复合麻醉又称平衡麻醉,常以多种药物或方法合理组合使用,借以发挥优势,取长补短,最大限度地减少对患者生理功能的不利影响,同时充分满足麻醉和手术的需要。根据给药途径不同分为全静脉复合麻醉和静吸复合麻醉。

(1)全静脉复合麻醉:在静脉麻醉诱导后,采用多种短效静脉麻醉药复合应用,以间断或连续静脉注射法维持麻醉。其用药包括静脉麻醉药、麻醉性镇痛药和肌松药。

(2)静吸复合麻醉:在静脉麻醉的基础上,于麻醉减浅阶段间断吸入挥发性麻醉药。一方面可维持麻醉相对稳定,另一方面还可减少吸入麻醉药的用量,且有利于麻醉后迅速复苏。

二、麻醉前护理

麻醉前护理是麻醉患者护理工作的首要步骤和重要环节之一。做好麻醉前的护理工作,对于保证患者麻醉期间的安全性、提高患者对麻醉和手术的耐受力、减少麻醉后并发症等均具有重要意义。

（一）护理评估

1.健康史

了解患者既往有无中枢神经系统、心血管系统及呼吸系统疾病等病史；既往麻醉及手术史；近期有无应用强心药、利尿药、抗高血压药、降血糖药、镇静药、镇痛药、抗生素以及激素等用药史；有无药物、食物等过敏史；有无遗传性疾病的家族史；有无烟酒嗜好以及有无药物成瘾等个人史。

2.身体状况

重点评估心、肺、肝、肾和脑等重要脏器功能状况，患者的生命体征及营养状况，水、电解质代谢和酸碱平衡情况，牙齿有无缺少、松动或义齿，局麻穿刺部位有无感染，脊柱有无畸形及活动受限。

3.心理-社会状况

了解患者的情绪状态和性格特征，对疾病、手术和麻醉的认识程度，对术前准备、护理配合和术后康复知识的了解程度，患者的经济状况和社会支持程度等。

（二）护理诊断

1.恐惧或焦虑

其与对麻醉和手术缺乏了解有关。

2.知识缺乏

缺乏有关麻醉及麻醉配合的知识。

（三）护理目标

（1）患者恐惧或焦虑减轻。

（2）了解有关麻醉及麻醉配合知识。

（四）护理措施

1.提高机体对麻醉和手术的耐受力

努力改善患者的营养状况，纠正各种生理功能紊乱，使各重要脏器的功能处于较好的状态，为麻醉创造条件。

2.心理护理

用恰当的语言向患者讲解麻醉方法和手术方案、配合方法，安慰并鼓励患者，缓解患者恐惧、焦虑情绪，取得患者的信任和配合，确保麻醉与手术的顺利实施。

3.胃肠道准备

择期手术患者麻醉前常规禁食 12 小时，禁饮 4～6 小时，以减少术中、术后因呕吐和误吸导致窒息的危险。急诊手术的患者，只要时间允许，应尽量准备充分。饱食后的急诊手术患者，可以采取局部麻醉方式，因手术需要必须全麻者，则应清醒插管，主动控制气道，避免引起麻醉后误吸。

4.局麻药过敏试验

应详细了解患者的药物过敏史。普鲁卡因使用前，常规做皮肤过敏试验，并准备好肾上腺素和氧气等急救用品。

5.麻醉前用药

用药目的：稳定患者情绪，减轻患者的心理应激反应；抑制呼吸道及唾液腺分泌，保持呼吸道通畅；消除因手术或麻醉引起的不良反应，提高痛阈，增强麻醉效果，减少麻醉药用量。临床工作中,常根据患者病情、手术方案、拟用麻醉药及麻醉方法等确定麻醉前用药的种类、剂量、用药途径等(表 13-2)。一般手术前一晚给催眠药,术前 30～60 分钟应用抗胆碱药和其他类药物各一种合理配伍,肌内注射。抗胆碱药物能抑制汗腺分泌和影响心血管活动,甲状腺功能亢进、高热、心动过速者不宜使用。吗啡有抑制呼吸中枢的不良反应,故小儿、老年人应慎用,孕妇、呼吸功能障碍者禁用。

表 13-2 麻醉前用药的种类、作用及应用方法

药物类型	药名	作用	成人用法和用量
安定镇静药	地西泮	安定镇静、催眠、抗焦虑、抗惊厥、中枢性肌肉松弛及一定的抗局麻药毒性的作用	肌内注射 5～10 mg
	氟哌利多		肌内注射 5 mg
催眠药	苯巴比妥	镇静、催眠、抗惊厥,并能防治局麻药毒性反应	肌内注射 0.1～0.2 g
镇痛药	吗啡	镇痛、镇静,提高痛阈,增强麻醉效果	肌内注射 5～10 mg
	哌替啶		肌内注射 50～100 mg
抗胆碱药	阿托品	抑制腺体分泌,解除平滑肌痉挛和迷走神经兴奋	肌内注射 0.5 mg
	东莨菪碱		肌内注射 0.2～0.6 mg

6.麻醉物品的准备

药品准备包括麻醉药和急救药。器械准备包括吸引器、面罩、喉镜、气管导管、供氧设备、麻醉机、监测仪等。

7.健康教育

(1)术前向患者详细讲解麻醉方法和手术过程,消除患者不必要的顾虑和恐惧。

(2)指导患者自我调控,保持情绪稳定。

(3)术前指导患者练习术中的特殊体位,便于手术的配合。

(4)讲解术后并发症的表现、预防及康复训练方法,使患者有充分的心理准备。

(五)护理效果评价

(1)患者紧张、焦虑以及恐惧心理是否得到缓解,能否积极主动配合治疗、安静地休息和睡眠。

(2)能否很好地配合麻醉,生命体征是否稳定,是否出现窒息、呼吸困难等麻醉潜在并发症。

三、常用麻醉护理

(一)护理评估

(1)了解麻醉方法、手术方式、术中情况、出血量、尿量、输液输血量及用药情况。

(2)密切观察局部麻醉有无毒性反应及变态反应;椎管内麻醉有无呼吸、循环系统及局部并发症;全麻至苏醒前是否发生呼吸系统、循环系统和中枢神经系统并发症。

(二)护理诊断

1.有窒息的危险

与麻醉过程中、麻醉后发生呕吐引起的误吸有关。

2.潜在并发症

局麻药毒性反应、呼吸道梗阻、循环功能衰竭等。

3.头痛

与脑脊液压力降低有关。

（三）护理目标

(1)避免发生呕吐,呕吐后及时处理,避免窒息。

(2)生命体征稳定。

(3)麻醉后无明显头痛。

（四）护理措施

1.局部麻醉患者的护理

(1)一般护理:局麻药对机体影响小,一般无须特殊护理。门诊手术患者若术中用药多、手术过程长,应于术后休息片刻,经观察无异常后方可离院,若有不适,立即就诊。

(2)局麻药的毒性反应与护理。①毒性反应:局麻药吸收入血后,单位时间内血中局麻药浓度超过机体耐受剂量就可发生毒性反应,严重者可致死。②常见原因:一次用量超过患者的耐量;误将药液注入血管内;局部组织血运丰富,吸收过快或局麻药中未加肾上腺素;患者体质衰弱,耐受力低;肝功能严重受损,局麻药代谢障碍;药物间相互影响使毒性增高。应用小剂量局麻药后即出现毒性反应者称为高敏反应。③临床表现:轻度毒性反应患者表现为嗜睡、眩晕、多语、惊恐不安和定向障碍等症状。此时若药物停止吸收,一般在短时间内症状可自行消失,否则出现意识丧失、谵妄、惊厥,严重时出现呼吸、心跳停止。④急救:立即停止给药,吸氧,保持呼吸道畅通;烦躁不安患者可进行肌内或静脉注射地西泮 10～20 mg,有惊厥者给予 2.5% 硫喷妥钠 1～2 mg/kg,缓慢静脉注射;出现呼吸、循环功能抑制的患者应进行面罩给氧,人工呼吸,静脉输液,给予升压药麻黄碱或间羟胺维持血压;心率缓慢者静脉注射阿托品等;呼吸、心搏骤停者,立即进行心肺复苏。⑤预防:限定麻醉药剂量,一次最大剂量普鲁卡因不超过 1 g,利多卡因不超过 0.4 g,丁卡因不超过 0.1 g;麻醉前用巴比妥类、地西泮、抗组胺类药物,提高毒性阈值;在每 100 mL局麻药中加入 0.1% 肾上腺素 0.3 mL,可减慢局麻药的吸收,减少毒性反应的发生,并能延长麻醉时间,但不能用于指(趾)、阴茎神经阻滞麻醉和高血压、心脏病、甲状腺功能亢进、老年患者;注药前常规回抽,无血液时方可注药;根据患者状态或注射部位适当减量,如在血液循环丰富的部位,年老、体弱及对麻醉药耐受力差的患者,用药要适当减量。

(3)局麻药的变态反应与护理:多见于普鲁卡因和丁卡因。预防的关键是麻醉前询问过敏史和进行药物过敏试验。变态反应的临床表现为注入少量局麻药后出现荨麻疹、喉头水肿、支气管痉挛、低血压和血管神经性水肿等体征。必须立即停止用药,给予对症抗过敏处理。病情严重者立即皮下或静脉注射肾上腺素,然后给皮质激素或抗组胺药物。

2.椎管内麻醉患者的护理

(1)蛛网膜下腔麻醉的护理。①体位:穿刺时协助麻醉师摆好患者体位,注药后立即帮助患者平卧,以后根据麻醉要求调整体位。麻醉后常规去枕平卧 6～8 小时。②观察病情:严密监测血压、脉搏和呼吸的变化。继续输液,连接和固定好各种引流管。③并发症及护理。血压下降,心动过缓:因交感神经抑制,迷走神经亢进所致。应立即快速输液,以扩充血容量。必要时静脉或肌内注射麻黄碱 15～30 mg。心动过缓时静脉注射阿托品 0.3～0.5 mg。呼吸抑制:因麻醉平面过高使呼吸肌运动无力或麻痹所致,表现为胸闷气短、说话无力、发绀,如出现严重呼吸困难,应给予气管插管、人工呼吸、给氧等抢救措施。腰麻后头痛:因蛛网膜穿刺处脑脊液漏,颅内压降低、颅内血管扩张所致;也可因腰穿出血或药物刺激蛛网膜和脑膜所致。典型的头痛可发生在穿刺后 6～12 小时，疼痛常位于枕部、顶部或颞部，呈搏动性，抬头或坐起时加重。约 75% 的患者在 4 天内症状消失，多数不超过 1 周，但个别患者的病程可长达半年以上。麻醉时采用细针穿刺、提高穿刺技术、缩小针刺裂孔、保证术中术后输入足量液体及手术后常规去枕平卧 6～8 小时可预防头痛发生；出现头痛症状者，应平卧休息，服用镇痛或镇静类药物，每天饮水或静脉补液 2 500～4 000 mL。严重头痛者经上述处理无效时，可在硬膜外腔隙注入生理盐水或中分子右旋糖酐 15～30 mL，疗效较好。④对症处理：注意有无恶心呕吐、尿潴留、穿刺处疼痛等，若发现异常，配合医师做相应处理。

（2）硬膜外麻醉的护理。①硬脊膜外麻醉的并发症及护理。全脊髓麻醉：硬膜外麻醉最严重的并发症。因麻醉穿刺时，穿破硬脊膜，将大量药液误注入蛛网膜下腔而产生异常广泛的阻滞，引起意识丧失，呼吸停止，血压下降，继而心搏骤停而致死。一旦疑有全脊髓麻醉，应立即进行面罩正压通气，必要时进行气管插管维持呼吸，输液、用升压药，维持循环功能，如抢救及时，呼吸、血压和神志可能恢复。硬膜外麻醉前常规准备抢救器械，穿刺时认真细致，注药前先回抽，观察有无脑脊液，注射时先用 3～5 mL 试验剂量并观察 5～10 分钟，改变体位后需再次注射试验剂量，以重新检验，防止患者术中躁动。穿刺损伤脊神经根：多由于穿刺不当所致。如穿刺过程中患者主诉有电击样痛并向单侧肢体传导，应调整进针方向。术后出现该神经根分布区疼痛或麻木，一般 2 周内多能缓解或消失，但麻木可遗留数月，可对症治疗。硬膜外血肿：因穿破血管而引起出血，血肿压迫脊髓可并发截瘫。如发现患者有下肢的感觉运动障碍，应在 8 小时内手术清除血肿。置管动作宜细致轻柔，对凝血功能障碍或在抗凝治疗期间患者禁用硬膜外阻滞麻醉。硬膜外脓肿：无菌操作不严格或穿刺经过感染的组织，可引起硬膜外腔隙感染甚至形成脓肿，出现全身感染表现及头痛、呕吐、颈项强直等脑膜刺激症状。应用大剂量抗生素治疗，在出现截瘫前及早手术切开椎板排脓。②麻醉后处理：麻醉后患者平卧 4～6 小时，其他护理同腰麻。

3.全身麻醉患者的护理

（1）并发症的观察和护理。①呕吐与窒息：呕吐可发生于麻醉诱导期、术中或麻醉苏醒期，呕吐物误吸入呼吸道可导致窒息或吸入性肺炎。应密切观察呕吐的先兆，如发现恶心、唾液分泌增多且频繁吞咽时，立即将患者上身放低、头偏向一侧，以利呕吐物排出，同时迅速清理口、鼻腔内残留的呕吐物。若呕吐物已进入呼吸道，应诱发咳嗽或进行气管内插管，彻底清除呼吸道内异物。②呼吸暂停：多见于使用硫喷妥钠、丙泊酚或氯胺酮等施行的小手术，也见于全身麻醉者苏醒拔管后，是因苏醒不完全而发生呼吸暂停，表现为胸腹部无呼吸动作，发绀。一旦发生，应立即施行人工呼吸，必要时在肌松药辅助下气管内插管进行人工呼吸，吸氧。③呼吸道梗阻：上呼吸道梗阻最常见原因是舌后坠及咽部分泌物积聚堵塞气道。吸气困难为主要症状，舌后坠时可听到鼾声，咽部有分泌物则呼吸时有水泡音。完全梗阻时出现鼻翼翕动和三凹征。一旦发生则应立即托起下颌或置入咽导管，及时清除分泌物，梗阻即可解除。下呼吸道梗阻的常见原因为气管、支气管分泌物积聚，应给予气管内插管，清除分泌物。④急性支气管痉挛：好发于既往有哮喘病史或对某些麻醉药过敏者，气管内导管插入过深致反复刺激隆突或诱导期麻醉过浅均可诱发。患者表现为呼吸阻力极大，两肺下叶或全肺布满哮鸣音，严重者气道压异常增高可 >3.92 kPa（40 cmH$_2$O）。应在保证循环稳定的情况下，快速加深麻醉，经气管或静脉注入利多卡因、氨茶碱、皮质激素、平喘气雾剂等，松弛支气管平滑肌。⑤低血压：麻醉药引起的血管扩张、术中器官牵拉所致的迷走神经反射、大血管破裂引起的大失血以及术中长时间血容量补充不足或不及时等均可引起低血压。应根据手术刺激强度调整麻醉状态；根据失血量，快速补液，酌情输血，必要时使用升压药。⑥心搏骤停与心室颤动:全身麻醉最严重的并发症。原因复杂,多发生于原有器质性心脏病、低血容量、高或低碳酸血症、高或低钾血症等患者,麻醉深度不当、呼吸道梗阻、手术牵拉内脏等均可成为诱发因素,需立即施行心肺复苏。

(2)全麻恢复期的护理:全麻手术结束至苏醒前,药物对机体的影响将持续一段时间,易发生呼吸系统、循环系统和中枢神经系统并发症。必须重视麻醉恢复期的护理,严密观察生命体征,争取及早发现并及时处理各种并发症。具体护理措施如下。①一般护理:了解麻醉和手术方式、术中用药情况、出血量及尿量等。保持输液及各种引流管通畅,监测记录用药及出入量。②安置适当卧位:清醒前去枕平卧,头偏向一侧或侧卧。③密切观察病情:全麻苏醒前应有专人护理,每15～30分钟测量脉搏、呼吸、血压1次,同时观察意识、肢体运动和感觉、口唇与皮肤色泽、心电图和血氧饱和度,并做好记录,直至患者完全清醒。保持呼吸道通畅。床边备吸痰器和气管切开包,防止呕吐物引起误吸和窒息。保持正常体温。因手术中内脏暴露时间长,多数大手术后患者体温较低,应给予保暖,但避免烫伤。保证患者安全。麻醉恢复过程中,患者可能出现躁动现象,应专人守护,适当约束,防止坠床、外伤、拔除输液管和引流管等。评估患者麻醉恢复情况,达到以下标准可转回病房。神志清醒,有定向力,能正确回答问题;呼吸平稳,能深呼吸及咳嗽,SaO_2 >95%;血压、脉搏平稳,心电图无严重心律失常和 ST-T 改变。

(五)护理评估

评估:①患者呼吸道是否通畅,有无缺氧症状。②患者生命体征是否平稳。③各种麻醉的潜在并发症是否避免。

四、术后镇痛管理

(一)术后镇痛的意义

手术后疼痛是一种伤害性刺激,可引起机体一系列的病理生理改变。有效的术后镇痛有利于患者早期下床活动,促进胃肠功能的早期恢复,减少肺部并发症及下肢静脉血栓的形成,加速康复进程。

(二)术后镇痛的方法

1.传统方法

传统镇痛方法是在患者需要时根据医嘱肌内注射阿片类药物镇痛(吗啡或哌替啶)。因需经历患者需要-开处方-肌内注射-起效的过程,不能做到方便及时、反应迅速,结果使多数患者存在不同程度的镇痛不全,且多次肌内注射还增加了患者的痛苦。

2.现代方法

现代术后镇痛的宗旨是尽可能完善地控制术后疼痛,使患者感觉不到疼痛。可请患者参与镇痛方法的选择,使用患者自控镇痛、硬膜外置管镇痛以及持续外周神经阻滞镇痛等新型镇痛装置和技术。具体方法如下。

(1)持续镇痛:以镇痛泵持续输入小剂量镇痛药。

(2)患者自控镇痛:在持续镇痛基础上,允许患者根据自身对疼痛的感受,触发释放一定量的药物。该电子泵系统可在预先设定的时间内对患者的第二次要求不做出反应,以防止药物过量。它包括患者自控静脉镇痛:以阿片类药物为主;患者自控硬膜外镇痛:以局麻药为主;皮下自控镇痛:药物注入皮下;神经干旁阻滞镇痛:以局麻药为主。

(3)其他:物理疗法、神经电刺激以及心理治疗等。

（三）术后镇痛的并发症及护理

1.并发症

（1）恶心、呕吐：术后引起恶心、呕吐的原因很多，阿片类药物对延髓呕吐中枢化学感受区的兴奋作用可能是引起恶心、呕吐的主要原因。术后呕吐可增加腹压，加剧切口疼痛，引发伤口出血，故出现呕吐时应给予甲氧氯普胺（胃复安）注射，同时采取平卧位头偏向一侧，防止呕吐物误入气管。

（2）呼吸抑制：阿片类药物最危险的不良反应为直接作用于脑干，抑制呼吸中枢，导致呼吸衰竭。开始表现为呼吸频率减慢，继而通气量减少，呼吸运动不规则，最后出现呼吸抑制，每分钟呼吸频率<10次，甚至停止。一旦发生上述表现，应立即报告医师，采取急救措施。

（3）内脏运动减弱：发生尿潴留时予以留置导尿，可将尿管的拔出时间延长至镇痛结束；若消化道排气延迟，甲氧氯普胺能促进胃肠运动，在减轻恶心、呕吐症状的同时减轻胃潴留。通过术后早期活动可预防或减轻以上情况发生。

（4）皮肤瘙痒：瘙痒是阿片类药物诱发组胺释放而引起的不良反应，表现为荨麻疹和瘙痒，给予抗组胺类药物可使症状缓解，严重者可以用纳洛酮对抗。

2.护理

（1）护士在术前应详细向患者介绍所使用镇痛方法的益处及操作要领，同时使患者增强战胜疼痛的信心。

（2）监测记录患者的生命体征：监测呼吸变化是自控镇痛护理的关键，应每小时测量呼吸1次，每6小时测量血压、脉搏、体温各1次，并做好记录，直到自控镇痛结束。由于局麻药及吗啡类药物有扩张血管作用，加上术中血容量相对不足，少数患者可出现低血压反应。当发现血压较基础血压下降10％时，可适当加快输液速度。当血压下降20％时，则应暂停使用镇痛药并补液。

（3）评价镇痛效果：镇痛不全或患者需要更为复杂地调整剂量时，要与麻醉科人员联系。

（4）保护留置导管，防止脱落、扭曲，以防影响药物的输入。同时注意观察局部有无发红或脓性分泌物渗出，如发生感染，应报告医师及时拔管并加强抗感染治疗。

（5）协助诊治并发症，发现异常应立即停用镇痛泵。遇呼吸抑制、心搏骤停的紧急情况，则立即就地抢救，同时请麻醉科会诊参与。

（姜洪玲）

第三节　围麻醉期患者的整体护理

麻醉及手术均可影响患者生理状态的稳定性，使患者生理功能处于应激状态；妇产科疾病与并存的内科疾病又有各自不同的病理生理方面的改变，这些因素使得麻醉与手术的风险增加。为提高麻醉与手术的安全性，在麻醉与手术前对全身情况和重要器官生理功能进行充分估计，并尽可能加以维护和纠正。例如，一老年心律失常型冠心病患者，行分段子宫诊刮术，虽然是个小手术，如果术前不重视对心肌缺血及心律失常的治疗，围术期患者可能会因精神紧张或手术刺激而使心肌缺血加重，诱发室性心动过速或室颤，导致患者死亡。

全面的麻醉与手术前病情估计和准备工作应包括以下几个方面：①全面了解患者的全身健康状态和特殊病情。②明确全身状况和器官功能存在哪些不足，麻醉与手术前需做哪些准备。③明确器官疾病和特殊病情的危险所在，术中可能发生什么意外情况，需采取什么防治措施。④评估患者接受麻醉和手术的耐受力。⑤做好常规准备工作。

一、护理评估

(一)了解病史

手术前仔细查看住院记录，并有目的地了解个人史、过去史、手术史及治疗用药史。如患者有哮喘病而医师询问病史时可能忽略，护士应将此类重要信息告知医师，还有如患者术前一直在自服阿司匹林等药物，护士也应告知医师让患者及时停药并延期手术。

(二)全身状况

术前护士应观察患者有无营养障碍、贫血、脱水、水肿、发热、发绀、消瘦或过度肥胖，了解近期内的体重变化，如近期内体重显著减轻者，对麻醉手术的耐受能力较差，应告知医师。

1.精神状态

观察患者是否紧张和焦虑，估计其合作程度。询问患者对麻醉和手术有何顾虑和具体要求，酌情进行解释和安慰。焦虑情绪严重者，可提前通知麻醉医师进行相应处理。有明显精神症状者，应请精神科医师确诊并治疗。

2.器官功能状态

手术前应全面了解心、肺、肝、肾、脑等重要生命器官的功能状态，注意体温、血压、脉搏、呼吸等生命体征的变化，查看心电图、胸片、血、尿等常规检查的结果。

(1)体温上升者常表示体内存在感染病灶或炎症，或代谢紊乱。体温低于正常者，表示代谢低下，情况差，对麻醉及手术的耐受能力低。

(2)血压升高者，应在双上肢反复多次测量血压，明确其原因、性质和波动范围，协助医师决定手术前是否需要抗高血压治疗，同时要估计其累及心、脑、肾等重要器官功能损害的程度。

(3)血红蛋白、血细胞比容可反映贫血、脱水及血容量的大致情况。成人血红蛋白低于 80 g/L 或高于 160 g/L 时，麻醉与手术时易发生休克或栓塞等危险，均需手术前尽可能纠正。

(三)体格检查

1.呼吸系统

观察呼吸次数、深度、形式(即胸式呼吸、腹式呼吸)及潮气量大小，有无呼吸道不通畅或胸廓异常活动和畸形。这些观察对于全麻深浅的正确判断和维持麻醉平稳，以及术后是否会发生肺部并发症等都有重要的关系。此外，要重视肺部听诊和叩诊检查，参阅 X 线透视和摄片结果，尤其对 60 岁以上老年人，或并存慢性肺部疾病的患者更需重视，有时可获得病史和体检不能查出的阳性发现。遇有下列 X 线检查征象者应待诊断明确，病情稳定后再行择期手术：气管明显移位或狭窄，纵隔占位病变压迫邻近大血管、脊神经、食管或气管，肺气肿、肺炎、肺不张、肺水肿或肺实变，脊椎、肋骨或锁骨新鲜骨折，心包炎或心脏明显扩大等。对并存急性上呼吸道感染(鼻塞、咽充血、疼痛、咳嗽、咳痰或发热等)者，除非急症手术，否则至少需推迟到治愈 1 周以后再手术。对于慢性支气管炎或肺部疾病患者，或长期吸烟者，注意痰量、性状、黏稠度、是否易于咳出，需采取预防术后肺并发症或病变播散的措施，禁用刺激呼吸道的麻醉药。对于影响呼吸道通畅度的病情要特别重视，如鼻中隔偏曲、鼻甲肥大、鼻息肉、扁桃体肥大、颈部肿物压迫气管、声带麻痹、大量咯血、呕血、频繁呕吐、昏迷、过度肥胖以及颈项过短等,麻醉中都易引起急性呼吸道阻塞,均需常规采用清醒气管内插管,或事先做好抢救准备(如气管插管用具、抽吸器、气管切开器械包及纤支镜等)。对拟行气管内插管的患者,必须常规检查呼吸道有关解剖及其病理改变。

2.心血管系统

除检查血压、脉搏、皮肤黏膜颜色和温度等周围循环外,要注意心脏听诊和叩诊,周围浅动脉、眼底动脉和主动脉情况。有心脏扩大、桡动脉和眼底动脉硬化、主动脉迂曲伸直者,在麻醉用药量、麻醉深度、氧供应、输液速度和输液量以及消除手术刺激不良反应等处理上,都必须格外谨慎合理。这类患者对麻醉的耐受性很差。心脏听诊有杂音,但无心脏功能障碍者,对麻醉的耐受未必很差。有心律失常者,需用心电图确诊其性质,并予治疗。对40岁以上的患者,术前需常规检查心电图,以排除冠心病。据统计,术前能查出心电图异常而给予适当处理者,死亡率可降低50%。此外,对心肺功能的代偿程度作出恰当估计,十分重要。

3.脊柱

对拟行椎管内麻醉者,常规检查脊柱情况和脊髓功能甚为重要。应明确脊柱有无病变、畸形或变形,穿刺点邻近组织有无感染,是否存在出血性疾病或使用抗凝药治疗,是否有经常头痛史,是否存在隐性脊髓病变。如果存在或怀疑有上述情况,为避免发生全脊麻、脊髓病变加重或椎管内血肿形成、感染化脓而继发截瘫等并发症,应禁用椎管内麻醉。

4.体表血管

观察颈外静脉,平卧时静脉塌陷提示血容量不足,静脉怒张提示心功能不全或输液过量。检查四肢浅表静脉,选定输液穿刺点,估计有无穿刺困难情况。

二、护理诊断

(一)恐惧
其与疾病的诊断及担心生命的安危有关。
(二)焦虑
其对疾病的预后及麻醉、手术缺乏了解所致。
(三)疼痛
其与妇产科急腹症有关,如卵巢囊肿蒂扭转、输卵管妊娠破裂。

三、麻醉手术前护理措施

(一)精神状态准备
多数手术患者术前都存在不同程度的恐惧、紧张和焦虑心理。情绪激动或彻夜失眠均可导致中枢神经或交感神经系统过度活动,由此足以削弱患者对麻醉与手术的耐受力。近来研究证实患者免疫能力也受到明显的影响。因此,术前必须设法解除患者的思想顾虑和焦虑情绪,应从关怀、安慰、解释和鼓励着手,如酌情将手术目的、麻醉过程、手术体位等情况,用恰当的语言向患者作具体解释,针对患者存在的疑问进行交谈,取得患者的信任,争取充分合作。术前精神准备措施:①一般访视加交谈。②一般访视加患者阅读"手术简介"小册。③一般访视加患者阅读"手术简介"和交谈、讨论及释疑。比较结果证实,第③组患者术前焦虑水平最低,术后疼痛和不安最轻;术后头24小时的镇痛药需求量最少;食欲恢复得最早;术后前6天的恢复过程最平稳,正常活力恢复最快。

尽管术前焦虑与术后恢复之间的相关性,目前还存在争议,但医护人员切实做到对患者关心、体贴并进行安慰和解释,主动控制患者术前、术后的焦虑程度仍为一项重要的常规医护措施,不容忽视。具体护理措施:术前交谈、视听介绍及指导阅读"手术简介"小册;对焦虑程度特别严重的患者可以约麻醉医师从手术前数天开始访视患者,每天与患者访谈 1~2 次,每次约 20 分钟,采用正面引导、集中注意力及被动放弃各种心烦意乱的话题,以引起"松弛"效果,已证实的确可产生减低氧耗、降低动脉血压等功效。借助药物解除焦虑:目前最常用的主要有咪达唑仑、地西泮及氯甲西泮。咪达唑仑为水溶性,苯二氮类药物,具有镇静、抗焦虑、遗忘、抗惊厥、肌肉松弛等功效。最近的研究表明,咪达唑仑可以改善手术患者的睡眠质量,从而防止患者免疫力的降低。由于咪达唑仑具有起效迅速、清除半衰期短(2.1~3.4 小时)、代谢产物无活性、对局部组织和静脉无刺激等优点,现已广泛应用于术前患者。一般口服剂量为 15 mg,静注剂量为 2.5~7.5 mg,肌内注射剂量为 0.07~0.1 mg/kg。老年人对咪达唑仑较敏感,故剂量需酌减,如 90 岁老人静注咪达唑仑的剂量宜<0.03 mg/kg。

术前患者已有疼痛会加重焦虑,焦虑又可加剧疼痛。镇静、抗焦虑和镇痛药的联合应用可产生协同效应。但需注意联合用药可产生呼吸抑制的不良反应,能诱发低氧血症,甚至窒息。

(二)营养状况的改善

营养不良致蛋白质和某些维生素不足,可明显降低麻醉与手术耐受力。蛋白质不足常伴有贫血或低血容量,耐受失血的能力降低,还可伴有组织水肿而影响切口愈合和降低术后抗感染能力。维生素缺乏可致营养代谢异常,术中易出现循环功能或凝血功能异常。对营养不良患者,如时间允许,应尽可能经口补营养,一般选用高蛋白质饮食,或请营养科医师定食谱。如时间不充裕,或患者不能或不愿经口饮食,可通过注射水解蛋白和维生素等进行纠正,清蛋白低下者,最好给浓缩清蛋白注射液。

(三)适应手术后需要的训练

有关术后饮食、体位、大小便、切口疼痛或其他不适,以及可能需要较长时间输液、吸氧、胃肠减压、导尿及各种引流等情况,术前可酌情将其临床意义向患者讲明,以争取配合。多数患者不习惯在床上大小便,术前需进行锻炼。必须向患者讲清楚术后深呼吸、咳嗽、咳痰的重要性,并训练正确执行的方法。

(四)胃肠道准备

择期手术中,除用局麻做小手术外,不论采用何种麻醉方式,均需常规排空胃,目的在于防止术中术后反流、呕吐,避免误吸、肺部感染或窒息等意外。胃排空时间正常人为 4~6 小时。情绪激动、恐惧、焦虑或疼痛不适等可致胃排空显著减慢。为此,成人一般应在麻醉前至少 8 小时,最好 12 小时开始禁饮、禁食,以保证胃彻底排空;在小儿术前也应至少禁饮、禁食 8 小时,但乳儿术前 4 小时可喂一次葡萄糖水。有关禁饮、禁食的重要意义,必须向患者及家属交代清楚,以争取合作。

(五)膀胱的准备

患者送入手术室前应嘱其排空膀胱,以防止术中尿床和术后尿潴留,对盆腔手术则有利于手术野显露和预防膀胱损伤。危重患者或复杂大手术,均需于麻醉诱导后留置导尿管,以利观察尿量。

(六)口腔卫生准备

麻醉后,上呼吸道一般性细菌易被带入下呼吸道,在手术后抵抗力低下的状况下,可能引起肺部感染并发症。为此,患者住院后即应嘱患者早晚刷牙、饭后漱口,有松动龋齿或牙周炎症者需经口腔科诊治。进手术室前应将活动义齿摘除,以防麻醉时脱落,甚至被误吸入气管或嵌顿于食管。

(七)输液输血准备

施行中等以上的手术前,应检查患者的血型,准备一定数量的浓缩红细胞,做好交叉配血试验。凡有水、电解质或酸碱失衡者,术前均应常规输液,尽可能作补充和纠正。

(八)治疗药物的检查

病情复杂的患者,术前常已接受一系列药物治疗,手术前除要全面检查药物的治疗效果外,还应重点考虑某些药物与麻醉药物之间存在相互作用的问题,有些容易在麻醉中引起不良反应。为此,对某些药物要确定是否继续服用、调整剂量再用或停止使用。例如,洋地黄、胰岛素、皮质激素和抗癫痫药,一般都需要继续用至术前,但应核对剂量重作调整。对1个月以前曾服用较长时间皮质激素,而术前已经停服者,手术中仍有可能发生急性肾上腺皮质功能不全危象,故术前必须恢复使用外源性皮质激素,直至术后数天。正在施行抗凝治疗的患者,手术前应停止使用,并需设法拮抗其残余抗凝作用。患者长期服用某些中枢神经抑制药,如巴比妥、阿片类、单胺氧化酶抑制药、三环类抗忧郁药等,均可影响对麻醉药的耐受性,或于麻醉中易诱发呼吸和循环意外,故均应于术前停止使用。安定类药(如吩噻嗪类药——氯丙嗪)、抗高血压药(如萝芙木类药——利舍平)、抗心绞痛药(如β受体阻滞剂)等,均可能导致麻醉中出现低血压、心动过缓,甚至心缩无力,故术前均应考虑是否继续使用、调整剂量使用或暂停使用。

(九)手术前晚复查

手术前晚应对全部准备工作进行复查。如临时发现患者感冒、发热、妇女月经来潮等情况时,除非急症,否则手术应推迟施行。手术前晚睡前宜给患者服用镇静催眠药,以保证有充足的睡眠。

四、手术当天及术中的护理措施

(1)患者入手术室前,巡回护士调节好室温,使患者感到温暖舒适,以免着凉感冒。

(2)手术室护士在患者入手术室后对不同年龄的患者用不同的方式亲切地打招呼,查对患者时用一种拉家常的方式而不能像查户口或审问,避免加重患者紧张情绪。

(3)根据要求,协助医师按时填写《麻醉手术前访视记录表》,围术期用药应"三查八对"。

(4)对患者提出的疑问应尽可能答复或解释,适当地满足患者的小小要求,像挠痒痒等,并对手术与麻醉方式做简单明了的介绍。

(5)轻柔地使用约束带,同时向患者解释这样做仅仅是为了她的安全,不要让其联想到"五花大绑""上刑场"之类的词。手臂外展角度<90°,手臂放于托手板上,一定要软布包裹,防止腕、肘、肩关节受压。另外,血压计袖带同样要绑得适宜,防止出现红色压痕。

(6)正确摆放截石位,避免出现局部皮肤压伤、静脉血栓形成和腓总神经损伤等并发症。术后随访注意患者下肢的皮肤颜色、温度、感觉、运动功能。提醒患者如出现异常反应及时与医师联系。

(7)巡回护士在进行一些与患者身体有接触的操作或准备(如绑约束带、静脉穿刺等)时,应先与患者招呼一声(比如说会有点不舒服,有点痛等),让其有心理准备,以免加重其原有紧张情绪。

(8)洗手、巡回护士在术前准备过程中应轻柔、高效,避免发出太大响声;不喧闹,不闲扯,不随意开玩笑,以保证手术室的安静。

(9)手术中经常询问患者有何不适,有时抚摸其不适处或轻握其手可使患者得到安慰和鼓励,让其体会到有人关心她,从而增加战胜疾病的信心。

(10)防止感染,从以下几个方面注意:①所有手术人员按手术室要求穿、戴,并且皮肤无破损、感染,患感冒的医务人员不得入手术室;严格遵守无菌操作,如有污染或怀疑污染应及时更换、消毒。②所有器械、敷料包经高压灭菌符合要求后方可使用,同时包布应完整无破损及潮湿。一次性用品使用时严格检查批号及包装有无破损。③静脉穿刺时应严格消毒皮肤并严守操作规程,用无菌贴膜固定好。使用三通给药后及时盖好三通帽。④术中遵医嘱及时使用抗生素。⑤切口应清洁、备皮,如需在手术间备皮则应注意防止碎屑飞扬及剃破皮肤。⑥手术组人员术中避免不必要的交谈、说笑。

(11)敏捷地配合麻醉医师进行硬膜外麻醉,协助患者摆好体位,在麻醉医师操作过程中陪在患者身边,这样既可使患者很好地与麻醉医师合作,又可防止患者意外受伤。

(12)静脉穿刺时先做好解释工作,穿刺时穿破皮肤后套管针直接送入血管,避免在皮下组织内行走,以减轻穿刺带来的痛苦。术中巡视患者,注意保持液体无漏出或空气栓子。输液、给药时应严格查对药液的批号、透明度,有无沉淀及包装有无破损等,同时要与麻醉医师共同核对后方可使用。输血前与麻醉医师共同核对血型单、交叉配血单、采血日期,防止输错血型。冷藏血在输前应稍加温。

(姜洪玲)

第四节　围麻醉期常见并发症的处理及护理

一、术后躁动的处理及护理

手术结束停止麻醉后患者苏醒,但有些患者可能出现意识模糊、嗜睡、定向障碍、躁动不安等脑功能障碍。术后躁动患者往往表现为交感神经兴奋,从而增加循环系统并发症和术后出血量;剧烈的活动将造成伤口裂开,输液管、引流管脱落甚至导致手术失败、意外受伤等严重并发症。术后躁动的危险因素:术后患者呼吸功能受抑制,血压过低,代谢紊乱,水、电解质紊乱,术前有癫痫病史等中枢神经系统并发症,术前长期服用精神治疗药、镇静药、乙醇及麻醉药品等。子宫、卵巢等切除手术可导致剧烈的情感反应,另外,疼痛、尿潴留、胃膨胀、恶心、呕吐、眩晕等因素均可引起术后躁动。可采用如下护理措施防治术后躁动。

(1)尽量减少造成术后躁动的因素,包括术中维持恰当的麻醉深度,术后注意观察患者呼吸功能并常规术后输氧,维持血压稳定,充分的术后镇痛及避免不良刺激等。

(2)在躁动原因未明确之前,主要是加强护理,以防挣扎而导致伤口裂开,引流管、导尿管及输液管被拔出;采取必要的防护措施,以防发生患者从床上翻下而致摔伤等意外性伤害。

(3)如躁动的原因较为明确,应立即予以消除。对可能的原因去除后躁动仍无明显缓解或原因不明的躁动患者,若无呼吸和循环功能不全,可适当使用起效快、作用时间短的镇静催眠药,如咪达唑仑、丙泊酚等。切忌在呼吸循环不稳定的情况下使用上述药物,否则将导致严重并发症,甚至危及患者的生命安全。

二、麻醉手术期寒战的处理及护理

围麻醉手术期5%~65%的患者会出现寒战现象,其发生原因目前尚不十分清楚。若手术时患者长时间持续寒战,机体耗氧量和二氧化碳产生增加,进而易产生低氧血症、乳酸性酸中毒、每分通气量和心排血量增加以及眼压增高,对老年人、冠心病、高血压、肺功能不全等患者的围术期恢复极为不利;严重的寒战会出现整个躯体明显抖动,这将使冠心病患者心肌缺血明显加剧,可导致严重心律失常、心肌梗死,甚至死亡,所以应积极防治围术期的寒战。

(一)注意围术期的保暖,防止体温下降

因为硬膜外麻醉及手术消毒时需要暴露手术患者,故患者入手术室前即应将室内温度调整在24~28℃。手术中如需用大量生理盐水冲洗腹腔,宜用同体温的温盐水,大量输液、输血者亦可采用预温热的方法。

(二)药物治疗

地西泮、咪达唑仑、哌替啶、氟哌利多、异丙嗪等药物均有消除寒战的作用,可以酌情选用,但要警惕药物的不良反应。

(三)输氧

输氧能有效预防低氧血症的发生。

三、围术期呼吸抑制的处理及护理

围术期呼吸抑制的发生率很高,临床表现为呼吸幅度变小、呼吸频率过低、节律不规则、呼吸道梗阻及呼吸暂停等。引起呼吸抑制的原因:①患者自身病理生理状况,如年老、体弱、肥胖、肺部感染、肺气肿、肺心病、哮喘、营养不良、肝肾功能受损等。②麻醉药蓄积或残留作用,如宫颈癌广泛根治手术患者接受大剂量中长效肌松药、吸入性麻醉药、镇痛镇静药。③手术后疼痛,亦可以影响患者通气功能。护理措施如下。

(1)术前加强对肺部感染患者的治疗:根据细菌培养加药敏检查,选用适当的抗生素。

(2)对肺功能不全的患者应重视肺功能的锻炼,提高呼吸储备能力。

(3)加强对术后患者呼吸功能的观察:定期检查患者的呼吸频率、呼吸幅度,对可疑患者可行脉搏氧饱和度监测和血气分析。

(4)术后患者应常规输氧:研究表明,硬膜外麻醉或全身麻醉后24小时内许多患者将出现不同程度的缺氧,而输氧能很好地解决这一问题。

(5)保持患者呼吸道通畅:术后舌后坠引起呼吸道梗阻可采用托下颌、置口咽通气道或气管内插管等手段。

(6)及时清除呼吸道分泌物:手术创伤和吸入麻醉均可抑制肺泡表面物质活性,致肺顺应性降低,肺泡萎陷;痰液潴留于气道,可引起支气管堵塞及小叶性肺不张,易继发肺部感染;如有大量的黏稠痰液,不能及时排出,可能会造成呼吸道窒息而危及生命。因此,术后要鼓励患者咳嗽、深呼吸,拍击胸壁协助患者咳痰,尽早开始雾化吸入,湿化气道有利于支气管纤毛恢复运动。对咳痰无力,呼吸功能严重不全,并有神志恍惚或昏迷者,应及时气管插管或气管造口插管,彻底吸痰,供氧及应用呼吸器治疗。

（7）伤口疼痛的处理：手术后患者因伤口疼痛往往不愿主动深呼吸或用力咳嗽排痰，恰当应用吗啡类镇痛药或硬膜外注射低浓度丁哌卡因加小剂量吗啡类镇痛药能有效镇痛，可使患者敢于深呼吸及咳嗽，由此可显著改善通气，减少肺部并发症，但同时不应忽视镇痛药所致的不良反应。

（8）应随时准备好面罩加压给氧，机械通气，抽吸器等物品及纳洛酮和多沙普仑等药品。

四、围术期恶心、呕吐的护理

妇产科手术患者围术期恶心、呕吐的发生率较高，围术期恶心、呕吐不仅给患者增添痛苦，而且会导致水、电解质，酸碱平衡紊乱，伤口撕裂而影响患者的术后恢复。某些患者可因误吸而发生吸入性肺炎甚至死亡，故对围术期恶心、呕吐的防治十分重要。

围术期恶心、呕吐的易发因素包括以下几点。①年龄：儿童和青春期术后恶心、呕吐发生率最高，老年人术后恶心、呕吐的发生率较低。②性别：女性术后恶心、呕吐的发生率是男性的2～3倍。③肥胖患者术后恶心、呕吐的发生率较高。④术前有运动呕吐史和呕吐阈值较低的患者容易发生恶心、呕吐。⑤患者对手术如有恐惧和担忧，精神上有沉重的负担，通过大脑皮质兴奋呕吐中枢，引起恶心、呕吐。⑥进食后不久进行手术或术后不久即进食均易引起术后恶心、呕吐，但如果禁食时间过长也会触发呕吐，特别是女性患者。可采用如下护理措施防治围术期恶心、呕吐。

（一）解除患者思想顾虑和急躁情绪

术前就要重视对围术期恶心、呕吐的预防，要将手术目的、麻醉方式、手术体位以及手术中可能出现的不适情况给患者作恰当的解释，消除患者的思想顾虑，取得患者的信任。

（二）禁食

适当的禁食可明显降低围术期恶心、呕吐的发生率，除用局麻做小手术外，不论采用何种麻醉方式，成人应在麻醉手术前8～12小时禁饮禁食。

（三）适当镇痛

患者会因伤口疼痛而呻吟，这将使进入胃内的气体增加而导致恶心、呕吐，而单纯应用麻醉性镇痛药如哌替啶也可致恶心、呕吐，故选择适当的药物及给药途径行术后镇痛亦有助于降低术后恶心、呕吐的发生。

（四）药物

常用的止吐药包括氟哌利多、甲氧氯普胺、昂丹司琼、异丙嗪、东莨菪碱等。

（五）其他

其他包括针灸，避免使用有严重胃肠刺激的药物，维持水、电解质、酸碱平衡及尽量少移动患者等。

（姜洪玲）

第五节　麻醉安全的护理管理

良好的麻醉不但可消除患者疼痛感、保持患者安静，利于术者顺利操作，还可降低术中应激反应,减轻或消除不良心理体验,提高围术期安全性。随着近代新麻醉药、新型麻醉机的临床应用及电子监护仪的不断更新和完善,临床麻醉进入了一个更安全的境地;但由于医师应用麻醉技术的熟练程度、应急状态判断和处理的方法、患者对麻醉药及手术耐受的个体差异,使既有的"手术风险"依然存在;同时随着手术适应证扩大,高龄、幼儿、复杂、危重和急诊手术的患者日趋增多等因素,新的"手术风险"不断产生。手术室护士与麻醉医师是一个工作整体,手术过程需要相互密切配合。因此,加强手术室护理技术和质量管理,尤其是提高对麻醉实施、病情监护、意外情况的救治过程中的护理技术水平,落实麻醉安全所必需的具体护理措施是麻醉安全不可或缺的重要环节。

一、护理技术管理

"质量就是生命"。手术室是外科治疗、抢救的重要场所,人员复杂,工作节奏快,各种意外情况多。其中,麻醉意外常突然发生、病情变化快,抢救不当或不及时将导致严重后果,要求医务人员应急能力强,医护配合好,因此,加强麻醉护理技术的质量管理必不可少。

(一)规范护理工作行为

制度是工作的法规,是处理各项工作的准则,是评价工作的依据,是消灭事故、差错的重要措施。因此,要把建章立制作为确保安全的关键环节来抓。

1.依法从事

临床工作是事关患者健康甚至生命的行为,为保障患者的切身利益和医护人员合法权益,需运用现有法律、法规对医疗过程加以规范。因此,医护人员在执行各项医疗护理技术操作过程中,必须遵守国家制订的各种法律、法规,严格按国家卫生部或军队总后卫生部制定医疗护理技术操作常规执行(以下简称常规)。各省、市卫生部门及各医院制订的相关补充规定,也作为其工作依据。科室在制订管理规定、操作标准时必须遵循常规要求,对个别操作项目暂时不能够按照规范要求执行时,必须报告医院职能部门,征求他们的意见和建议,获得技术指导和支持,有利于保护医护人员合法权益。任何人或科室不要私自更改操作方法或标准,以免造成医疗问题。麻醉更是高风险、易出意外的医护行为,更需遵守各种医疗法律、法规,严格按麻醉医疗护理技术操作常规进行,并以此制定各种麻醉医疗护理技术操作规范和质量管理措施。

2.制度先行

确保安全的良方在于事前预防,而不是事后检讨。认真执行查对制度、交接班制度和各种操作规程,建立健全各项管理制度。经常将科室的具体工作与医护技术操作常规、各项管理规定、标准流程等进行对照检查,及时纠正存在的问题,以适应情况的不断变化。在不断健全制度的基础上,做到学制度、用制度,以制度或规定规范各项护理行为;此外,定期召开安全分析会,查找工作问题,制订改进措施;利用"质量园地",定期张贴标准流程、隐患告示、防护措施等警示,起到常提醒的作用。对于麻醉过程中的护理、护理配合内容和程序可辅以"麻醉护理安全防护预案",协助进行。

3.有章可循

对各专科具体的基础操作、难点环节、质量重点等,制订标准流程、质量标准和检查细则,做到各项管理有章可循,质量评价有量化指标。对一些高危操作、急救技术,在制订标准操作流程、应急处理流程的基础上,应将其置放在机器旁或玻璃下,使每位医护人员都能遵从执行。尤其是对各专科在麻醉、手术过程中所出现常见麻醉和专科意外的应急处理、护理配合更应有明确的标准流程。

（二）强化理论技能培训

手术工作是一项科学性、实践性很强的工作，要高度重视麻醉手术的风险性，严防麻醉意外的发生，要不断进行理论和技能培训，以具备娴熟的技术和丰富的临床经验，治病救人。

1.加强作风养成

手术配合与麻醉工作是一个不可分割的整体，而医师实施麻醉与护理配合也是密不可分的。麻醉医师与护士定期开展业务培训、安全质量分析、危重病例讨论等，不断提高诊治能力和救治水平；培养护士能胜任各种手术麻醉配合、药物反应判断和熟知急救器材操作、充分评估术中出血，以及在意外情况发生时护士的应急准备和护理配合；严格麻醉期间的医护管理，密切观察患者病情变化，适时调整麻醉用药，确保各项治疗操作及时、正确、有效。在麻醉或手术操作中发现问题，要及时报告，确保手术麻醉安全或将负面影响降至最低。通过以上医护的互动，养成麻醉过程中医护间的默契配合的良好作风。

2.拓宽知识结构

随着医学的发展和技术的不断创新，新医药、新设备不断在临床上的应用，在强化专业理论知识学习和技能培训的同时，加强临床麻醉学、危重医学、现代药理学及法律知识的学习和运用，尤其是监护设备的应用和技术参数的分析等，不断培养护士对手术病情的观察力、判断力和处理问题的能力，做好麻醉医师的参谋和助手，确保手术安全。

（三）提高患者手术麻醉耐受力

1.实施术前访视

手术和麻醉均为有创性治疗，术前常导致患者出现生理和心理的应激反应，表现为对手术和麻醉怀有紧张、恐惧、焦虑等负性心理，并对麻醉用药的药物效应造成直接影响。因此，术前1天应访视患者。术前1天，医护人员应深入病房向患者简单介绍手术环境、麻醉手术经过，耐心解答患者的提问，让其对手术有一个大概了解，尤其是非全麻状态下可能听到电刀切割、心电监护、手术器械操作等发出的各种声音，应做必要的说明，消除恐惧心理，使其处于良好的心理状态接受麻醉和手术；配合护士查看手术病历，明确诊断、手术方式、手术部位、生化检验结果（尤其是生化阳性结果）及药物过敏情况等，以便做好术前各项物品准备；同时，与患者接触时，医护人员应仪表端庄、态度和蔼、举止稳重，以增加亲近感和信任感，起到安定患者情绪的作用。

2.完善手术工作内容

保持手术间安静，关闭门户，既保障患者隐私，又排除使患者兴奋的因素。患者进入手术间实施麻醉前，护士应立即给予问候和自我介绍，利用有限的时间与患者进行简单交流，稳定其情绪，安抚其进入陌生环境后的恐惧感；通过术前核对手术资料，了解患者前日的饮食、睡眠、术前医嘱执行等情况；对药物高敏者，应及时报告麻醉医师；对患者提出的某些合理要求，应及时予以帮助、解决，使其体会到医护人员的关心、爱护。

术中非全麻患者，多数意识存在或未完全丧失。因此，手术人员应做到说话、走步和拿放物品轻；各种监护仪器的报警声应调低音量，尽量减少噪声；避免大声谈笑，不谈与手术无关的事情，更不能拿患者的隐私或病情开玩笑。护理操作及配合过程中，动作要轻巧、利索，给患者安全感。遇病情变化或紧急抢救时，应有条不紊，积极配合医师采取有效抢救措施，以免增加患者的恐惧和焦虑。

术后护送患者返回病房，应摆好麻醉后体位，说明麻醉注意事项，主动告知患者或亲属手术顺利,使其放心,并适当给予术后指导。

二、麻醉安全的护理措施

(一)麻醉前配合

麻醉前准备的目的在于消除或减轻患者对麻醉与手术的恐惧与紧张心理,以减少麻醉的并发症,利于麻醉的诱导与维持,减少麻醉意外。

1.核对记录手术资料

患者入手术室后,将手术患者与手术通知单、病历进行资料核对,核对患者姓名、性别、住院号、手术名称(何侧)、手术时间,以及术前禁食、禁饮、术前用药等情况,并将相关资料记录于"手术护理记录登记本",防止开错刀。

若患者进食后实施急诊手术,可能会发生呕吐和误吸。巡回护士应将其去枕,头偏向一侧或垂头仰卧,有助于呕吐物排出,防止误吸。

2.建立静脉通道

通常在下肢建立静脉通道,以免影响手术者操作;手术历时短、术后下地活动早的手术患者,可选择上肢静脉穿刺。全麻、大手术,宜选择大号套管针(如 18 号、20 号),连接输液专用三通接头,方便术中加药;输液连接头一定要解除紧密,必要时胶布加固,防止肢体移动或摆体位时松脱;小儿输液,应选择小儿输液装置,每次液体量 100～150 mL,方便麻醉医师临时调整用药。选择近关节部位的静脉穿刺后,应用小夹板或空纸盒跨关节固定,既保证输液通畅,又防止套管针脱出。

静脉穿刺前,应脱下患者衣服,以便手术消毒和麻醉医师观察呼吸、测量血压。

3.麻醉用药护理

严格执行查对制度:术中用药多为口头医嘱(无医嘱单),护士在给药过程中必须严格执行给药前的二人查对制度及大声重复药名、浓度、剂量、用法,无误后方可执行;若为大制剂(如哈特曼 500 mL 换瓶),也应先征得医师同意后方可悬挂使用,严防用错药。用药毕,及时提醒麻醉医师将用药情况记录在麻醉记录单上,以便核查。克服习惯性思维方式,以免用错药。抽吸药液的注射器,必须贴药品标签纸或用油笔标记,套上原药空安瓿,定位放置;所有使用后的液体瓶或空袋、空安瓿,必须保留,待患者离室后方可处理。

严格执行无菌操作技术:操作前应着装整齐,洗手;抽取麻药前,瓶口应消毒,尤其是腰麻的操作配合,避免污染。

掌握正确用药方法:不同部位黏膜吸收麻药的速度不同,在大片黏膜上应用高浓度及大剂量麻药时,易出现毒性反应。因此,局部浸润麻醉时,应按组织解剖逐层注射、反复抽吸,以免误入血管;感染及癌肿部位不宜做局部浸润麻醉,以防扩散及转移。若麻醉剂量使用较大时,宜采用低浓度麻醉药;采用气管及支气管喷雾法时,局麻药吸收最快,应严格控制剂量。

常用局麻药中加用肾上腺素时,要注意浓度及适应证;浸渍局麻药的棉片,填敷于黏膜表面之前,应先挤去多余的药液,以防黏膜吸入过多药液而引起中毒反应;易引起变态反应的药物,使用前注意应查对药物过敏试验结果,并及时转告医师。

准备急救药品和器材:巡回护士连接吸引器、吸引管,并处于备用状态;协助麻醉医师备好麻醉机、氧气、气管插管、急救药品及复苏器材。

(二)麻醉配合护理要点

1.气管插管全麻的护理配合

气管插管全麻成功的关键在于物品准备充分、体位摆放合适、选择用药合理及医护人员默契配合。

协助医师准备麻醉用品,如吸引器、心电监护仪、抢救药品及宽胶布等;去枕,协助患者头向后仰,肩部抬高。

全麻诱导时,由于患者最后丧失的知觉是听觉,应关闭手术间的门,维持正压,停止谈话,室内保持安静;行气管插管时,患者可能会有咳嗽和"强烈反抗",护士应床旁看护,给予适当约束和精神支持,避免发生意外伤;外科麻醉期,护士应再次检查患者卧位,注意遮挡和保护患者身体暴露部位。

急诊手术患者可能在急性发病前或事故发生前刚进食、进饮,应仔细询问,以供麻醉方式的选择;若必须立即行全麻手术,应先插管将胃内容物排空,此时巡回护士应备好插管用物,协助麻醉医师插管。

若只有一位医师实施全麻操作,巡回护士应协助医师工作,面罩给氧、患者口咽部局麻药喷雾,快速插管时静脉推注肌松剂,插管时协助显露声门、固定导管等。

插管过程中要注意:①保证喉镜片明亮,特别是在快速诱导致呼吸肌松弛,需迅速插入气管导管接通氧气。②固定气管插管时,应先安置牙垫再退出喉镜,防止患者咬瘪导管致通气障碍。③正确判断气管插管位置,护士可在患者胸前按压1~2下,辅助麻醉医师用面部感触气流或用听诊器试听双肺呼吸音,确保在气管中,避免导管插入过深进入支气管妨碍肺通气。④注入气管导管套囊内空气5~8 mL。气压过大,可压迫气管导管使管腔通气变小,也可压迫气管黏膜致坏死。

气管拔管时,麻醉变浅,气管导管机械性刺激,切口疼痛、吸痰操作等,使患者肾上腺素能神经过度兴奋、血管紧张素-醛固酮系统失衡致血浆肾上腺素浓度明显升高。因此,拔管过程中要注意监测血氧饱和度、血压、心率变化,给予相应的拮抗药物;吸痰动作要轻柔,减少刺激,保持患者略带俯倾的侧卧位,易使分泌物排出,防止误吸;苏醒期患者烦躁不安,护士要守在床旁,上好约束带,将患者卧位固定稳妥,防止因烦躁而坠床、输液管道脱出、引流管拔出等意外情况发生。如患者未能彻底清醒,应在复苏室观察,待生命体征平稳后方可送回病房。

护送患者回病房时,仍应交代护士监测呼吸、血压情况,防止由于麻醉药和肌松药的残余作用,熟睡后下颌松弛造成的上呼吸道梗阻或由于腹部手术后切口疼痛、腹部膨胀、腹带过紧造成的呼吸困难或呼吸停止。

若为浅麻醉复合硬膜外阻滞麻醉时,体位变动多,应向患者做必要解释,以取得配合;同时,加强体位护理,防止摔伤。

2.椎管内麻醉的护理配合

(1)协助麻醉医师摆放穿刺体位,即患者背部靠近手术边缘,头下垫枕,尽量前屈;肩部与臀部水平内收,双手或单手抱屈膝,显露脊柱。可利用术前访视的机会指导患者体位摆放要点,说明意义,以便能较好配合。

(2)穿刺前应备好穿刺包及药品,核查患者有无局麻药过敏史,协助麻醉医师抽药;穿刺操作时,护士站在患者腹侧,保持患者身体姿势平稳,不宜摇摆身体或旋转头部,防止躯体移动造成邻近椎体移位致穿透硬膜甚至损伤脊髓神经或导致穿刺针折断等意外发生。

（3）穿刺过程中,护士应注意观察患者面部表情、呼吸、脉搏情况,发现异常及时报告麻醉医师;同时,不时与患者交谈,分散其注意力,减轻紧张心理。

（4）实施腰麻的患者,宜在穿刺前建立静脉通路,以便及时扩容;根据麻醉需要,调节手术床的倾斜度。

（5）固定硬膜外导管时,应先用胶布压住穿刺点,再顺势平推黏附两端,防止导管误拔;在翻身摆放体位和移动患者时,应用手托扶穿刺点进行移位,防止导管脱出。

（6）护送患者返回病房时,向病房护士交代患者术中的情况及注意事项;鼓励患者消除术后切口疼痛心理,指导术后康复锻炼。

3.小儿麻醉的护理配合

（1）一般护理:由于患者对就医持有本能的害怕、恐惧,拒绝接受治疗操作。因此,进入手术室前,可让亲属在等候厅陪护,协助安抚患者情绪,必要时准备玩具,减轻患者的焦虑和哭闹,减少胃肠胀气和呼吸道分泌物的增加;一般情况下,术前禁食,2 岁以上为 8 小时、1～2 岁为6 小时、6 个月左右为 4 小时;由于婴幼儿耐受饥饿的能力差,患儿择期手术宜安排在上午第一台为宜。

提前准备好麻醉后体位所需物品,长条形软垫一个置于患者肩背部、四头带 4 个固定四肢腕踝部、小夹板 1 块固定静脉穿刺部位。

手术铺巾前,室温宜相对调高（尤其是冬天）,防止受凉;选择小号套管针（如 24 号）、小包装液体,控制滴速;备好吸引器、氧气、4 mm 吸氧导管（可用头皮针上的导管代替）、气管插管等急救物品。

连续监测氧分压、呼吸、心率变化,>2 岁则应监测无创血压,严密观察患者辅助呼吸参与的强弱及呼吸节律,皮肤、指甲、口唇色泽,如患者出现分压下降或呼吸抑制（口唇发绀）,应立即托起下颌,面罩吸氧2～3 分钟,一般情况下症状可缓解;如患者有痰鸣音,呼吸短促,口中有涎液流出时,应予吸痰,吸痰不超过 10 秒,动作轻柔,边吸边向上旋转。

（2）全面恢复期护理:苏醒前期,患儿意识尚未恢复,出现幻觉、呼吸不规则、躁动、哭闹,四肢随意运动,往往容易发生窒息和意外伤。因此,应注意观察患儿意识,年长儿尤应注意其神志变化;加强床旁看护和制动,防止坠床;保持呼吸道通畅,防止窒息。躁动也可由尿潴留、疼痛引起,应观察膀胱充盈情况,及时对症处理。同时,患者躁动时可能将被子踢开,应随时盖好,注意保暖。及时处理并发症:①呼吸不规则,多由全麻后分泌物积聚于咽喉及呼吸道、麻醉本身对呼吸抑制及口腔手术后出血、舌根后坠等引起。应立即吸出呼吸道分泌物;口腔手术的患者取肩部垫高头偏向一侧仰卧位;呼吸有鼾声、屏气等症状的患者,应立即托住下颌,双手将下颌向前向上托起至听到呼吸音通畅为止,若效果不佳,可用舌钳拉出舌头或置通气导管。②喉头水肿,可由于插管时动作粗暴或管径较粗、插管时间过长引起。积极协助医师用药处理。③呕吐物误吸造成窒息、肺不张或吸入性肺炎。

（3）用药护理:小儿施行手术和麻醉多不能合作,常选择氯胺酮作为基础麻醉药。患者进入手术室前,应准确测量体重,保证用药剂量的准确;氯胺酮作用快、维持时间短,麻醉诱导后应尽早开始手术,节省手术过程时间,减少氯胺酮用量。

氯胺酮用药后分泌物明显增加,麻醉浅、手术刺激、缺氧等情况均可诱发喉痉挛。因此,术中应将患者头偏向一侧,及时吸出口腔分泌物,给予吸氧,保证呼吸道通畅,备好气管插管用物及抢救药物。

采取深部肌内注射,促进药物吸收、减少麻醉药及组织刺激。由于小儿自制能力差,多不能很好地配合肌内注射或静脉穿刺;肌内注射时应固定好针头,防止断针。

防止液体外渗,穿刺部位在足背与手背的患者,穿刺好后常规用一小药盒或夹板,在穿刺部位上下方各用一长胶布固定,注意松紧度,以不影响血液回流为宜。穿刺部位在关节处的患者,术后常规用小夹板固定,尽可能使用套管针进行静脉穿刺输液,可避免因患者躁动致穿刺针损伤血管而造成液体外渗。

(4)椎管阻滞麻醉的体位配合:小儿腹部、会阴部、下肢手术采用基础麻醉加复合骶管阻滞麻醉,可有效减轻内脏牵拉和神经刺激反应、减少麻醉药使用剂量、起到术后患者苏醒快的麻醉效果。但临床上常见骶管阻滞不全或出现单侧阻滞现象,若单纯追加麻药用量将使药物中毒概率增加。因此,穿刺时协助麻醉医师让患者取倾侧卧位,暴露骶裂孔,此时应显露患者面部,观察呼吸情况,防止患者口鼻被被褥堵塞;穿刺成功后缓慢注入麻药,并保持手术侧在下5分钟,然后再摆放手术体位。同时,基础麻醉加复合骶麻是在患者无知觉下变动体位,容易导致缺氧,故术中应严密监护。

4.局麻的护理配合

(1)局麻下手术的患者更易出现精神紧张、恐惧,手术时肌肉紧张甚至颤抖,严重者出现面色苍白、心悸、出冷汗、恶心、眩晕、脉搏加快、血压升高等。适时与患者进行交流,分散注意力,解释术中可能出现的感觉,必要时为患者按摩一下受压部位,有助于提高麻醉效果,使手术顺利完成。

(2)熟悉所用局麻药的性质、用法及剂量,严格落实用药查对制度。

正确识别局麻后各种不良反应:①中毒反应。轻者出现精神紧张、面部肌肉抽搐、多语不安、判断力一时减退、心悸脉快、呼吸急促、血压升高;重者出现谵望、肌肉抽动、皮肤发绀、血压稍下降、脉率减慢、周围循环迟滞、出冷汗、昏睡及深度昏迷,处理不及时会导致呼吸抑制或停止、循环衰竭及心跳停止。②防治。掌握局麻药的一次性剂量,采用小剂量分次注射的方法;局麻药中加用肾上腺素,减慢吸收;麻醉注药前必须回抽,防止误入血管。出现中毒反应,立即停止局麻药,报告麻醉医师;早期吸氧、补液严密观察病情变化,积极配合麻醉医师,维持呼吸循环稳定。

(3)巡回护士在手术过程中应坚守岗位,不可离开手术间。

(三)合理摆放手术体位

不同体位对椎管内麻醉效果有影响,根据需要调节体位,有利于麻醉药的扩散、增加麻醉平面。因此,正确摆放体位,可充分显露手术野、让患者舒适、防止意外伤,又可减少药物用量,避免麻药中毒。

1.麻醉侧卧位

侧卧位穿刺插管麻醉时,协助患者摆放体位,尽量显露椎间隙;穿刺过程,护士站在患者腹侧进行床旁照顾,并协助固定穿刺部位,嘱患者若有不适可立即说明但不要移动身体,防止断针;穿刺中,注意观察患者面部表情,必要时与患者交谈,分散其注意力。

2.升腰桥(或折床)侧卧位

据报道,患者行硬膜外阻滞麻醉后丧失知觉,肌肉处于松弛状态,机体的保护性反射及自身调节能力下降,此时给予侧卧位升腰桥,可导致回心血量减少,心排血量下降。体位摆放不适,随着手术时间延长,患者耐受能力下降,出现躁动、不配合等。因此,摆放体位时,动作轻柔,准确迅速,一次到位,减少重复移动。侧卧前,应准备好体位垫、托手板、床沿挡板、肢体约束带等物品;翻身侧卧时,注意头部、肩部、髋部的着力点均匀受力,平移患者身体,避免压迫神经和血管;肾及肾区手术升高腰桥(或折床),应正对肋缘下3 cm,使患侧腰部皮肤有轻微的张力,髂嵴抬高,腰部平展;腋下、髂嵴前后、双腿之间放置体位垫固定,必要时上骨盆挡板,四肢上约束带,防止术中因患者烦躁发生身体移位,造成意外损伤和增加出血机会。

3.剖宫产仰卧位

硬膜外阻滞麻醉下剖宫产术,由于产妇巨大的子宫压迫下腔静脉,可造成一时性回心血量减少、心排血量下降,出现血压下降;同时,硬膜外阻滞麻醉给药后,阻滞了腰以下的感觉运动及交感神经,腹部及下腔静脉扩张,血管容量增加,血液存留于腹部及下肢,造成血容量相对不足,出现血压下降,常常发生低血压。因此,麻醉后取水平位仰卧时,应将手术床左倾15°～30°,将产妇子宫推向左侧,减少下腔静脉的压迫。同时,选择左上肢静脉穿刺,左侧卧位麻醉穿刺,麻醉后仰卧,适当加快输液速度,积极配合医师进行补液,预防低血压。

(四)注意保暖

手术创面越大、麻醉范围越广、手术时间越长及输液量越多,患者体温降低的可能性和降温幅度也就越大。环境温度在23 ℃时,冷感受器受到刺激,经体温调节中枢发生肌肉寒战产热,以维持体温;冷的消毒液直接刺激皮肤,引起患者寒战;冷的生理盐水冲洗体腔,吸收机体热量,额外增加机体能量消耗,使体温下降。对手术紧张、害怕引起情绪波动,使周围血管痉挛收缩。硬膜外阻滞麻醉阻断了交感神经,使阻滞区皮肤血管扩张,骨骼肌已丧失收缩产热能力,为保持体温恒定则通过非阻滞区的骨骼肌收缩,即发生寒战。同时,硬膜外阻滞麻药初量用足后,阻滞区血管扩张,有效循环减少,血量下降。此时麻醉医师往往用加快输液速度来纠正,造成单位时间内大量冷液体进入血液,直接刺激体温调节中枢出现寒战。因此,加强术中保暖,对小儿、老人的术后恢复尤为重要(如预热输入的液体、切口冲洗,体弱或手术历时长的手术患者使用变温毯等)。

1.控制手术间温度

接患者前30分钟,将手术间空调调至24～26 ℃,冬季应适当调高至26～27 ℃;等待麻醉期间,应盖好小棉被,注意双肩、双足保暖,在对皮肤进行消毒时,患者穿衣少或不穿衣,注意覆盖非消毒区域躯体部位,必要时暂停冷气输入,待手术铺巾盖好后再降室温;手术过程中,台上应加强术野以外部位的敷料覆盖,台下应注意肢体暴露部位的遮盖保暖,避免不必要的暴露;手术结束前将室温及时调高;对于婴幼儿、老年人、低温麻醉患者,最好使用变温毯,必要时提前预热被褥或暖箱。如果使用热水袋,温度不得超过50 ℃,以免烫伤。

2.加温输液

为防止体温下降过多,术中静脉输注的液体及血液应加以温输注为宜。可将液体加温至37 ℃左右、库存血加温至34 ℃左右,必要时使用液体加温器控制;及时处理输液引起的热源反应,此类反应除寒战外,伴有皮疹等临床表现,应认真细致观察并加以区别,及时给予抗过敏处理。

3.温水冲洗体腔

提醒医师尽量缩短皮肤消毒时间,减少体热丢失;术中使用盐水纱布拭血;进行体腔冲洗时,应使用37 ℃左右热盐水冲洗,以免引起体热散失。

4.严格规范麻醉药品及用量

低体温可引起麻醉加深,出现苏醒延迟,增加呼吸系统的并发症等,如区域麻醉时,阻滞区域的血管不能代偿性收缩,削弱了机体对寒冷的血管收缩防御反应,体热由深部向外传导,使体温下降,甚至刺激机体的温度感受器引起寒战反应;全麻药可抑制体温调节中枢,导致全身皮肤血管扩张,散热增加;肌松药使全身骨骼肌处于松弛状态,消除肌紧张及肌肉运动产热的来源。因此,必须科学、正确、合理地使用麻醉药。

(五)紧急抢救原则

(1)迅速解除呼吸道梗阻,保持呼吸道通畅,给氧、吸痰。

(2)迅速建立静脉输液通道,若穿刺困难,立即协助医师做深静脉穿刺或静脉切开,需要动脉输血者,立即准备输血器材。迅速备齐急救药品和器材,包括盐酸肾上腺素、阿托品、多巴胺、地塞米松、利多卡因、氯化钙、盐酸异丙嗪、肾上腺素、呋塞米、5%碳酸氢钠,以及除颤器、心电图机、心脏监护仪、血液加温仪及心脏按压包等,除颤器应处于备用状态,并置于手术间便于取用的中心位置上。

(3)严格按医嘱用药,严格执行三查七对制度,及时记录用药、治疗、复苏的全过程;使用中的注射器、液体袋,必须贴有药名、浓度、剂量标志;使用后的药袋或瓶、安瓿,全部保留至抢救结束。

(4)固定患者,上好约束带,防止坠床,并注意保暖。

(5)保持良好照明,协助安装人工呼吸机、除颤器等。

(6)密切观察体温、脉搏、呼吸及血液变化,并详细记录。

(7)严格执行无菌技术操作规程,及时、准确留取各种样本,随时配合手术、麻醉医师工作。

(8)具有防受伤观念,一切操作应轻、稳,防止粗暴,避免在抢救中并发其他损伤。

(9)抢救完毕,及时清洁、整理、补充急救药品和器材,保持基数齐备,器材性能良好。

三、局部麻醉

(一)麻醉药液的配置和用药

采用复方局部浸润麻醉剂,其中包括盐酸普鲁卡因 3 g,盐酸利多卡因 400 mg,盐酸丁哌卡因200 mg,哌替啶 100 mg,盐酸肾上腺素(1∶1 000)0.5 mL,生理盐水加到 1 000 mL。要求一次性将 1 000 mL 药液配置好备用,不允许随用随配以免在药量比例上发生问题,影响麻醉效果或出现中毒现象。局部浸润麻醉时分次进行皮内、皮下、肌肉或神经根周围注射。成人量500～1 000 mL,8 岁以内的小儿用量减半(250～500 mL)。

(二)术中用药

术中患者如果有难以忍受的疼痛时,还可以在 3～5 小时内再给予二次哌替啶肌内注射,每次 50 mg,8 岁以内的小儿减半量,加上局部麻药液中的哌替啶 100 mg,共计不超过 200 mg。

四、术前护理配合

(一)术前访视

手术患者难免存在种种思想顾虑、恐惧、紧张和焦虑心情。情绪激动和失眠均可导致中枢神经系统和交感神经系统过度活动。这些反应过于强烈,不仅对神经、内分泌及循环系统产生影响,并且会直接干扰麻醉和手术,因而削弱患者对麻醉和手术的耐受力,引发术中术后的并发症,通过术前访视患者,护士能够全面了解每个患者在身心方面的需求,从关怀、安慰、解释和鼓励着手,酌情将手术目的、麻醉方式、手术体位及麻醉和术中可能出现的不适情况,用通俗、恰当的语言向患者做具体的解释,针对存在的顾虑疑问进行交谈,取得患者的信任和配合,顺利地完成麻醉和手术。

（二）麻醉前用药护理

麻醉前给患者注射苯巴比妥钠、阿托品、哌替啶等药物，以达到镇定、止痛、降低基础代谢及神经反射的应激性，减少麻醉药用量，减少术中发生反射性低血压症，预防和对抗某些麻醉药物的不良反应。因此，麻醉前和用药后注意观察患者的血压、脉搏和呼吸，并且应用推车将患者送到手术室，以避免因其步行引起直立性低血压而发生意外。

（三）严格执行查对制度

患者入手术室后，仔细核对患者姓名、性别、床号、住院号、麻醉方式、手术名称、手术部位等，检查麻醉前用药情况，各种皮试反应结果，是否禁饮禁食等。

（四）建立静脉通道

建立和保持静脉通路通畅，是麻醉及术中给药、补液、输血和患者出现危症时极为重要的一项抢救措施。静脉通路首选上肢静脉，因为循环时间短，药效发生快，便于麻醉管理，较大手术或紧急情况可做锁骨下静脉穿刺，监测中心静脉压，以指导输液。

五、术后护理配合

手术完毕，手术室护士应与麻醉师一同护送患者回病房，并与病房护士详细交接所施手术麻醉方法，手术中用药及术中和麻醉过程中患者的基本情况，麻醉后注意事项等。

（姜洪玲）

第十四章

妇产科门诊的护理

第一节　妇产科门诊的设置

一、妇科门诊的设置和护理管理

(一)妇科门诊的设置

1.设置内容

妇科门诊应设置候诊室、诊察室、内诊室(检查室)、处置室、手术室、治疗室、阴道镜检查室等。

(1)候诊室:候诊室设有候诊椅、专家教授简介栏、图文并茂的健康教育宣传栏、电视机、开水桶、磁卡电话等,这样能方便就诊患者的休息及选择就诊医师,了解一般疾病的健康教育知识,解除患者的紧张心境。

(2)诊察室:设有诊断桌、椅、诊床。

(3)检查室、治疗室:应备有妇科床和诊疗用品,并有门帘遮挡。

(4)手术室:应备有妇科床、负压吸宫包、宫内节育、电灼、输卵管通液以及小肿瘤切除术等器械用品。调节室温为 $18\sim22\ ℃$ 为宜,寒冷时备小棉被及腿套保温,条件允许备空调装置。

(5)阴道镜检室:妇科床、窥阴器、阴道镜、棉棒以及常用的诊疗用品。

(6)处置室:供清洗、浸泡、消毒、打包专用。

2.常用的诊疗用品

(1)药品:2％碘酊、75％乙醇、2％汞溴红、20％硝酸银、10％甲醛、阴道涂片固定液(95％乙醇)、0.5％普鲁卡因、生理盐水、84 消毒液、肥皂液等。

(2)器材:窥阴器(阴道扩张器)、宫颈钳、子宫探针、子宫颈活组织钳、子宫内膜吸取器、小刮匙、止血钳、海绵钳、镊子、剪刀、器械盘、手套、导尿管、冲洗壶、换药碗、刮板、玻璃片、注射器、体温计、血压计、听诊器、一次性中单等。

(3)敷料:棉签、纱布、棉球、消毒纸垫或布垫、绷带、孔巾等。

(二)妇科门诊工作要求

(1)详细询问病史,了解发病经过及症状。进行妇科检查前,均应排空膀胱(需化验小便者可先安排小便化验后检查）。未婚妇女一般行肛门检查,禁行阴道检查,必要时应征得患者本人及其家属的同意。

(2)男性医师为女性患者进行阴道检查时,必须有一位女性工作人员在场。

(3)月经期不作阴道检查,有原因不明的阴道流血需行阴道检查时,检查前应消毒外阴。每次检查后须更换臀部垫单,防止交叉感染。

(4)白带量多或异常者,应取白带作滴虫及真菌检查。

(5)初诊妇女(未婚者除外)都应作宫颈涂片或刮片防癌普查,如有可疑症状作宫颈活体组织检查。

(6)在门诊进行有关妇科手术时,应严格按无菌操作进行,术前应检查有无发热或感染等手术禁忌证。

(7)危重患者或年老体弱者来门诊时需提前就诊,诊断不明时应立即请上级医师复查,必要时紧急会诊,需住院时,由专人护送入院。

(8)凡需住院治疗的患者,由医师填写住院证,在住院前应完成有关必要的化验及检查。

(9)开展优生优育的宣传及指导。

(三)妇科门诊的护理管理

(1)热情接待患者,了解病情,需要时应测体温、脉搏、呼吸、血压,根据病情的轻、重、缓、急安排好就诊顺序。

(2)协助医师进行检查工作。如帮助患者脱、穿衣裤及上、下诊察台,男性医师作妇科检查处理时应在旁护理。

(3)随时备好诊疗所需的器械、敷料、消毒溶液及无菌包。

(4)妇科检查前,嘱患者排空膀胱后取截石位进行检查(必要时导尿),如有大便秘结可先排便或灌肠。

(5)冬天注意为患者保暖,根据需要为患者盖上小棉被及腿套等。

(6)遵医嘱为患者进行注射、采集化验标本、更换敷料等。

(7)为防止交叉感染,患者用过的诊疗用品应及时更换,严格消毒、清洗、高压灭菌处理。目前各医院早已使用一次性的无菌器材,如窥阴器、注射器、手套、中单,均做到一人一换一废弃。尤其是检查传染病或癌症患者的器具,均采用一次性的器材。

(8)随时保持各室的清洁卫生。每天上班后、下班前清扫4次,拖地2次,每周大清扫1次。室内每天用0.5%过氧乙酸喷洒1次。

(9)利用接诊和处理的间歇时间,宣传妇幼保健、优生优育和卫生常识。

二、产科门诊的设置和护理管理

(一)产科门诊设置

1.设置内容

产科门诊应设置候诊室、诊察室、检查室、处置室。

(1)候诊室:室内设有候诊椅、专家教授简介栏及图文并茂的产程图、母婴同室、母乳哺育方面的健康教育宣传栏、电视机等。

(2)诊察室内设有产科诊床。

2.常用检查用品

产科检查用品有听诊器、血压计、体温表、磅秤、骨盆测量器、手套、卷尺、多普勒超声诊断仪、试管、玻片、试纸、卫生纸、5％醋酸等。

(二)产科门诊工作要求

1.产前检查

(1)产前检查时间:确定早孕后,一般应在孕 12 周内进行妇科检查,如测量血压、血糖、血常规、肝功能、尿常规并检查心肺等。正常情况下,孕 28 周以前,每月检查 1 次,28 周以后每 2 周检查 1 次,36 周以后每周检查 1 次。如有异常应增加检查次数。

(2)实行统一的孕妇围产期保健卡。

(3)病史:除询问一般内、外科疾病及手术史、家族史及有无遗传性疾病外,应着重询问产科情况,如月经史、末次月经、预产期、分娩史,有无难产史,并注意本次妊娠情况,如有特殊情况应详细记录。

(4)体格检查:包括全身体检与产科检查。初孕产妇或经产妇有难产史者,应测量骨盆外径。每次产前检查应测量血压、体重、子宫底高度、腹围、胎位、胎心次数、先露部与骨盆的关系等,以及测定尿蛋白、尿糖等。

(5)初诊完毕:产科怀孕 28～37 周及 38 周至住院前分别评分 1 次。如发现危险因素,应及时评分,并按高危孕妇要求处理或转各专科门诊处理。

(6)孕期指导:定期向孕妇宣传妊娠生理、孕期卫生及临产的征兆等知识。如饮食、休息、衣着,妊娠晚期不能坐浴、忌性交等。结合具体情况作优生优育宣传和指导。

(7)每次门诊结束时,应检查预约来诊名单,发现未按时来院检查者,根据情况电话通知或进行家访。

(8)按预产期月份做好产前卡的整理工作。

(9)发现临产孕妇,应有专人护送。

2.产后检查

产后 42 天左右,嘱产妇携带婴儿来院检查。

(1)产妇检查:询问产程经过;检查一般情况,如体重、血压、尿蛋白(限于妊娠期高血压疾病)、乳房、乳头、手术瘢痕检查;妇科检查,包括外阴伤口愈合情况、阴道分泌物性状、宫颈有无糜烂、子宫大小及位置,如有异常者及时给予治疗或矫正;做好优生优育宣教工作,落实避孕措施,宣传婴儿喂养、卫生以及预防接种等知识。

(2)婴儿方面:了解喂养方法及大小便情况;一般情况检查包括体重、营养发育、皮肤、反射、五官(注意舌系带有无过短);检查心肺、脐带、臀部。

(三)产科门诊的护理管理

(1)对来诊者一律测量体重、血压并记录好门诊病历。

(2)一般按挂号先后顺序唤请患者就诊。

(3)凡来诊前已破水者或在候诊过程中破水者,均应立即听胎心音,并请医师立即检查。

(4)有下列情况者应优先就诊:①有头痛、眼花等自觉症状或血压 18.7/12.0 kPa(140/90 mmHg)以上者;②疑有前置胎盘或胎盘早剥者;③宫缩强,间隔短,估计接近分娩者;④有其他异常情况或身体衰弱不能坚持继续候诊者。

(5)妊娠后期作阴道检查,须先冲洗外阴部。

（6）防止交叉感染，均使用一次性检查用物，做到一人一用一废弃，及时补充。

（7）随时清扫室内、外卫生，倾倒污桶，补充诊疗用品和施行房间空气消毒。

（8）利用工作间歇时间进行卫生宣传教育，加强与患者的沟通。

（曾现枝）

第二节 一般检查的护理配合

妇科疾病与全身营养和健康、内分泌疾病关系密切。因此，也需要了解内分泌腺，如甲状腺、肾上腺的功能，注意乳房发育情况及有无体态异常（如肥胖、消瘦、侏儒等）。

一、全身体格检查

常规测量体温、脉搏、呼吸、血压、身高、体重，其他检查项目包括患者神志、精神状态、面容、体态、全身发育及毛发分布情况、皮肤、淋巴结、头部器官、颈、乳房、心、肺、肝、脾、脊柱、四肢等。

妇科检查包括腹部检查及盆腔检查。

（一）腹部检查

有系统地进行视、触、叩、听诊，注意腹部形状，有无妊娠、肿块或腹水。腹部检查是妇科体格检查的重要部分，应在盆腔检查前进行。

1.视诊

腹壁有无瘢痕、静脉曲张、妊娠纹、腹壁疝，腹部是否隆起或不对称。

2.触诊

腹壁厚度，肝、肾有无增大和压痛，其他部位有无压痛、反跳痛或肌紧张；如触到肿块，能否确定其部位、大小、形状、硬度、活动度及表面性状，肿块是否有压痛。

3.叩诊

鼓音和浊音的分布，有无移动性浊音等。

4.听诊

如为妊娠，除检查胎位、胎动情况，还应听胎心音（心律和心率）。听诊还要了解肠鸣音。

（二）外阴部检查

1.目的

观察外阴发育及阴毛多少和分布情况，有无畸形、水肿、皮炎、溃疡或肿块；皮肤黏膜色泽及质地变化，有无增厚、变薄和萎缩等。

2.方法

用一手的拇指和示指（戴一次性手套或指套）分开小阴唇，暴露并观察前庭及尿道、阴道开口及处女膜；未婚者处女膜多完整未破，中间有孔，勉强可容示指；已婚者阴道口可容两指通过；经产妇处女膜仅余残痕或会阴有侧切瘢痕。然后再让患者用力向下屏气，观察有无阴道前壁或后壁膨出、子宫脱垂或尿失禁等。

(三)阴道窥器检查

1.目的

(1)检查宫颈:观察宫颈的大小、颜色、外口形状,有无糜烂、撕裂、外翻、腺囊肿、息肉、肿块,宫颈管内有无出血或分泌物,宫颈和宫颈管分泌物涂片和培养的标本均应于此时采集。

(2)检查阴道:观察阴道前、后侧壁黏膜颜色、皱襞多少,有无阴道隔、双阴道等先天畸形或出血、溃疡、肿块等;有无分泌物及分泌物的量、性状、颜色、气味等。白带异常者应作涂片或培养寻找滴虫、念珠菌、淋菌及线索细胞等。

2.方法

根据需要选择大小合适的窥器。具体操作方法如下:①放置窥器前选用左手示指和拇指分开双侧小阴唇,暴露阴道口,右手持预先备好的阴道窥器,避开敏感的尿道周围区,直接沿阴道侧后壁缓慢插入阴道内,然后向上向后推进,边推进边将两叶转平,并逐渐张开两叶,直至完全暴露宫颈为止,旋紧窥器侧部螺丝,使窥器固定在阴道内。②如患者阴道壁松弛,宫颈多难以暴露,有可能将窥器两叶前方松弛而鼓出的阴道前、后壁误认为宫颈前后唇。此时应调整窥器中部螺丝,以使其两叶能张开达最大限度,或改换大窥器进行检查。同时还应注意防止窥器两叶顶端直接碰伤宫颈以致宫颈出血。

(三)双合诊

双合诊是妇科特有的检查方法,也是盆腔检查中最重要的项目。

1.目的

扪触阴道、宫颈、子宫、附件,在双手配合下查清子宫的位置、形状、大小、硬度、活动度、性状,有无压痛及其异常。

2.方法

检查者戴手套蘸以肥皂水,用示、中两指伸入阴道,另一手放在腹部配合检查。

(四)三合诊

腹部、阴道、直肠联合检查。

1.目的

弥补双合诊的不足,进一步了解骨盆后部及子宫直肠陷凹,通过三合诊可扪清后倾或后屈子宫的大小,发现子宫后壁、直肠子宫陷凹、宫骶韧带或双侧盆腔后部及直肠周围的病变情况。

2.方法

检查者一手示指放入阴道,中指放入直肠,另一手在腹部进行检查。

(五)直肠-腹部诊

1.目的

临床应用于未婚、阴道闭锁或经期不宜做阴道检查者。

2.方法

检查者一手示指伸入直肠,另一手在腹部配合检查。

二、护理配合

(一)患者的配合

(1)指导患者检查前排便或排尿,必要时导尿或灌肠后检查。

(2)指导并协助患者上妇科检查台,患者臀部置于台缘,头略抬高,两手平放于身旁,以使腹肌松弛;危重患者不宜搬动时,可在病床上检查。

（3）指导并协助患者脱衣裤（冬天注意调节室温）。

（4）一般患者取膀胱截石位,尿瘘者取膝胸位。

（5）指导患者于检查（三合诊）时,用力向下屏气,使肛门括约肌自动放松,以减轻疼痛和不适。

（二）用物准备的配合

用物准备齐全,定位放置,使用中才能得心应手。

1.设备

诊床、妇科检查台。

2.器材

应备高压消毒的阴道窥器、手套、宫颈钳、鼠齿钳、子宫探针、宫颈活检钳、子宫内膜吸取器、小刮匙、宫颈刮板、止血钳、剪刀、镊子、导尿管、器械盒及冲洗壶（杯、瓶）、干燥的玻片、标本瓶、血压计、听诊器等。

3.敷料

棉拭子、棉球、棉签、纱布、甘油纱布、消毒纸垫或布垫、治疗巾、丁字带、绷带等。

4.药品（外用药）

聚维酮碘、0.05%氯己定、2%汞溴红、75%乙醇、2%硝酸银、10%甲醛、95%乙醇、0.5%普鲁卡因、生理盐水、无菌液状石蜡等。

5.其他用物

吊桶架、立灯、橡胶单、污物桶、屏风或拉帘、洗手设备等。

（三）心理护理的配合

妇科患者的主要特点是所患疾病在生殖系统,害羞心理强;因生殖系统疾病直接关系到婚姻、家庭、生育等,患者思想顾虑多;对妇科疾病知识缺乏了解,表现为迷惘,不知所措。因此,护理人员应热情接待、关心体贴患者、理解患者的心情,做到语言亲切、解释耐心,主动向患者讲述有关妇科检查的目的、方法、注意事项、检查中的配合等,使患者解除思想顾虑,配合检查;同时如患者紧张、害怕,护理人员还可以抚摸患者,握住她的手并指导患者使用放松技术,如缓慢地深呼吸、全身肌肉放松等。男性医师对未婚者进行检查时,需要有女性医护人员在场,以减轻患者紧张心理和避免发生不必要的误会。

（四）一般护理配合

（1）保持检查室清洁整齐,空气流通,光线充足,寒冷季节注意保暖,室温在16～25℃。

（2）及时为医师递送检查用的器具、药品、敷料,标本采集后立即送检。

（3）遵医嘱进行注射及更换敷料等。

（4）使用窥器检查,遇冬天气温低时,先将窥器前端置入40～45℃肥皂液中预先加温;如做宫颈刮片或阴道上1/3段涂片细胞学检查,则不宜用润滑剂（可用生理盐水润滑）,以免影响检查结果。

（5）检查或处理完毕,擦净外阴部,协助患者下检查台并穿好衣裤。

（五）注意事项

（1）避免于经期做妇科检查,如因异常出血而必须检查时,检查前应先消毒外阴,严格操作规程,以防发生感染。

（2）对未婚患者禁做双合诊及窥器检查,应限于用示指放于直肠内行直肠-腹部诊;若确有检查必要时,应先征得其本人及家属同意后,方可以示指缓慢放入阴道扪诊。

（六）消毒隔离

（1）每次检查用过的窥器采用消-洗-消程序处理(先浸泡在 1∶200 的 84 消毒液中,30 分钟后取出再清洗,然后高压灭菌备用)。

（2）检查传染病或癌症患者的器具,用后应另行处理(按感染器械浸泡)。

（3）每检查一人,应及时更换置于臀部下面的垫单或纸单,以防交叉感染。

（曾现枝）

第三节　特殊检查的护理配合

一、基础体温测定

（一）概述

基础体温是指每天睡眠 6～8 小时,醒后尚未进行任何活动之前所测得的体温,能反映静息状态下的能量代谢水平。一般月经前半期体温稍低,因雌激素可使血中乙酰胆碱量增加,副交感神经兴奋,血管扩张、散热,故排卵前及排卵时体温更低。排卵后由于孕激素的致热作用,通过中枢神经系统可使基础体温轻度上升,月经来潮前 1～2 天或月经第一天孕激素下降,体温亦即下降。故正常月经周期,如体温呈双相曲线,表示排卵,单相曲线表示无排卵。临床常用此法了解有无排卵及黄体功能状况。

（二）护理配合

（1）向患者说明其检查目的、方法、要求,以取得合作。

（2）指导患者每天临睡前将体温计水银柱甩至 36 ℃以下,放于床旁桌或枕下便于取用。

（3）嘱患者清晨睡醒后(未起床、未说话、未做任何活动时),用体温计置口腔舌下测温 5 分钟。每天清晨固定时间测量较为准确。

（4）起床后,将所测体温记录于基础体温表上,逐天进行,最后画成曲线。

（5）指导患者将有关性生活、月经期、失眠、感冒等可能影响体温的因素及所用的治疗随时记录在基础体温单上,以便做参考。

（6）嘱患者连续测量 3 个月经周期以上,不要中途停顿,应持之以恒。否则不能准确反映卵巢功能。

二、宫颈黏液检查

（一）概述

子宫颈内膜腺体的分泌功能受卵巢激素影响。因此,宫颈黏液在量、性状(主要是黏稠度)及结晶类型方面,随着月经周期而变化,观察这些变化,可以了解卵巢功能;在雌激素影响下,宫颈黏液含水量增加,排卵期宫颈黏液清澈透明,延展性增高,黏液拉丝可长达 10 cm;在孕激素影响下,宫颈黏液黏稠混浊,延展性降低,拉丝长度仅为 1～2 cm。临床上据此鉴别闭经原因及判断有无排卵,了解卵巢功能。

(二)方法

放入窥器,用灭菌、干燥的长吸管或注射器,从子宫颈内吸取黏液,置于玻片上,用另一玻片蘸取黏液,拉成丝状,观察其最大长度。然后涂抹于玻片上,干燥后镜检有无羊齿叶状结晶及结晶程度。

(三)黏液结晶判断标准

(1)典型羊齿叶状结晶,主枝粗硬,分枝密而长,表示雌激素"＋＋＋＋"。

(2)弯曲而较粗的羊齿叶状结晶,似树枝着雪后,分枝少而短,表示雌激素"＋＋＋"。

(3)干枝细小结晶,分枝少,金鱼草样者,表示雌激素"＋＋"。

(4)结晶呈枝杆细小而稀疏,比较模糊,背景黑,主杆及分枝皆清晰,表示雌激素"＋"。

(5)主要为椭圆体或梭状体,长轴顺一个方向排列,比中性粒细胞大 2～3 倍,表示雌激素存在。

(四)护理配合

1.用物准备

窥器、手套、注射器、长吸管、玻片、镊子、棉球。

2.患者准备

指导患者根据月经周期决定检查日期,并于检查日早晨做好检查前准备,如排便或导尿,外阴擦洗。

3.护理指导

(1)向患者解释其检查目的,解除其紧张、害羞心理,使其主动配合。

(2)注意屏风遮挡或拉门帘。

(3)告诉患者检查后应注意局部卫生,尤其是患有宫颈糜烂时,可能有出血。

(4)检查完毕,严格用物的隔离消毒。

三、激素测定

(一)概述

妇科常以雌激素试验、孕激素试验、促性腺激素刺激试验和垂体兴奋试验的联合应用,来检查下丘脑-垂体-卵巢轴的病变部位。临床上常用于闭经的诊断。

(二)方法

1.孕激素刺激试验

用孕激素如黄体酮每天 1 次 10 mg 肌内注射,连续注射 5 天;或用甲羟孕酮每天 1 次口服 10 mg,连续口服 5 天,用药后 2～7 天内观察有无撤退出血。有阴道流血者为阳性,表示生殖道发育正常,雌激素分泌正常,子宫内膜功能正常,为第 1 度闭经(下丘脑性闭经);无阴道流血者为阴性,不能排除子宫及生殖道异常。

2.雌、孕激素刺激试验

对孕激素刺激试验阴性者施行。先用雌激素,如己烯雌酚,口服 1 mg,每天 1 次,连续服用 20 天;或用炔雌醇口服 0.05 mg,每天 1 次,连续服用 20 天,自服药第 16 天开始加用孕激素(用法用量与前述相同),用药 2～7 天观察有无撤退出血。阳性者表示患者子宫内膜功能正常,但体内雌激素不足,为第 2 度闭经;阴性者表示病变在子宫(子宫性闭经)。

3.促性腺激素试验

对雌、孕激素刺激试验阳性者施行。用尿促性素及绒促性素数天后,检查宫颈黏液量及尿中雌激素总量。如果数值上升并有排卵则表明卵巢有排卵反应,功能正常;如结果相反,则可判断为卵巢性闭经,应进行卵巢活组织检查。

4.垂体兴奋试验

即促性腺激素释放激素刺激试验(LH-RH 试验)对促性腺激素刺激试验中有卵巢反应者施行。快速静注戈那瑞林 $100\sim200~\mu g$,于 15 分钟、30 分钟、45 分钟、60 分钟、120 分钟分别检查血中卵泡刺激素及促黄体生成素含量。迅速上升者,表明垂体功能正常,对外源性 LH-RH 有反应,病变在下丘脑或其以上部位;不上升者,表明病变在垂体。

(三)护理配合

向患者说明其检查方法的目的,使之能很好地按要求配合服药或注射并观察用药后的反应。必要时及时来医院复查。

四、宫颈活组织检查

(一)概述

在宫颈刮片或其他检查可疑为子宫颈癌时,需取宫颈活组织作病理学检查以确诊恶性肿瘤。宫颈活组织检查是确诊宫颈癌或其他宫颈病变的常用方法。

1.钳取法

阴道窥器暴露宫颈,用棉签拭去表面的分泌物,用聚维酮碘棉球消毒宫颈后确定活检部位,以乙醇消毒,再用宫颈活组织钳先抵住拟钳取部位,然后钳取,所取组织不宜太少太浅,应含足够间质。局部改变明显者,可用碘试验协助,在不着色区域采取 $4\sim6$ 点组织,将钳取组织放入盛有 10%甲醛溶液的瓶内固定,送病理检查。钳取组织后,阴道内可填塞纱布卷或带线的纱布以压迫止血,卷端或线端应露出阴道口,或用胶布固定于一侧大腿内侧,嘱患者 24 小时后自行取出。

2.锥形切除法

暴露宫颈及消毒方法与钳取法同。用宫颈钳夹持宫颈前唇,用刀在宫颈范围内并深入颈管约 2 cm 做锥形切除,残端止血;区分并标记好切除标本之前、后部位,固定后送检;用纱布卷压迫创面止血,如定于次天切除子宫,可将宫颈前、后唇缝合以封闭创面,并用抗生素预防感染。

(二)护理配合

1.用物准备

阴道窥器、宫颈钳、活检钳、小钝刮匙、10%甲醛溶液、聚维酮碘、纱布条、棉球、镊子。

2.患者准备

通常于月经干净后 1 周进行,此时出血量少。

3.护理指导

向患者或家属说明活检目的、方法和时间,以取得患者合作。解除患者的紧张、害怕心理。操作中注意与患者交谈,分散患者的注意力,减少患者的疼痛感。指导患者术后 24 小时自行取出填塞的纱布卷,并注意观察术后有无出血,必要时立即来医院复查,给予止血等处理。嘱患者术后静养 24 小时,避免劳动和剧烈活动。嘱患者入浴、性生活等按医师指导进行。

(三)注意事项

(1)所取组织标本应立即固定,做好标志,填写送检单,避免放置过久发生组织自溶、丢失或混淆。

(2)标本须用 10％甲醛或 95％乙醇溶液固定,溶液应盖过整个标本,立即送检。

五、诊断性刮宫

(一)概述

诊断性刮宫简称诊刮,是诊断宫腔疾病采用的诊断方法之一。其目的是刮取子宫内膜做病理检查,了解子宫内膜的变化是否同月经周期相一致,了解子宫内膜组织是否有其他病变。不论对老龄期、绝经期、绝经后,甚至青春期患者均是极为重要的诊断方法。常用于诊断月经失调、子宫内膜结核、不孕症、子宫内膜癌等疾病。

(二)方法

一般不需麻醉,对敏感者或宫颈内口较紧者,酌情使用镇痛剂、局麻或静脉麻醉。

(1)常规消毒,铺巾,做双合诊,了解子宫大小及方向。用阴道窥器暴露宫颈,清除分泌物,再次消毒宫颈与宫颈管,用宫颈钳固定子宫颈前唇,用子宫探针顺子宫腔深度测宫腔长度。子宫口松者不需扩张,如宫口较紧,用宫颈扩张器扩张至能进入小号刮匙即可。

(2)取盐水纱布一块垫于阴道后穹隆处,用小刮匙按顺序刮取宫腔四周、宫底、两宫角内膜组织,置于纱布上,取纱布上内膜送检。

(3)凡疑有宫颈内病变或子宫腔病变累及颈管时,应做分段诊刮。先刮宫颈管后刮宫腔,分瓶置刮出物送检。

(4)取出宫颈钳,如有出血,可用纱布压迫止血,详细记录,并告诉患者及时取出纱布。

(三)护理配合

1.用物准备

窥阴器、子宫探针、颈管扩张器、小号刮匙或子宫内膜吸引器、10％甲醛溶液等。

2.患者准备

排尿后取膀胱截石位。

3.护理指导

向患者说明检查目的和方法,消除其紧张和顾虑;告诉患者检查后可伴有的症状,如腹痛、阴道分泌物等。术前采集血标本,定血型,交叉配血;做好静脉输液的准备工作。指导患者于检查后使用卫生垫,如出血多,应及时报告医师,给予处理。嘱患者静养,避免劳动,术后休息 1～3 天。怀疑有子宫穿孔时,一定留诊观察约 48 小时,防止贻误病情;如稍感下腹痛,可遵医嘱使用镇痛药。

预防感染的发生:①术前控制感染。②术中严格无菌操作。③术后遵医嘱使用抗生素。

(四)注意事项

(1)如疑为子宫内膜结核,应特别注意在双侧宫角刮取组织,该处阳性率高。

(2)因不孕症进行诊刮,应选择月经前或月经来潮 12 小时内,以便判断有无排卵。术前不可用任何性激素药物。

(3)如患急性生殖道炎症,应在控制感染后再行诊刮。

(4)疑癌变者,若内膜肉眼观察高度疑为癌组织,不必全刮,取内膜活检已足够,防止出血、子宫穿孔、癌组织扩散。

(5)若为双子宫或双角子宫,应将两处的子宫内膜全部刮除,以免漏诊与术后淋漓出血。

（6）2周内禁盆浴及性生活。

六、阴道分泌物悬滴检查

(一)概述

用于检查阴道内有无滴虫或假丝酵母。

(二)方法

患者取膀胱截石位,用窥阴器扩张暴露宫颈(未婚者不用),用无菌长棉签取后穹隆少许白带,放入盛有1 mL生理盐水的试管内混匀,显微镜下检查,找活动的滴虫。如检查假丝酵母,取玻片滴上10%氢氧化钠作悬液,染色后镜检,找假丝酵母的孢子和菌丝。

(三)护理配合

1.用物准备

小玻璃试管、清洁干燥玻片、生理盐水、10%氢氧化钠及其他妇科检查用具。

2.患者准备

排尿后取膀胱截石位。

3.护理指导

向患者说明检查目的、方法,解除紧张及思想顾虑,预约复诊日期。教导患者注意局部清洁卫生,如行检查后出现异常情况应及时来院复查。玻片上应写好患者姓名。滴虫离体后易死亡,故需及时送检立即检查。冬天应注意保温,以提高检出率。

七、脱落细胞检查

(一)概述

检查阴道、宫腔脱落细胞可反映体内性激素水平,间接了解卵巢功能及胎盘功能,更可协助诊断生殖系统不同部位的恶性肿瘤及判断治疗效果,而且又是最简便、经济实用的检查方法。

(二)方法

1.阴道涂片

主要目的是了解卵巢功能。常用的标本采取方法包括阴道侧壁采取法和后穹隆吸取法两种。①阴道侧壁采取法:用阴道窥器扩张后,在直视下用刮板或被生理盐水浸湿的棉棒在阴道侧壁上1/3处轻轻刮取或蘸取分泌物少许(切勿用力,以免将深层细胞混入),薄而均匀地涂于玻片上,置于95%乙醇内固定,以免细胞质变质而染色不良。②后穹隆吸取法:用阴道窥器暴露后穹隆部,捏紧长玻璃吸管的橡皮球(排出气体),送至后穹隆部吸取分泌物,薄而均匀地涂于玻片上。

2.宫颈刮片

为早期发现宫颈癌的重要方法,简便易行,结果可靠。一般在宫颈癌好发部位即宫颈外口鳞状和柱状上皮交界处,以宫颈外口为圆心,用木制刮片轻轻刮取一周,不要过分用力,以免损伤组织,引起出血。若白带过多,应先用无菌干棉球轻轻拭去,再刮取标本。

3.宫颈管涂片

绝经后,妇女宫颈的鳞状和柱状上皮交界处上升到宫颈管内。用生理盐水浸泡的棉签插入颈管,轻轻旋转2~3周后取出作涂片,亦可用附有橡皮球的玻璃吸管插入颈管吸取分泌物作涂片。

4.宫腔吸取标本

疑有宫腔内恶性病变者,可从宫腔内吸取标本进行检查。先做阴道检查,确定子宫大小及方位,然后严格消毒阴道及宫颈。将塑料管轻轻放入宫底部,上下左右移动吸取标本,但不要超出宫颈内口。取出吸管时,须注意停止抽吸,以免将颈管内容物吸入,造成混淆。

5.内膜冲洗法

将前端有小孔的套管插入宫腔后,注入生理盐水,然后回收做成涂片。

通过以上各种方法采取标本制成的涂片,常用的是巴氏染色法,该法既可用于检查雌激素水平,又可查找癌细胞。

(三)护理配合

1.用物准备

木制刮板、棉棒、橡皮球玻璃吸管、金属吸管、前端有小孔的套管、玻片、窥器、固定溶液、生理盐水及其他妇科检查用具。

2.患者准备

排尿后取膀胱截石位。

3.护理指导

(1)向患者说明检查目的、方法,解除紧张及思想顾虑,预约复诊日期。

(2)教导患者注意局部清洁卫生,如行检查后出现异常情况应及时来院复查。

(3)做涂片检查时,玻片上应写好患者姓名;采自不同部位标本的涂片,要写上编号以便区分。

(4)涂片做成后,立即投入固定液中固定,及时送检。

(四)注意事项

嘱患者在检查前24小时禁止性生活,禁止阴道灌洗及上药。

八、输卵管通液检查

(一)概述

输卵管通液检查是测定输卵管是否通畅的方法,主要用于了解女性不孕症、患者输卵管是否阻塞,或用于验证为不孕症患者做的输卵管再通术是否通畅。由于进行检查时需要加压通液,有可能使原有的轻微粘连的输卵管腔被疏通开,故输卵管通液检查不仅是一种辅助诊断输卵管是否阻塞的方法,在一定程度上又有治疗作用,故临床上较常应用。

(二)方法

(1)常规消毒外阴后,铺无菌巾。

(2)双合诊复查子宫位置后,用阴道窥器扩张阴道显露子宫颈,以宫颈钳夹住子宫颈前唇后稍向外牵拉并固定,聚维酮碘消毒子宫颈及阴道穹隆后,将专用于输卵管通液检查的导管顺宫腔方向插入子宫颈管内,必须使导管上的橡皮塞压紧子宫颈外口,防止液体外溢。

(3)接上 20 mL 的注射器(无菌生理盐水内加庆大霉素 8 万单位),向宫腔内缓慢注入药液。边注边询问患者的感觉。因正常子宫腔容量仅为 5 mL 左右,若注入药液 5 mL 时患者自述下腹部有明显胀痛感,且操作者感到继续注入药液出现阻力,则应停止再灌注药液。当注射器停止加压后,可见已注入至子宫腔内的液体又逆流至注射器中,则表示双侧输卵管均阻塞;若加压注入药液时感到有一定阻力,但经加压后药液能缓慢注入宫腔,表示输卵管有轻微粘连可能已被分离开;若注入药液时所用的压力并不大,且无任何阻力感觉,患者亦无明显不适感,则表示双侧输卵管均通畅。

(4)检查结果确定后,取出导管,再次用聚维酮碘棉球消毒子宫颈及阴道,取下宫颈钳及阴道窥器。

(三)护理配合

1.用物准备

阴道窥器、输卵管通液装置、20～30 mL 注射器、生理盐水、庆大霉素 8 万单位、棉球、纱布、聚维酮碘。

2.患者准备

嘱患者排尿,取平卧截石位。

3.护理指导

指导患者于月经干净后 3～7 天为最佳检查时间,如选择时间过早,可使子宫腔内残存的月经血逆流至腹腔的危险;选择时间过晚,则会因子宫内膜过厚,有可能遮挡输卵管入口,影响液体进入输卵管,造成结果判断上的错误,易发生子宫内膜出血。

(2)检查中严格无菌操作,术后指导患者遵医嘱使用抗生素预防感染。

(3)对精神紧张者,可于术前 20 分钟注射阿托品 0.5 mg,以防术中输卵管痉挛。

(4)通液完毕后,应观察半小时。嘱患者 1 周内禁止性生活。

九、子宫输卵管碘油造影

(一)概述

为诊断某些妇科疾病并了解输卵管是否通畅,由子宫口注入碘造影剂,检查子宫腔、输卵管及骨盆腔的状态。

(二)方法

(1)常规消毒外阴、阴道,铺无菌巾。

(2)双合诊明确子宫位置后,用阴道窥器暴露宫颈,用聚维酮碘消毒子宫颈及阴道穹隆部。

(3)用宫颈钳固定宫颈前唇,将子宫颈导管顺子宫腔方向伸入宫颈管,使导管前端圆锥形橡皮头与宫颈紧密相贴,缓慢注入碘化油,压力不宜过大,注入 5 mL 摄片一张,24 小时再在该部位摄片一张。使用水溶性造影剂时,30 分钟后摄影。

(4)X 线摄影后,取出用物,消毒后填塞纱布条。

(5)记录宫腔充满时的注入量及左、右输卵管显影时的注入量。

(三)护理配合

1.用物准备

造影剂、气囊、导管、阴道窥器、宫颈钳、子宫探针、注射器、造影剂。

2.患者准备

(1)碘过敏试验:油性制剂吸收缓慢,无不良反应。水溶性制剂可引起碘疹、无尿、血尿、休克等急性中毒症状。

(2)检查前禁食,并测量血压、脉搏、体温等,检查前排尿。

3.护理指导

(1)指导患者于月经干净后第 3～7 天为检查日期。

（2）操作中严格无菌操作，指导患者服用抗生素，预防上行感染及潜在性炎症的恶化。

（3）指导患者取出填塞纱布条的时间（一般于 2～3 小时后）和方法。

（4）嘱患者当天静养，禁止入浴，禁止性生活 1 周。

（5）说明可能有混入造影剂的少量出血或因造影剂而产生的不良反应。

（四）注意事项

（1）油性制剂吸收缓慢，因油滴的刺激可发生肉芽肿而形成粘连。注入的量大、压力强时，可发生肺栓塞或脑栓塞。

（2）注碘油时勿用力过大、过速，以防输卵管破裂。术中如发现患者刺激性咳嗽、胸痛等，应立即停止注射，并严密观察。

（3）附件炎、月经期、妊娠、碘过敏者禁用此法。

十、超声检查

（一）概述

超声检查是一种利用向人体内部发射超声波，并观察分析其回声信号所显示的波形（回声图）、图像（声像图）及信号音（多普勒）来检查、诊断盆腔疾病和了解妊娠情况的方法。由于超声波诊断对人体无损，尤其对孕妇与胎儿安全，可以重复检查，诊断也较准确、迅速。

（二）方法

妇产科临床上常用的方法及诊断仪有 A 型超声波诊断仪、B 型超声波诊断仪、多普勒超声波诊断仪。

（1）检查前要了解妇科检查，腹部触诊了解病灶的部位、大小及活动度。

（2）腹部表面涂以液状石蜡乳剂，使探头与皮肤很好接触。将探头置于所测部位做垂直探查或水平探查，根据需要适当移动探头观察并拍片。

（三）护理配合

1.预约

检查日期，做好登记。

2.患者准备

使用 A 型超声波诊断仪检查前应嘱患者排尿后取平卧位；B 型超声显像仪检查时应嘱患者保持膀胱充盈；早孕、前置胎盘等需膀胱充盈作为透声窗。因此，嘱患者检查前 1～2 小时不解小便，必要时再饮水 500～600 mL。

3.护理指导

（1）向患者说明其检查目的。如观察盆腔脏器同膀胱位置的关系，膀胱必须充盈。

（2）有尿意后，进入 B 超室检查。

（3）检查后协助擦净腹壁凝胶，嘱患者排尿。

十一、盆腔动脉造影

（一）概述

检查诊断子宫、卵巢的肿瘤及前置胎盘、异位妊娠等。

（二）方法

从股动脉插入导管，到主动脉分支部（检查恶性卵巢肿瘤可插到肾动脉分支部），注入造影剂后连续摄影,以观察盆腔内动脉的血流状态。

(三)护理配合

1.用物准备

纱布、敷料、血管造影用接头、有齿镊、持针器、注射器、棉球、不锈钢碗、塞氏针、导管、平皿。

2.患者准备

检查前当天禁食、排便、排尿。

3.护理指导

(1)将检查目的、方法、注意事项简明易懂地向患者说明,以取得合作。

(2)以腹股沟为中心,将下腹部、大腿上部剃毛后入浴或擦洗。

(3)填写血管造影检查单,做碘过敏试验。

(4)检查前给予高压盐水灌肠,排便后护送到放射科检查(同时持病历等有关资料)。

(5)根据需要协助患者取平卧位。

(6)平车护送患者回病室,检查侧腹股沟用沙袋压迫固定,髋关节伸直,嘱患者24小时安静卧床,协助患者床上大小便。

(7)连续观察生命体征3~4小时。注意下肢有无麻木感、冷感,皮肤颜色,足背动脉搏动左、右有无不同及有无压痛;穿刺部位有无内、外出血,发现异常应立即通知医师及时处理。

(8)如患者无恶心,可于30分钟后饮水,2小时后可进食。

(9)遵医嘱使用抗生素预防感染。

(曾现枝)

第四节　妇产科内镜检查的护理配合

一、阴道镜检查

(一)概述

阴道镜检查是利用阴道镜将宫颈表面上皮细胞和宫颈阴道部放大10~40倍,观察肉眼看不到的宫颈表面层较微小的病变。因此,可用于发现子宫颈部与癌变有关的异型上皮、异型血管及早期癌变的所在,以便准确地选择可疑部位做活组织检查。对子宫颈癌及癌前病变的早期发现、早期诊断具有一定价值。阴道镜对外阴、阴道部位病变的诊断亦有重要价值。尤其是脱落细胞检查,对肉眼观察难以确定的可疑病变区域及活检部位,可大大提高阳性检出率。

(二)适应证

(1)阴道脱落细胞学涂片检查结果在巴氏三级以上。

(2)细胞学检查虽是阴性,但肉眼观察到可疑癌变。

(3)长期按宫颈炎治疗,但效果不佳者。

(4)肉眼观察难以确定病变的细微外形结构,需在阴道镜下放大数倍观察病变。

(5)宫颈癌手术前,需在阴道镜下确定病变波及的部位,指导手术应切除的范围。

(三)禁忌证

(1)下生殖道有急性、亚急性感染,应查明原因控制炎症后再检查。

(2)下生殖道有伤口或挫伤,待上皮组织修复后再检查。

(3)有活动性出血时,止血后再查。

(四)方法

在检查前 24 小时内,不应有涉及阴道的操作(包括冲洗、检查、性交等)。

(1)用阴道窥器充分暴露子宫颈阴道部(不蘸润滑剂,避免影响观察),生理盐水棉球轻轻拭净宫颈分泌物,不可用力涂搽,以免引起出血,妨碍观察。

(2)调整好阴道镜焦距,先用 10 倍放大镜观察全貌,然后用 3‰醋酸棉棒涂子宫口及宫颈阴道部,使柱状上皮与鳞状上皮易于鉴别(如重点观察血管,最好不用醋酸涂抹)。然后用放大20~40 倍镜检查上皮及血管。在检查中发现可疑部位即取活组织送病理检查。必要时,安装照相机摄影,然后填塞纱布条,取出窥器。

(五)护理配合

1.用物准备

窥阴器、宫颈钳、活检钳、小钝刮匙、10％甲醛溶液、聚维酮碘、纱布条、棉球、镊子。

2.患者准备

排尿后取膀胱截石位。

3.护理指导

(1)向患者或家属说明活检目的、方法和时间,以取得患者合作。

(2)解除患者的紧张、害怕心理。操作中注意与患者交谈,分散患者的注意力,减少患者的疼痛感。

(3)指导患者术后 24 小时自行取出填塞的纱布卷,并注意观察术后有无出血,必要时立即来医院复查,给予止血等处理。

(4)嘱患者术后静养 24 小时,避免劳动和剧烈活动。

(5)嘱患者入浴、性生活等按医师指导进行。

(六)并发症的护理

1.预防出血的护理

如术野渗血,少于月经量,常规给予纱球或碘仿纱布填塞宫颈止血。术后结痂脱落出血,创面血管活动性出血,多于月经量,予收入院后行碘仿纱布填塞压迫创面后止血。

2.预防感染的护理

操作时应严格无菌操作,器械物品除了绝缘阴道扩张器外,其他均为一次性使用。绝缘阴道扩张器应用环氧乙烷灭菌以防止交叉感染。患急性阴道炎、急性宫颈炎时禁止手术。检查前一晚有过性生活也应暂停手术。术后在手术创面喷洒呋喃西林粉以防感染。告知患者严格执行健康宣教中的内容,以防感染。

(七)注意事项

(1)所取组织标本应立即固定,做好标志,填写送检单,避免放置过久发生组织自溶、丢失或混淆。

(2)标本须用 10％甲醛或 95％乙醇溶液固定,溶液应盖过整个标本,立即送检。

二、宫腔镜检查

(一)概述

对用肉眼观察子宫腔,探查原因不明的异常子宫出血,定位和夹取宫腔内异物,检查鉴别宫颈内赘生物的性质,诊断黏膜下肌瘤、子宫内膜息肉,处理残留的胚胎组织、行输卵管粘堵绝育术和直视下输卵管通液及镜检下治疗等,可发挥很好的作用。

(二)方法

(1)外阴及阴道常规消毒。

(2)阴道窥器暴露子宫颈,常规消毒后用宫颈钳牵持,探针探查宫腔屈度及深度。

(3)用 Hegari 扩张器扩张子宫口到 7 号,再以生理盐水冲洗宫腔至冲洗液清亮。继而缓慢滴注葡萄糖液,待宫腔充分扩展(一般用 50~100 mL),子宫内壁清晰可见时移动镜管,按顺序检视宫腔内各部,最后检视宫颈管,再徐徐退出镜管。

(三)护理配合

1.用物准备

宫腔镜用 2% 戊二醛消毒液浸泡 30 分钟,操作前用生理盐水或蒸馏水冲洗备用。

2.患者准备

术前排空膀胱,取膀胱截石位。

3.检查前的准备

应询问病史,重点行腹部检查与妇科检查,常规行宫颈刮片与阴道分泌物检查,决定是否适于子宫镜检查。

4.护理指导

(1)向患者说明检查目的,解除紧张及思想顾虑,并指导患者于月经干净后 5~10 天内操作为宜,因此期间为子宫内膜增生早期,较薄且不易出血,黏液分泌少,宫腔内病变易显露。

(2)嘱患者于检查后卧床休息 1~2 小时,注意局部清洁卫生,2 周内禁房事。

(3)交代患者于检查后 2~7 天内可能有少量阴道流血。如出现异常情况及时来院复查。

(四)并发症的护理

1.预防子宫穿孔

严重的宫腔粘连、瘢痕子宫、子宫过度前倾或后屈、宫颈手术后、萎缩子宫、哺乳期子宫均易发生子宫穿孔,必要时超声监护下行宫腔镜检查。一旦发生穿孔,应停止操作,退出器械,估计穿孔的情况,仔细观察腹痛及阴道流血。

2.预防出血

宫腔镜检术后一般有少量的阴道流血,多在 1 周内干净。宫腔镜手术可因切割过深、宫缩不良或术中止血不彻底导致出血多,可用电凝器止血,也可用 Foley 导管压迫 6~8 小时止血。

3.预防感染

术前和术后适当应用抗生素,严格消毒器械,可避免感染的发生。患急性阴道炎、急性宫颈炎时禁止手术。检查前一晚有过性生活也应暂停手术。

4.预防膨宫液过度吸收

膨宫液过度吸收是膨宫时常见的并发症,多发生于宫腔镜手术,与膨宫压力过高、子宫内膜损伤面积较大有关,膨宫时维持合适的压力及缩短手术时间可避免。如手术超过 30 分钟,予以呋塞米静推并检测电解质。

(五)注意事项

(1)加强消毒隔离措施,严格执行消毒清洗程序(先消毒水浸泡→清水冲洗→戊二醛浸泡或高压灭菌),防止用物消毒不严造成盆腔感染。

(2)操作中动作轻、稳、准,防止操作不当造成损伤,如宫颈内口出血、子宫内膜出血、宫颈裂伤或子宫穿孔。

(3)备好急救药,防止扩张宫颈时,迷走神经反应。

三、腹腔镜检查

(一)概述

腹腔镜检查(laparoscopy ventroscopy)是将腹腔镜(laparoscope peritoneoscope)自腹壁脐下插入腹腔内(妇科主要为盆腔),肉眼观察盆腔内脏器,直视病变部位以协助诊断,必要时取活检组织。

(二)方法

(1)套管针穿刺:①腹部皮肤常规消毒。脐窝处应反复擦洗,因该部位皮肤薄,以防感染。②麻醉:以往多采用插管吸入麻醉,近年来则采用局麻加静脉麻醉。③在脐轮下(脐下或脐上1 cm)做一小切口约1.5 cm,刺入套管后,拔出套管芯,将腹腔镜自套管插入盆腔。

(2)人工气腹:为避免损伤腹腔脏器及便于自腹壁送入腹腔镜与观察,须先行人工气腹。可在局麻下进行,缓慢充气,以CO_2最好。注入压力不超过2.94 kPa(30 cmH_2O),充气总量可达2 000~3 000 mL。穿刺针暂保留,以便检查中调节气量。

(3)由腔镜观察,随需要移动镜头,寻找发生于子宫、输卵管、卵巢、直肠子宫陷凹或盆腹腔内其他部位的病灶,观察其性状、部位,必要时可嘱台下助手自阴道上推宫颈或移动宫体(或术前自宫颈插入操纵管与宫颈钳固定在一起,术者可自己手持钳柄移动宫体),观察与病灶的关系,借以判断。必要时取活检送病理检查。

(4)检查无出血及脏器损伤,取出腹腔镜。排气后再拔除套管,缝合切口,盖上无菌纱布,胶布固定。

(三)护理配合

1.用物准备

纤维腹腔镜、套管针、活检钳等置于2‰戊二醛溶液中浸泡30分钟,使用前取出,生理盐水或蒸馏水冲洗后备用。

2.患者准备

(1)嘱患者术前吃少量半流质饮食,当天早晨(午前检查者)或中午(午后检查者)禁饮食;术前晚及早晨行清洁灌肠,冲洗并消毒外阴及阴道,必要时导尿留置导尿管。

(2)嘱其检查时取膀胱截石位,行剖腹探查术时取平卧位。

3.护理指导

(1)向患者说明其目的,以解除紧张、恐惧心理。

(2)术后4小时内应密切观察脉搏、呼吸、血压,如有异常情况及时报告医师。

(3)告诉患者于检查后有可能出现的问题。如检查后虽排气,仍可能因腹腔残留气体而感肩痛及上腹部不适,不需作处理。如上述症状得不到缓解或症状加重即来医院复查。

(四)并发症的护理

1.气腹

腹膜外注气是由于 Verem 针没有进入腹腔内进行充气而造成的。常发生于腹壁的前方,如皮下、腹膜前、大网膜,也可能由于针进入过深发生于腹膜后。因此,充气前,洗手护士要再次检查气腹针是否有堵塞的情况,应用抽取试验、悬滴法、腹内压读数等方法,确保气腹针顺利到达腹腔。

2.周围脏器损伤

熟悉解剖结构,动作轻柔,当粘连致密或组织层次不清楚时最好用锐性而不用钝性剥离。腹腔镜检查前应常规导尿和留置导尿管,术后注意观察患者的尿色、量,避免膀胱损伤。术前灌肠,术后观察患者排气排便情况及腹痛情况,避免胃肠道损伤。

(五)注意事项

(1)腹腔镜检查前须行人工气腹,检查时又须取头低臀高体位,如有心肺功能疾患或膈疝,禁行此项检查。

(2)结核性腹膜炎、腹壁广泛粘连及其他原因所致的腹腔粘连,忌行腹腔镜检查,以免造成脏器损伤。

(曾现枝)

第十五章

优 生 优 育

第一节 避 孕

一、宫内节育器

（一）宫内节育器放置术

宫内节育器放置术即上环。

1.适应证

凡育龄妇女要求放置宫内节育器而无禁忌证者均可给予放置。

2.禁忌证

（1）妊娠或妊娠可疑。

（2）生殖道急性炎症。

（3）人工流产出血多，怀疑有妊娠组织物残留或有感染；中期妊娠引产、分娩或剖宫产胎盘娩出后子宫收缩不良，有出血或潜在感染可能。

（4）生殖器官肿瘤。

（5）生殖器官畸形，如子宫纵隔、双子宫等。

（6）宫颈内口过松、重度陈旧性宫颈裂伤或子宫脱垂。

（7）严重的全身性疾病。

（8）宫腔＜5.5 cm 或＞9 cm，除外足月分娩后、大月份引产后或放置含铜无支架宫内节育器（IUD）。

（9）近 3 个月内有月经失调、阴道不规则流血。

（10）有铜过敏史。

3.放置时间

（1）月经干净后 3～7 天无性交。

（2）人工流产术后（出血少，宫腔长度低于 10 cm 者）。

（3）产后满 3 个月，剖宫产术后半年。

（4）含孕激素 IUD 在月经第 3 天放置。

（5）自然流产于月经后放置,药物流产2次正常月经后。

（6）哺乳期排除早孕者。

4.节育器大小的选择及消毒

T型节育器按其横臂宽度(mm)分为26、28、30号3种。宫腔深度在7cm以上者用28号,7cm以下者用26号,可采用高压蒸气消毒,煮沸消毒或用75%乙醇浸泡30分钟消毒。

5.术前准备

（1）手术器械:阴道窥阴器1个,消毒钳2把,纱布钳1把,宫颈钳1把,探针1个,弯盘1个,放环器1个,剪刀1把,节育器1个。

（2）敷料:长方包布1块,洞巾1块,方纱布3块,手套1副,长棉签2支,大棉球若干。

（3）手术前:护士应向患者介绍手术步骤,解除思想顾虑,取得合作,患者测试体温正常后,排空膀胱,取膀胱截石位,常规冲洗外阴及阴道。

6.放置方法

外阴、阴道常规消毒铺巾,双合诊复查子宫大小、位置及附件情况。阴道窥器暴露宫颈后,再次消毒宫颈,以宫颈钳夹持宫颈前唇(前倾前屈子宫可夹持后唇)。用子宫探针顺子宫屈度探测宫腔深度,宫颈管较紧者,应以宫颈扩张器顺序扩张至6号,用放环器将节育器推送入宫腔底部,带有尾丝者在距宫口2cm处剪断,观察无出血即可取出宫颈钳及窥器(图15-1)。

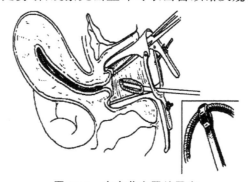

图15-1　宫内节育器放置术

7.术后健康指导

（1）术后休息3天。

（2）1周内免重体力劳动。

（3）2周内禁性生活及盆浴。

（4）3个月内每次行经或大便时注意有无节育器脱落。

（5）术后1个月、3个月、半年、1年各复查1次。

（6）告知患者保持外阴清洁;术后可能有少量阴道流血及下腹不适,如出现腹痛、发热、出血多时应随时就诊。

（二）宫内节育器取出术

1.适应证

（1）生理情况:①计划再生育或不需避孕,如丧偶或离异等;②放置期限已满需要更换;③绝经过渡期停经1年内;④拟改用其他避孕措施或绝育。

（2）病理情况:①有并发症或不良反应,经治疗无效;②带器妊娠,包括宫内和宫外妊娠。

2.禁忌证

(1)并发生殖道炎症时先给予抗感染治疗,治愈后再取出 IUD。

(2)全身情况不良或在疾病的急性期,应待病情好转后再取出。

3.取器时间

(1)月经干净后 3～7 天为宜。

(2)带器早期妊娠行人工流产同时取器。

(3)带器异位妊娠术前行诊断性刮宫时,或在术后出院前取出 IUD;因子宫不规则出血,随时可取,取 IUD 同时需行诊断性刮宫,刮出组织送病理检查,排除内膜病变。

4.取器方法

常规消毒后,有尾丝者用血管钳夹住尾丝轻轻牵引取出。无尾丝者需在手术室进行,按进宫腔操作程序操作,用取环钩或取环钳将 IUD 取出。取器困难可在 B 超引导下进行操作,必要时在宫腔镜下取出(图 15-2)。

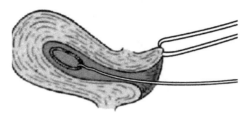

图 15-2　宫内节育器取出术

5.宫内节育器的不良反应及处理

(1)出血:支撑力较大或与子宫内膜接触面较大的节育器易致出血,常发生于放置后 1 年内,最初 3 个月内尤甚。表现为月经过多,经期延长或周期中点滴出血。出血的原因可能与机械性压迫致子宫内膜和血管内皮细胞损伤,释放大量前列腺素、纤维酶原激活因子、激肽等物质,使血管通透性增加,纤溶系统活性增加有关。

月经过多者应补充铁剂,出血时间长时给予抗生素,同时给予前列腺素合成酶抑制剂 3～5 天;抗纤溶蛋白制剂氨基己酸 2 g,每天 3 次,共 3～5 天,或氨甲环酸 1～2 g,每天 3 次,共 3～5 天。如经上述处理仍无效,应更换节育器或采用其他措施。

(2)腰酸腹胀:节育器与宫腔大小或形态不符,可致子宫过度收缩而引起腰酸或下腹坠胀,轻症不需处理,重症可休息或给予解痉药物。上述处理无效者,考虑更换合适的节育器。

6.宫内节育器的并发症及处理

(1)感染:常因放置节育器时无菌操作不严或节育器尾丝导致上行感染而并发盆腔炎症,特别是生殖器本身存在感染灶时,易形成急性或亚急性发作,病原体除一般细菌外,厌氧菌、衣原体,尤其放线菌感染占重要地位。感染部位有子宫内膜、输卵管、卵巢、盆腔结缔组织,一旦发生感染,应用抗生素积极治疗并取出节育器。

(2)节育器嵌顿或断裂:多因节育器放置时损伤宫壁引起,也可由于节育器过大或表面不光滑,放置后引起宫壁损伤,致部分器体嵌入子宫肌壁或发生断裂,一经确诊后应立即取出,钩取时节育器大部分能松动,将其拉出子宫口外,将环丝拉直并将其剪断后抽出。如嵌顿较深,可经 X 线或 B 超定位后再取。完全嵌入肌层者,则须剖腹切开子宫肌层方可取出。为防止节育器嵌顿,术前注意选择与宫腔大小适应、表面光滑的节育器。

(3)节育器异位:多因操作不当致子宫穿孔,将节育器放置于腹腔、阔韧带、直肠子宫陷凹等处,其发生率虽低,但危害极大。因此,术前应查清子宫位置及大小,操作轻柔,尤其是哺乳期及瘢痕子宫,术时极易穿孔。节育器异位的临床症状不明显,少数因早孕就诊,随诊时发现尾丝短缩或消失,或取环时探针及取环钩触不到节育器才被发现。可通过 B 超、X 线或宫腔放置探针后变换体位作造影检查,必要时作腹腔镜、宫腔镜检查以明确诊断。确诊后可根据其所在部位,经腹或阴道将节育器取出。对有子女者,建议在手术同时行输卵管结扎术。

(4)宫内节育器脱落可见于:①放器时操作不规范,未将节育器放至子宫底部;②节育器与宫腔大小、形态不符致子宫收缩,促使节育器排出;③节育器材料的支撑力小,宫口松或月经过多,体力劳动强度过大等。节育器的脱落多发生于带器后 1 年内,约半数发生在初 3 个月内,且常在经期脱落,有时直至妊娠经辅助检查方知脱落。因此,放器第一年内应定期随访。

(5)带器妊娠:因术时未将节育器放至宫底部;环号过大,子宫收缩使节育器下移;型号偏小,致降至宫腔下部;双子宫者节育器只放入一侧宫腔;哺乳期放器后,待哺乳结束子宫恢复正常大小时,节育器相对偏小;或节育器嵌顿、异位等情况均可导致带器妊娠。带器妊娠者易发生自然流产,当确诊带器妊娠时,应行人工流产终止妊娠。多数资料表明,宫内节育器的应用并不增加异位妊娠的自然发生率。

二、激素避孕

激素避孕是指用女性甾体激素避孕,是一种高效避孕方法。自 20 世纪 60 年代美国第一个复方口服避孕药 Enovid 上市以来,激素避孕方法一直显示可靠的避孕效果。甾体避孕药的激素成分是雌激素和孕激素。

(一)甾体激素避孕药的作用机制

(1)通过对下丘脑-垂体-卵巢轴的抑制起抑制排卵的作用,这是短效口服避孕药的重要作用原理。

(2)改变宫颈黏液的理化性质,不利于精子的穿透和获得。

(3)阻碍子宫内膜的周期性改变,不利于孕卵着床。

(4)改变输卵管的蠕动速度,使受精卵的发育和子宫内膜的发育不同步。

(二)甾体激素避孕药的种类

我国 1960 年开始研制避孕药,1963 年成功研制出第一批甾体激素复方口服避孕药,以后不断研制出长效口服避孕药及避孕针,由于长效避孕制剂中激素含量高,现渐趋淘汰。随着世界上甾体激素避孕药应用的日益增多,第三代孕激素口服避孕药、阴道药环、皮下埋植剂等激素避孕法应运而生。

口服避孕药包括复方短效口服避孕药、复方长效口服避孕药。

1.复方短效口服避孕药

复方短效口服避孕药是由雌、孕激素组成的复合制剂。雌激素成分为炔雌醇,孕激素成分各不相同,构成不同配方及制剂。

使用方法:复方炔诺酮片、复方甲地孕酮片,于月经第 5 天开始服第一片,连服 22 天,停药 7 天后服第 2 周期。若有漏服应及早补服,且警惕有妊娠可能。漏服 2 片,补服后要同时加用其他避孕措施。漏服 3 片应停药,待出血后开始服下一周期药。单相片在整个周期中雌、孕激素含量是固定的。三相片中每一相雌、孕激素含量是根据妇女生理周期而制订不同剂量,药盒内的每一相药物颜色不同,每片药旁标有星期几,提醒服药者按箭头所示顺序服药。三相片的服用方法也是每天1片,连服21天。复方短效口服避孕药的主要作用为抑制排卵,正确使用避孕药的有效率接近100%。

2.复方长效口服避孕药

由长效雌激素和人工合成孕激素配伍制成,服药一次可避孕1个月。长效雌激素为炔雌醚,口服后被胃肠道吸收,储存于脂肪组织内,缓慢释放,起长效避孕作用。孕激素促使子宫内膜转化为分泌期引起撤退出血。避孕有效率达96%～98%。复方长效口服避孕药的用药方法有两种:一种在月经来潮第5天服第1片,5天后加服1片,以后按第1次服药日期每月服1片;另一种在月经来潮第5天服第1片,第25天服第2片,以后每隔28天服1片。复方长效口服避孕药激素含量大,不良反应较多,如类早孕反应、月经失调等。

3.长效避孕针

目前的长效避孕针有单孕激素制剂和雌、孕激素复合制剂两种,有效率98%以上,尤其适用于对口服避孕药有明显胃肠道反应者。雌、孕激素复合制剂肌内注射1次可避孕1个月。首次于月经周期第5天和第12天各肌内注射1支,以后在每次月经周期第10～12天肌内注射1支。一般于注射后12～16天月经来潮。单孕激素制剂:醋酸甲羟孕酮避孕针,每隔3个月注射1针,避孕效果好;庚炔诺酮避孕针,每隔2个月肌内注射1次。单孕激素制剂比复合制剂更易并发月经紊乱、点滴出血或闭经。

4.探亲避孕药

探亲避孕药除双炔失碳酯外均为孕激素类制剂或雌、孕激素复合制剂。服用时间不受经期限制,适用于短期探亲夫妇。孕激素制剂有炔诺酮探亲片、甲地孕酮探亲避孕片。有抑制排卵、改变子宫内膜形态与功能、宫颈黏液变稠等作用。服用方法于探亲前1天或当日中午起服用1片,此后每晚服1片,连服10～14天。非孕激素制剂53号避孕药于第1次性交后立即服1片,次晨加服1片,以后每天1片,每月不少于12片。如探亲结束还未服完12片,则需每天服1片,直至服满12片。探亲避孕药的避孕效果可靠,达98%。

5.缓释避孕药

又称缓释避孕系统,是以具备缓慢释放性能的高分子化合物为载体,一次给药在体内通过持续、恒定、微量释放载体激素,主要是孕激素,达到长效避孕目的。目前常用的有皮下埋置剂、阴道药环、避孕贴片及含药的宫内节育器。

(三)复方短效口服避孕药

短效口服避孕药是由人工合成的雌、孕激素配伍成的复合制剂,是应用最广且问世最早的避孕药物。正确使用其避孕效果可达99%。我国常用的为口服避孕片1号和2号,为减轻其不良反应,对药物的剂量配伍进行了调整。药物剂型有:①糖衣片,药含于糖衣内;②纸型片,药附于可溶性纸上;③滴丸,药稀释于明胶液中,然后滴凝成丸,在肠道内缓慢释放,故可减少不良反应。

1.适应证

育龄健康妇女。

2.禁忌证

(1)严重心血管疾病,血液病或血栓性疾病。

(2)急、慢性肝炎或肾炎。

(3)内分泌疾病,如糖尿病用胰岛素控制者、甲状腺功能亢进者。

(4)恶性肿瘤、癌前病变、子宫或乳房肿块患者。

(5)哺乳期。

(6)产后半年内或月经未来潮者。

(7)月经稀少或年龄超过 45 岁者。

(8)年龄超过 35 岁的吸烟妇女不宜长期使用,以免卵巢功能早衰。

(9)精神病生活不能自理者。

(10)用药后有偏头痛或持续头痛者。

3.用法及注意事项

口服避孕片 1 号、2 号、复方 18-炔诺孕酮 3 种复方短效避孕药可任选一种,自月经第 5 天起,每晚 1 片,连服 22 天不能间断,若漏服必于次晨补服 1 片。一般于停药后 2～3 天发生撤退出血,犹如月经来潮,若停药 7 天尚无阴道流血,则当晚开始第 2 周期用药。若再次无出血,宜停药并检查原因予以治疗。

4.药物不良反应

(1)早孕反应:雌激素刺激胃黏液可引起头晕、乏力、食欲缺乏,严重者呕吐。轻症无须处理,数日后减轻或消失,较重者可服维生素 B_6 20 mg、维生素 C 100 mg 及山莨菪碱 10 mg,每天 3 次,连服 1 周,一般坚持 1～3 个周期后上述状况可自行消失。

(2)月经改变:由于药物控制了内源性激素的分泌,替代性子宫内膜产生作用,一般服药后月经变得规则,经期缩短,经血量减少,痛经症状减轻或消失。但可发生下列情况:①闭经因药物对下丘脑-垂体轴抑制过度而致。此时应停药,改用雌激素替代治疗或加用促排卵药物,仍无效者应进一步寻找原因。②突破性出血是指服药期间发生不规则少量出血。多发生在漏服药后,少数人虽未漏服也可发生。若在服药的前半周期出血,是雌激素不足以维持内膜的完整性所致,可每晚加服炔雌醇 0.005～0.015 mg,与避孕片同时服至第 22 天停药。若出血发生于服药后半周期,多为孕激素不足引起,可每晚增服避孕药 1/2～1 片,同服至第 22 天停药,若出血量多如月经,即应停药,待出血第 5 天再开始下一周期用药。

(3)体重增加:可能因避孕药中孕激素成分的弱雄激素活性促使体内合成代谢引起,也可能是雌激素成分致水、钠潴留所致。

(4)色素沉着:少数妇女的颜面部皮肤出现淡褐色沉着如妊娠期所见,停药后多数能自然消退。

(5)其他:长期服避孕药者,为避免药物影响,以停药 6 个月后再受孕为妥。长期服用避孕药并不增加乳癌发病率,且对子宫内膜癌、卵巢癌有一定预防作用;对机体代谢方面无明显影响,很少发生血管性疾病,但对诱发宫颈癌是否有潜在影响尚待研究。

(四)三相短效口服避孕药

为减少复方短效口服避孕药的不良反应,现已研制出一种复方三相口服避孕药(简称三相片)。国产的三相片由炔雌醇和左旋 18-炔诺孕酮组成。三相片模仿正常月经周期中内源性雌、孕激素水平变化,将 1 个周期服药日数分成 3 个阶段,各阶段中雌、孕激素剂量均不相同,顺序服用,每天 1 片,共 21 天。具体用法为:①第一相,1～6 片,浅黄色;②第二相,7～11 片,白色;③第三相,12～21 片,棕色。第 1 周期从月经周期的第 1 天开始,第 2 周期后改为第 3 天开始,若停药 7 天无撤退出血,则自停药后第 8 天开始服下周期药物。三相片配方合理,避孕效果可靠,控制月经周期良好,突破出血和闭经发生率显著低于单相制剂,且恶心、呕吐、头晕等不良反应少。

(五)长效口服避孕药

1.制剂

各种制剂由长效雌激素和人工合成的孕激素配伍制成。

2.作用机制

这类药物主要是利用长效雌激素炔雌醚从胃肠道吸收后,储存于脂肪组织内缓慢释放起长效避孕作用。孕激素促使子宫内膜转化为分泌期,作用消退时引起撤退出血。外源性甾体激素通过反馈抑制下丘脑-垂体-卵巢轴功能产生抗排卵作用。服药 1 次可避孕 1 个月,避孕有效率为 $96\% \sim 98\%$。

3.用法

避孕效果与给药方法有关。最好在月经来潮第 5 天服第 1 片,第 10 天服第 2 片,以后按第 1 次服用日期每月服 1 片。

4.不良反应及其处理

长效避孕药不良反应及处理类似短效避孕药。

5.注意事项

停用长效避孕药时,应在月经周期第 5 天开始服用短效药物 3 个月,作为过渡期,因此时体内常有雌激素蓄积,在停药后 2~3 个月内仍有月经失调可能。

(曾现枝)

第二节　避孕失败后的处理及护理

一、人工流产术

人工流产术是避孕失败的补救方法,是指妊娠 14 周以内,因意外妊娠、优生或疾病等原因而采用手术方法终止妊娠,包括负压吸引术和钳刮术。

(一)负压吸引术

利用负压吸引原理将妊娠物从宫腔内吸出,称为负压吸引术。

1.适应证

妊娠 10 周内要求终止妊娠而无禁忌证,患有某种严重疾病不宜继续妊娠。

2.禁忌证

生殖道炎症,各种疾病的急性期;全身情况不良,不能耐受手术;术前两次体温在 37.5 ℃以上。

3.手术步骤

患者取膀胱截石位。常规消毒外阴和阴道,铺无菌巾。做双合诊复查子宫位置、大小及附件等情况。阴道窥器扩张阴道,消毒阴道及宫颈管,用宫颈钳夹持宫颈前唇。顺子宫位置的方向,用探针探测宫腔方向及深度,根据宫腔大小选择吸管。孕 7 周以下者用 5～6 号吸管,负压为 53.2 kPa,孕 7～9 周用 6～7 号吸管,负压为 53.2～66.5 kPa,孕 9 周以上用 7～8 号吸管,负压为 66.5～73.1 kPa,所用负压不宜超过 79.8 kPa。宫颈扩张器扩张宫颈管,由小号到大号,循序渐进。扩张到比选用吸头大半号或1号。将吸管连接到负压吸引器上,将吸管缓慢送入宫底部,遇到阻力略向后退。按孕周及宫腔大小给予负压,一般控制在 53.3～66.7 kPa(400～500 mmHg),按顺时针方向吸宫腔1～2圈。感到宫壁粗糙,提示组织吸净。必要时重新放入吸管,再次用低负压吸宫腔1圈。取下宫颈钳,用棉球拭净宫颈及阴道血迹。术毕,将吸出物过滤,测量血液及组织容量,检查有无绒毛。若未见绒毛组织,应送病理检查。

(二)钳刮术

适用于妊娠10～14周。通过机械或药物方法使宫颈松软,然后用卵圆钳钳夹胎儿及胎盘。由于此时胎儿较大、骨骼形成,容易造成并发症,如出血多、宫颈裂伤、子宫穿孔等,应尽量避免大月份钳刮术。其术后注意事项与负压吸引术相同。

二、人工流产术并发症及防治措施

(一)子宫穿孔

多见于哺乳期子宫,瘢痕子宫,子宫过度倾、屈或畸形的情况下,术者技术不熟练时。因此,术前应查清子宫大小及位置,严格按操作规程认真执行手术,切忌粗暴用力。对子宫软者,术前用缩宫素,当器械进入宫腔突然产生"无底"感觉时,或其深度明显超过检查时子宫大小,即应诊断"子宫穿孔"。此时需立即停止手术,给予缩宫素和抗生素,并严密观察患者的生命体征,有无腹痛、阴道流血及腹腔内出血征象。子宫穿孔后,若情况稳定,胚胎组织尚未吸净者,可在B超或腹腔镜监护下清宫;尚未进行吸宫操作者,则在1周后再清除宫腔内容物,发现内出血增多或疑有脏器损伤者,应立即剖腹检查。

(二)人工流产综合征

人工流产综合征是指患者在术时或术后出现心动过缓、心律失常、血压下降、面色苍白、出汗、头晕、胸闷,甚至发生昏厥和抽搐。其发生除与孕妇精神紧张、不能耐受宫颈的牵拉和过高的负压有关外,主要是子宫体、宫颈受机械性刺激导致迷走神经兴奋、冠状动脉痉挛、心脏传导功能障碍所致。因此,术前做好患者的精神、心理护理,吸宫时注意掌握负压适度,进出子宫口时关闭负压,吸净后勿反复吸刮宫壁,术前充分扩张宫颈,操作轻柔等有利于预防人工流产综合征。患者一旦发生心动过缓,静脉注射阿托品0.5～1 mg即可缓解症状。

(三)吸宫不全

吸宫不全是指有部分胎儿或胎盘组织残留宫腔,是人工流产术后常见的并发症,多在子宫体过度屈曲,术者技术不熟练的情况下发生。术后阴道流血超过10天,血量过多,或流血暂停后又多量出血者,应考虑为"吸宫不全",经B超确诊,使用抗生素3天后再行清宫术,刮出物送病理检查,术后继续抗感染治疗。

(四)漏吸

漏吸是指已确诊为宫内妊娠,但术时未吸到胚胎或胎盘绒毛。常与孕周过小、子宫过度屈曲、子宫畸形(双子宫)、术者操作技术不熟练等有关。因而,术后检查吸出物未发现胎囊等妊娠物时,应复查子宫大小及位置,重新探测宫腔后行吸引术。吸出物中如仍未见胚胎组织,应将吸出物送病理检查以排除异位妊娠的可能。

(五)术中出血

多见于钳刮术中,因妊娠月份过大,组织不能迅速排出而影响子宫收缩。术中扩张宫颈后,可在宫颈注射缩宫素促使子宫收缩,同时尽快钳取或吸出内容物。

（六）术后感染

多数因吸宫不全或流产后过早性生活、器械、敷料消毒不严或操作无菌观念不强所致。感染初为子宫内膜炎，以后可扩散到子宫肌层、附件、腹膜，严重时可导致败血症。主要表现为体温升高、下腹疼痛、白带混浊或不规则阴道流血，妇科检查发现子宫或附件区有压痛。患者需卧床休息，为其提供全身性技术疗法，并积极抗感染。宫腔内有残留妊娠物者，应按感染性流产处理。

（七）栓塞

行人工流产钳刮术时，偶可发生羊水栓塞，主要因扩宫引起宫颈裂伤，胎盘剥离血窦开放，为羊水进入母体提供了条件，此时应用缩宫素可促使发生。孕早、中期羊水中有形成分少，即使发生栓塞，患者的症状及严重性均不及晚期妊娠者凶险，病死率较低。

（八）远期并发症

有宫颈粘连、宫腔粘连、慢性盆腔炎、月经失调、继发性不孕等。

三、护理评估

（一）病史

询问患者现病史、既往史、月经状况等，初步了解有无手术禁忌证。

（二）身心状况

接受流产手术的对象，绝大多数身体健康，注意判断选择人工流产术的早孕者，有无妊娠剧吐致脱水酸中毒的症状和体征。术前全面评估患者心理状态，针对个体的不同特点，提供良好的心理支持。

（三）诊断检查

（1）妇科检查：注意排除被列为手术禁忌证的体征，如白带性状、量，阴道黏液情况，宫颈糜烂程度等。

（2）血、尿常规，出凝血时间。早孕呕吐者注意尿酮体情况。

（3）其他：根据病史及体格检查情况，按需选择相应检查，如阴道清洁度、白带常规检查或细菌培养等。

四、护理诊断

（一）恐惧

与手术有关。

（二）知识缺乏

与缺乏优生优育的医学常识有关。

（三）有感染的危险

与宫腔创面有关。

（四）潜在并发症

人工流产综合征。

五、护理措施

（一）解除思想顾虑

护士与患者亲切交谈，了解其恐惧、焦虑的原因，态度应诚恳、和蔼可亲，应用沟通技巧取得他们的信任,并针对具体情况以通俗易懂的语言向患者详细讲解所施手术的性质、手术方式、预后及注意事项,使患者愉快接受并主动配合手术。

(二)减轻疼痛,预防感染

护士应与患者共同讨论、分析引起疼痛的原因,寻找缓解疼痛的方法,术中注意患者的情绪,及时予以安慰。术后为其提供安静、舒适的休养环境,注意观察腹痛及阴道流血情况,按医嘱给予止痛、抗生素等药物,以缓解疼痛,预防感染。

(三)出院指导

负压吸引术者,术后在观察室休息 1～2 小时;钳刮术者宜住院进行,术后休息 2～4 周。术后腹痛或阴道流血量多或持续出血达 1 周以上时,应随时就诊。保持外阴清洁,1 个月内禁性生活及盆浴,术后 1 个月后门诊复查,为患者提供避孕措施。

六、药物流产

药物流产是用药物而非手术终止早孕的一种避孕失败的补救措施。目前临床应用的药物为米非司酮配伍米索前列醇,终止早孕完全流产率达 90%。米非司酮是一种类固醇抗孕激素制剂,具有抗孕激素及抗糖皮质激素作用。米索前列醇具有子宫兴奋和宫颈软化作用。

(一)适应证

(1)妊娠≤49 天、本人自愿、年龄<40 岁的健康妇女。

(2)尿 HCG 阳性,B 型超声确诊为宫内妊娠。

(3)人工流产术高危因素者,如瘢痕子宫、哺乳期、宫颈发育不良或严重骨盆畸形。

(4)多次人工流产史,对手术有恐惧和顾虑心理者。

(二)禁忌证

(1)有使用米非司酮禁忌证,如肾上腺及其他内分泌疾病、妊娠期皮肤瘙痒史、血液病、血管栓塞等病史。

(2)有使用前列腺素药物禁忌证,如心血管疾病、青光眼、哮喘、癫痫、结肠炎等。

(3)其他:过敏体质,带器妊娠,异位妊娠,妊娠剧吐,长期服用抗结核、抗癫痫、抗抑郁、抗前列腺素药等。

服药后应严密观察,除了服药过程中可出现恶心、呕吐、腹痛、腹泻等胃肠道症状外,出血时间长、出血多是药物流产的主要不良反应,用药物治疗效果较差。极少数人可大量出血而需刮宫终止妊娠。药物流产必须在有正规抢救条件的医疗机构进行。

(曾现枝)

第三节 中期妊娠引产及护理

中期妊娠引产是指妊娠 14～24 周,因各种原因终止妊娠者。因中期妊娠的特殊生理特点,不论哪种引产方法均有可能发生一些较为严重的并发症,所以不仅要严格控制中期引产的适应证,还必须在具有一定急救技术和设备的医疗单位内执行。

一、适应证

妊娠 14～24 周,要求终止妊娠而无下列禁忌证者均可采用。

二、禁忌证

(1)急性传染病或急性生殖器炎症,尚未治愈者。

(2)急、慢性肝肾疾病及严重心脏病、高血压、血液病者禁用。

(3)近期曾有同类引产手术者,尤其是已有感染症状者禁用。

(4)子宫壁有瘢痕者。

(5)有反复阴道流血者。

三、中期妊娠的生理特点

(1)胎盘已经形成,分泌的大量孕酮抑制子宫的收缩活动。

(2)体内产生较多的催产素酶,以致子宫对外源性催产素很不敏感。

(3)子宫肌壁水肿、充血、柔软,容易损伤。

(4)羊膜腔内羊水含量日渐增多。

(5)胎盘面积相对较大、薄,胎盘小叶形成不够完善。流产时,胎盘不容易完整剥离,导致不全流产。

(6)胎盘结构类似一个大的动静脉瘘,一旦感染,细菌可不经毛细血管过滤,直接进入大循环,全身播散,形成严重的败血症和中毒性休克。

(7)胎儿骨骼逐渐发育,胎体特别是胎头增大变硬,难以通过未扩张或扩张不全的宫颈。

四、处理原则

根据个体健康状况选择引产方法。常用引产方法有依沙吖啶引产、水囊引产及剖宫取胎术等。

(一)依沙吖啶引产

依沙吖啶是吖啶类药物,为黄色结晶粉末,是一种强力杀菌剂,能刺激子宫平滑肌收缩,胎儿可因药物中毒而死亡。中期妊娠可将药物注入羊膜腔内引产,依沙吖啶的安全量为 100 mg,反应量为 120 mg,中毒量为 500 mg,故安全范围较大,即使进入母体血液循环,都不致发生危险,引产成功率在 98% 左右。

1.适应证

妊娠 14～24 周,要求终止妊娠而无下列禁忌证者均可采用。

2.禁忌证

(1)急性传染病或急性生殖器炎症,尚未治愈者。

(2)急、慢性肝肾疾病及严重心脏病、高血压、血液病者禁用。

(3)近期曾有同类引产手术者,尤其是已有感染症状者禁用。

(4)子宫壁有瘢痕者。

(5)有反复阴道流血者等。

3.手术步骤及配合

(1)有条件的,用超声诊断胎盘位置及肢体所在,患者排空膀胱,平卧,查清宫底高度,消毒皮肤,铺消毒孔巾,在宫底与耻骨联合中点肢体侧,局部注射麻醉剂,以 20～21 号腰椎穿刺针垂直刺入腹壁,当有落空感时,抽出针芯,接上空针,抽出羊水时证实刺入羊膜腔内,抽取羊水 10 mL,重新插入针芯,置入空针,回抽仍有羊水抽出时,缓慢注入药液,剂量为 50～100 mg。完毕后,快速抽出穿刺针,穿刺部位盖以无菌纱布,压迫 2～3 分钟。如回抽时有血液,可能穿入胎盘,应试向深部进针,如仍有血液或穿刺时感觉刺入胎体,应选择另外穿刺点,穿刺不得超过两次。

(2)宫腔内羊膜腔外给药法:患者排空膀胱,取膀胱截石位,消毒外阴、阴道,铺孔巾,以阴道窥器暴露宫颈。以宫颈钳牵拉宫颈前唇,用长无齿镊将 12 或 14 号橡皮尿管缓慢送入宫腔胎膜与宫壁之间,达宫腔深度的 2/3,偶有受阻时应改变送入方向。尿管就位后,缓慢注入用 50 mL注射用水稀释的 50 mg 药物,注射完毕后将尿管末端处折叠扎紧,裹以无菌纱布,置于阴道内,12～24 小时后,轻轻抽出纱布及尿管。

4.并发症及防治

(1)全身反应:未发现有变态反应,偶有体温升高,常在用药后 24～48 小时发生,短期内可自行恢复。

(2)产后出血:约 80％患者有出血,量不超过 100 mL,极少数可超过 400 mL。

(3)产道损伤:部分患者可有不同程度的软产道损伤。

(4)胎盘胎膜残留:发生率较低,但为避免组织残留,多主张胎盘排出后即行刮宫术。

(5)感染:发生率不高,但严重者可致死亡,一旦发现有感染体征,应立即报告医师并给予抗生素及相应处理。

(二)水囊引产

水囊引产是指将水囊放置于子宫壁与胎膜之间,激发宫缩,促使胎儿及胎盘娩出的引产方法,其成功率达 90％,平均引产时间为 72 小时。

1.适应证及禁忌证

同依沙吖啶引产,患肝、肾疾病但能胜任手术者,仍可使用。

2.术前准备

用阴茎套制备水囊,将消毒后的 2 只阴茎套,套在一起成双层,将 14 号橡皮导尿管送入阴茎套内 1/3,用丝线将囊口缚扎于导尿管上,排空囊内空气后将导尿管末端扎紧,即可使用。

3.手术步骤及配合

(1)消毒:同一般阴道手术。

(2)插入水囊:用宫颈钳牵拉宫颈前唇,用长弯钳将水囊顶端自消毒的玻璃管内取出,徐徐经子宫口送入宫腔内一侧,子宫口紧不能放入时,可用宫颈扩张器扩至 6～8 号,水囊进入胎膜与宫壁之间,只有橡皮导尿管露出。

(3)注入无菌生理盐水:松解导尿管末端扎线,经导尿管注入无菌生理盐水,每一孕月注入100 mL,总量不超过 500 mL,然后将导尿管扎紧,折叠置于阴道内,用无菌纱布一块包裹导尿管后塞入阴道内,预防感染。

(4)取出水囊:一般在放置水囊数小时宫缩即开始,待宫缩规律强有力后,取出水囊。不论宫缩开始与否,24 小时取出水囊,有感染体征者,应立即取出水囊。宫缩乏力者,加用静滴缩宫素,浓度可为 10～20 U 溶于 5％葡萄糖液 500 mL 中,开始为低浓度,逐渐调整至理想浓度和滴速以达有力的宫缩,最高浓度为 6～8 U％。使用静滴缩宫素时需专人观察,宫缩过强时应减少缩宫素用量或停用。

4.并发症及防治

同依沙吖啶引产。

(三)剖宫取胎术

近年来中期引产方法日渐增多,大量临床实践已筛选出多种操作简便、引产效果好,也较安全的引产方法,因而剖宫取胎术已减少到最低限度,但在某些紧急情况如大出血、继发严重感染,必须即刻终止妊娠时,还需要行剖宫取胎术,特殊情况尚需做子宫切除术。

1.适应证

(1)中期妊娠因其他引产方法失败,或在妊娠期引产过程中发生阴道活动性出血,急需在短期内终止妊娠。

(2)妊娠月份已足,本人要求刮宫取胎并同时行输卵管结扎绝育术。

(3)患有某种疾病,如心脏病合并心力衰竭,肝肾疾病伴功能不良者,不宜采用药物或机械方法引产。

(4)剖宫产或子宫肌瘤剔除术后近期,引产可能导致子宫损伤。

2.禁忌证

(1)各种疾病的急性期,经控制后手术。

(2)手术部位皮肤有感染。

3.术前准备

(1)住院引产,详细询问病史。

(2)行全身和妇科检查,测血常规、血小板和凝血时间,测肝肾功能,做胸透。

(3)术前测体温,如体温在 37.5 ℃以上,暂缓手术,但急诊除外。

(4)常规备皮,包括腹部和会阴部皮肤。

(5)术前禁食,做普鲁卡因过敏试验。

(6)留置导尿管。

4.麻醉选择

可选用连续硬膜外、腰麻或局部浸润麻醉。

5.手术步骤与配合

手术步骤与子宫体剖宫产类似,宫腔切口可以直向或在宫底部横向切开,只需 3～4 cm 长。经长针头吸出羊水,试牵出一足,从而牵出臀、另一下肢及躯干,使胎头抵子宫切口,如不能牵出,可用粗长穿刺针头经枕骨大孔刺入头颅,吸出脑实质,使胎头体积缩小以便于牵出。手指分离胎盘后取出,分层缝合子宫。

手术时注意防止将宫腔内容物带入腹腔,沾有宫腔内容物的纱布不应再使用,缝合腹壁各层伤口前,先用盐水冲洗伤口,并应更换器械、敷料,避免或减少子宫内膜异位症包括腹壁伤口子宫内膜异位症的发生。

五、护理评估

(一)病史

通过询问患者现病史、既往史、婚育史、月经状况等,初步了解有无引产禁忌证。

（二）身心状况

注意判断患者有无全身性疾病的临床表现,包括妇科急、慢性炎症的体征,针对个体的不同特点,术前全面评估患者的心理状态,并为其提供良好的心理支持。

（三）诊断检查

（1）妇科检查:注意排除被列为手术禁忌证的体征。

（2）血、尿常规,出凝血时间。

（3）其他:根据病史及体格检查情况,按需选择相应的特殊检查,如肝、肾功能,心电图,超声波,阴道清洁度,白带异常检查或细菌培养等。

六、护理诊断

（一）焦虑

与住院手术有关。

（二）知识缺乏

缺乏优生优育的医学常识。

（三）有感染的危险

与腹部皮肤伤口或子宫腔创面有关。

七、护理措施

（一）心理支持与自我调适

指导护士应向患者做好病室及产房环境介绍,并与患者及家属亲切交谈,应用沟通技巧取得他们的信任,不随便说不负责的话,诚恳解释问题。针对不同原因需采用中期引产终止妊娠者,应为其提供表达内心顾虑、恐惧、孤独和自我贬低等情感的机会,给予同情、宽慰、鼓励和帮助,以减轻患者的无助感,使患者相信通过配合,定会顺利通过手术过程。

（二）减轻疼痛、预防感染

护士需与患者共同讨论,分析引起疼痛的原因,并寻求缓解疼痛的方法;术后为其提供安静舒适、光线柔和的休息环境,嘱其卧床休息 6～24 小时,适时下地活动,渐进性增加活动量;严密观察患者阴道流血、腹痛等情况。住院期间为患者定时测量生命体征,督促其保持外阴清洁;遵医嘱给镇静、止痛、抗生素等药物,以缓解疼痛,预防感染,促进康复过程。

（三）出院指导

术后休息 2～4 周,保持外阴清洁,术后 6 周内禁性交及盆浴,术后 1 个月后门诊随访一次。如有腹痛、出血多,随时就诊,为患者提供避孕措施。

（曾现枝）

第四节　绝育手术围术期的护理

输卵管绝育术是一种安全、永久性节育措施,通过手术将输卵管结扎或用药物使输卵管腔粘连阻塞,阻断精子与卵子相遇而达到绝育。绝育方式可经腹或经阴道操作。目前常用方法为经腹输卵管结扎或腹腔镜下输卵管绝育。经阴道手术已基本不做。药物黏堵因输卵管吻合复通困难,输卵管再通率低,现已较少应用。

一、经腹输卵管结扎术

经腹输卵管结扎术是国内应用最广的绝育方法,具有切口小、组织损伤小、操作简易、安全、方便等优点。

(一)适应证

(1)要求接受绝育手术且无禁忌证者。

(2)患严重全身疾病不宜生育者。

(二)禁忌证

(1)24小时内2次体温达37.5℃或以上。

(2)全身状况不佳,如心力衰竭、血液病等,不能耐受手术。

(3)患严重的神经症。

(4)各种疾病急性期。

(5)腹部皮肤有感染灶或患有急、慢性盆腔炎。

(三)术前准备

(1)手术时间选择:非孕妇女在月经干净后3~4天。人工流产或分娩后宜在48小时内实施手术。哺乳期或闭经妇女应排除早孕后再行绝育术。

(2)解除患者思想顾虑,做好解释和咨询。

(3)详细询问病史,并作全身检查与妇科检查,实验室检测阴道分泌物常规、血尿常规、凝血功能、肝功能等检查。

(4)按妇科腹部手术做术前常规准备。

(四)麻醉

采用局部浸润麻醉或硬膜外麻醉。

(五)手术步骤

(1)排空膀胱,取仰卧位,留置导尿管。

(2)手术野按常规消毒铺巾。

(3)切口:取下腹正中耻骨联合上两横指(3~4 cm)作2 cm长纵切口,产后在宫底下2~3 cm作纵切口。

(4)寻找提取输卵管是手术的主要环节。术者用左手示指经切口伸入腹腔,沿宫底后方滑向一侧宫角处,摸到输卵管后,右手持卵圆钳将输卵管夹住,轻提至切口外,此为卵圆钳取管法。亦可用指板法或吊钩法提取输卵管。见到输卵管伞端后证实为输卵管,术中须同时检查卵巢有无异常。

(5)结扎输卵管:输卵管结扎方法有抽心包埋法、输卵管银夹法和输卵管折叠结扎切除法。抽心包埋法具有血管损伤少、并发症少、成功率高等优点,目前广泛应用。手术方法:用两把鼠齿钳夹持输卵管,于输卵管峡部浆膜下注入0.5%利多卡因1 mL使浆膜膨胀,用尖刀切开膨胀的浆膜层,再用弯蚊钳游离该段输卵管,剪除输卵管约1 cm长,用4号丝线结扎输卵管两侧断端,用1号丝线连续缝合浆膜层,将近端包埋于输卵管系膜内,远端留于系膜外。同法处理对侧输卵管。

(六)术后并发症

一般不易发生。出血或血肿:过度牵拉损伤输卵管或输卵管系膜血管,引起腹腔内积血或血肿。感染:包括局部感染和全身感染。体内原有感染尚未控制;消毒不严或手术操作无菌观念不强。损伤:解剖关系辨认不清或操作粗暴可致膀胱、肠管损伤。输卵管再通:绝育有 $1‰\sim2‰$ 再通率。操作时手术者注意力应高度集中,严防误扎、漏扎输卵管,引起输卵管再通。

(七)术后护理

(1)密切观察体温、脉搏及有无腹痛等。

(2)保持伤口敷料干燥、清洁,以免感染。

(3)鼓励早日下床活动。

(4)术后禁止性生活 2 周,休息 3~4 周。

二、经腹腔镜输卵管结扎术

(一)适应证

同经腹式输卵管结扎术。

(二)禁忌证

主要为腹腔粘连、心肺功能不全、膈疝等,其余同腹式输卵管结扎术。

(三)术前准备

同经腹式输卵管结扎术,患者应取头低臀高仰卧位。

(四)手术步骤

局麻、硬膜外麻醉或全身麻醉。脐孔下缘作 1~2 cm 小切口,先用气腹针插入腹腔,充二氧化碳气体 2~3 L,然后插入套管针放置腹腔镜,在腹腔镜直视下将弹簧夹或硅胶环置于输卵管峡部,以阻断输卵管通道。也可采用双极电凝烧灼输卵管峡部 1~2 cm。

(五)术后护理

术后需静卧数小时后下床活动,严密观察患者的体温、腹痛、腹腔内出血或脏器损伤的征象。经腹腔镜输卵管绝育术优点多,手术时间短,恢复快,但需要设备,费用较高,目前尚难推广。

三、输卵管吻合术

输卵管结扎术后,由于种种原因希望恢复生育能力者,可行输卵管吻合术,即输卵管复通术。

(一)适应证

(1)绝育术后因种种原因希望恢复生育能力并无禁忌证的妇女。

(2)年龄≤37 岁。

(3)月经规律,卵巢功能正常。

(4)身体健康。

(二)禁忌证

(1)双侧输卵管切除术后。

(2)卵巢功能衰退或因其他原因不排卵者,待治疗恢复后再行吻合手术。

(3)患有心、肝、肾和严重高血压等不能负担妊娠的疾病者。

(4)有弥漫性结核性腹膜炎史者。

(5)男性不育。

(三)术前准备

1.仔细采集病史

着重于月经史、生育史、绝育时间、手术者的技术水平、绝育方式和术后有无感染病史。

2.生殖器及精液检查

如系再婚,男方系初婚或未生育者,应做生殖器官和精液的常规检查。

3.手术器械

(1)放大设备:一种为放大 3～5 倍的放大眼镜,一种为放大 6～30 倍的双人双目手术显微镜。

(2)显微外科手术器械:7 个"0"或 8 个"0"的无损伤缝合线;1～1.2 mm 直径的塑料管或硬膜外麻醉用的导管,作为术中用的支架。

(四)手术时间

以月经干净后 3～7 天内为适宜时间。

(五)麻醉方式

以连续硬膜外麻醉为最佳,也可选用局麻。

(六)术后处理

(1)术后尽早下床活动,避免腹腔粘连。

(2)不论腹部或宫腔内,保留的支架均可于术后 2 周后取出;宫角移植术后支架于术后 4 周时取出,可经宫腔将金属环钩出,同时取出支架。

(3)取出支架后立即行通液术。

(4)无支架者术后 3～7 天行第一次通液术,必要时月经后再做 1 次。

(5)术后半年内未妊娠者可再次通液,或做碘油造影,如不通畅可予以治疗。

(6)宫角移植术后最好避孕 6 个月,1 年内未妊娠者,应予以检查和治疗。

（曾现枝）

参考文献

[1] 兰洪萍.常用护理技术[M].重庆:重庆大学出版社,2022.

[2] 李佳.护理基础与疾病护理要点[M].北京:中国纺织出版社,2022.

[3] 朱燕.儿科疾病护理与健康指导[M].成都:四川科学技术出版社,2022.

[4] 成育玲,张智慧.康复护理[M].武汉:华中科技大学出版社,2021.

[5] 杨青,王国蓉.护理临床推理与决策[M].成都:电子科学技术大学出版社,2022.

[6] 王艳秋,玄春艳,孙健,等.现代临床护理实践与管理[M].重庆:重庆大学出版社,2021.

[7] 李艳.临床常见病护理精要[M].西安:陕西科学技术出版社,2022.

[8] 宋鑫,孙利锋,王倩,等.常见疾病护理技术与护理规范[M].哈尔滨:黑龙江科学技术出版
社,2021.

[9] 陈凌,杨满青,林丽霞.心血管疾病临床护理[M].广州:广东科学技术出版社,2021.

[10] 王家兰,杨茜.中医临床护理健康教育[M].昆明:云南科技出版社,2022.

[11] 鲁琦.新生儿护理手册[M].合肥:中国科学技术大学出版社,2021.

[12] 于翠翠.实用护理学基础与各科护理实践[M].北京:中国纺织出版社,2022.

[13] 邵秀德,毛淑霞,李凤兰,等.临床专科护理规范[M].济南:山东大学出版社,2021.

[14] 张红芹,石礼梅,解辉,等.临床护理技能与护理研究[M].哈尔滨:黑龙江科学技术出版
社,2022.

[15] 刘爱杰,张芙蓉,景莉,等.实用常见疾病护理[M].青岛:中国海洋大学出版社,2021.02.

[16] 龚仁蓉,许瑞华.肝胆胰脾外科护理新进展[M].成都:四川大学出版社,2021.

[17] 魏国芳.医学临床康复与护理[M].武汉:湖北科学技术出版社,2022.

[18] 程东阳,郝庆娟.外科护理[M].上海:同济大学出版社,2021.

[19] 王美芝,孙永叶,隋青梅.内科护理[M].济南:山东人民出版社,2021.

[20] 王红霞,张艳艳,武静,等.基础护理理论与专科实践[M].成都:四川科学技术出版社,2022.

[21] 李庆印,张辰.心血管病护理手册[M].北京:人民卫生出版社,2022.

[22] 崔杰.现代常见病护理必读[M].哈尔滨:黑龙江科学技术出版社,2021.

[23] 邓雄伟,程明,曹富江.骨科疾病诊疗与护理[M].北京:华龄出版社,2022.

[24] 高淑平.专科护理技术操作规范[M].北京:中国纺织出版社,2021.

[25] 尉伟,郭晓萍,杨继林.常见疾病诊疗与临床护理[M].广州:世界图书出版广东有限公

司,2021.

[26] 郭玉娟,王晨星,程银花,等.实用临床常见病护理进展[M].哈尔滨:黑龙江科学技术出版社,2022.

[27] 刘巍,王爱芬,吕海霞.临床妇产疾病诊治与护理[M].汕头:汕头大学出版社,2021.

[28] 周淑萍,叶国英.外科护理[M].杭州:浙江大学出版社,2022.

[29] 王爱红,程玉霞.糖尿病护理与教育管理[M].北京:科学技术文献出版社,2021.

[30] 陈若冰,朱慧,安晓倩.内科护理[M].北京:中国医药科学技术出版社,2022.

[31] 任丽,孙守艳,薛丽.常见疾病护理技术与实践研究[M].西安:陕西科学技术出版社,2022.

[32] 游桂英,温雅.心血管病内科护理手册[M].成都:四川大学出版社,2021.

[33] 张晓艳.临床护理技术与实践[M].成都:四川科学技术出版社,2022.

[34] 张翠华,张婷,王静,等.现代常见疾病护理精要[M].青岛:中国海洋大学出版社,2021.

[35] 肖芳,程汝梅,黄海霞,等.护理学理论与护理技能[M].哈尔滨:黑龙江科学技术出版社,2022.

[36] 卢燕云,彭德虎,谢艺开.放松训练结合舒适护理对经电子支气管镜治疗支气管扩张患者的影响[J].护理实践与研究,2022,19(20):3122-3126.

[37] 顾慧敏,章悦,吴苏仙.妊娠中期瘢痕子宫破裂修补术后继续妊娠分娩的护理[J].中华急危重症护理杂志,2022,3(3):228-231.

[38] 包月.肉芽肿性乳腺炎病人换药期腕踝针镇痛护理干预模式的研究[J].循证护理,2022,8(12):1637-1640.

[39] 廖柳杏,汤红莲,莫小红,等.体外循环心脏术后急性肾损伤行连续性肾替代治疗的护理[J].护士进修杂志,2019,34(3):274-276.

[40] 胡哲,黄平平,赵益,等.糖尿病视网膜病变患者延续护理的研究进展[J].护士进修杂志,2022,37(8):694-699.